JN326935

医療従事者のための
病院運営マニュアル

大阪回生病院　医事部部長　寺岡秀男　編著

「医事業務では必携のバイブル」

大森赤十字病院　事務副部長 兼 企画課長　原口　博
病院経営管理士会　理事　全国医事研究会　会長

　寺岡秀男氏との出会いは2年前、産労総合研究所『医事業務』が企画した座談会に参加するために大阪へ行った時でした。「新大阪駅前の大阪回生病院の医事部次長さんにお会いしてから行きましょう」との田中編集長からのお誘いに軽い気持ちで初めてお会いしました。突然にお邪魔したのですが、とても初めてお会いしたという感じではなく「笑顔」で「丁寧」にご対応いただきました。
　短い時間でしたが医事業務の話になると熱く語られ「医事課職員は根拠を持って仕事をしないといけない」とのお言葉から、その時に作成中の「患者クレーム対応マニュアル」を拝見しました。「法的根拠」はクレーム対応だけでなく保険請求、施設基準等を含め多くの医療事務に必要なことです。寺岡氏の作成していたマニュアルは「対応の心得」「対応方法」から「法的根拠」まで、実にうまくまとめられていました。そして、私の勤務する病院グループの西日本経営者層へ「医事業務に関して」の講演依頼を受けていることを知り、たまたま、講演の前日に私が伺ったことになりますが、これも何かの縁です！
　後日、完成したマニュアルをお送りいただき、当院の医事課長にバイブルとして伝授しました。
　その後、寺岡氏は医事部部長になられ、多くの場で講演や執筆をされていましたが、第6回目の全国医事研究会を大阪で開催するにあたり、大変お世話になりました。講演の依頼が多い中、全国医事研究会での講演を引き受けていただきました。やはり、現場を熟知している方の講演には皆さん釘付けです。医事業務をされている方がいちばん知りたいところをしっかりとご講演いただきました。アンケート結果では、講演時間の70分が短いと感じた方が多かったようで「病院で講演をお願いしたい」という方もいらっしゃいました。全国医事研究会を盛況に開催することができたのも寺岡氏のご尽力のおかげです。
　その寺岡氏が、医事業務に従事する病院職員用の本書をご執筆されたことは、医事課職員にとって心強いバイブルを得たことになると思います。『医療従事者のための病院運営マニュアル』は、第1部で医療関連法規として医療法、施設基準、看護基準、保険診療、レセプト、保険審査、モンスターペイシェント等について、第2部では保険診療に関して診療行為別に幅広く保険のポイントが書かれています。第3部では交通事故・労災で来院した患者さんのケース別の対応や同意書等、第4部では未収金の防ぎ方から回収、管理方法まで書類の事例を含めて書かれています。
　医事業務に従事する読者の皆さまや、医事業務を管理するお立場の皆さまが、日常業務の中でいろいろなケースを、どのように対応したら良いか、どうしたら正確な医事業務を行えるかを教えてもらえる、または確認するための必携バイブルになると思います。
　本書の活用により正確な医事業務を行い、医師や看護師等の医療職の皆さまから「何でも聞かれる医事課職員」を目指していただくことで、医事業務のステータスが向上していくことにつながることを祈念しております。

はじめに

　病院業務に携わる私たち病院職員は、さまざまな法令のもとで業務を行っている。医療従事者は関連法令や保健衛生関連法令、薬事や社会福祉関係等、さまざまな関連法規の中で業務を行っているが、その中で病院運営に携わる者にとって、特に重要な法令が「医療法[*1]」「健康保険法[*2]」、健康保険法の規定に基づいた「保険医療機関および保険医療養担当規則＝療担[*3]」となる。

　病院運営者[*1]にとって、これらの法制度は重要な事項ばかりであり、「知らなかった」は通用しないという認識のもとで業務に従事しなければならない。

　なかでも健康保険制度、そのうちの診療報酬関係法規については、2年に1度必ず改定が行われる。つまり昨年までは通用していた事項が今年からは通用しなくなるケースがよくある。法令遵守（コンプライアンス）を十分に実施しているつもりが、いつの間にか法令違反をしていたという事例も後を絶たない。法令違反をしたままで診療報酬請求を行うということは、すなわち「不正請求」を行っていたことになる。

　現代における社会の価値観は、情報の開示・提供や第三者評価（セカンドオピニオン）の実施、個人の尊重、インフォームド・コンセント、自己決定権の重視等医療機関にもそれを受け入れる姿勢や具体的な対応策が不可欠になっている。

　平成22年4月の診療報酬改定で、詳細な明細書発行が義務化され、レセプト、カルテ開示が容易に可能となった情報公開時代において、患者側は自らの診療内容や請求内容について、その詳細を簡単に把握できるようになった。またインターネットが普及し、診療報酬点数の詳細も容易に調べることができるようになり、患者は自らの診療内容について、適切な請求内容であるかどうかを理解しやすくなったのである（医事課の知識向上は必須）。

　それにより、一つの不適切な請求内容が大問題に発展する可能性を内包している。「前任者より引き継いだ内容だから」「今までずっとこのやり方で行ってきたから」「昔はこうだった」等の言い訳はまったく通用しない。その時点の法令の中で適切か不適切かによって適正請求か不正請求かが判断されることになる。

　ゆえに、病院運営に携わる幹部職員は、日常的に現在の法令の中で「適切な診療行為を行っているか」「適切な請求行為を行っているか」「適切な病院運営を行っているか」という日常的なコンプライアンスに対する意識を持ち合わせておかなければならない。時には日常チェックを行い、コンプライアンスが適切に管理できているかを確認する必要がある。

> ＊1 医療法：「病院」としての看板を掲げることができるための根拠法。
> ⇒医療機関として医業を営むことができる根拠法。
> ＊2 健康保険法：健康保険制度（保険診療制度）の下で、法で定められた診療報酬制度により診療費を請求するための根拠法。
> ⇒医療機関にとって大部分の医業収入を得るための根拠法。つまり、この法令がないと病院経営が成り立たない重要な制度。
> ＊3 保険医および保険医療機関の責務
> ⇒ 『保険医療機関において診療に従事する保険医は省令第15号（健康保険法70条第1項および72条第1項）』の定めるところにより健康保険の診療にあたらなければならない。
> ＊4 病院運営者：管理者、理事長、院長、副院長、部長（医師）、看護部長（看護師長）、事務局（総務・人事）、医事課（部長・課長）

施設基準に関しては大阪府保険医協会 元参与 上田浩治氏と主管 大谷学氏、出版にあたっては『医事業務』編集長の田中利男氏にご指導いただき深謝申し上げます。

大阪回生病院　医事部部長　寺岡秀男

総　目　次

第1部　医療法規マニュアル …………………………………………………… 9

1. 医療法と施設基準との関連 ………………………………………………… 19
2. 医療法についての重要留意事項 …………………………………………… 22
3. 施設基準における重要留意事項 …………………………………………… 30
4. 看護基準 ……………………………………………………………………… 37
5. 入院点数算定の基本 ………………………………………………………… 51
6. 保険診療とは ………………………………………………………………… 60
7. 診療報酬のしくみ …………………………………………………………… 75
8. レセプト請求事務 …………………………………………………………… 83
9. 保険審査 ……………………………………………………………………… 88
10. 医師事務作業補助者の活用 ………………………………………………… 95
11. 医療法第1章「総則」第1条 ……………………………………………… 96
12. 医療行為と法的解釈 ………………………………………………………… 97
13. 医療に関する法律 …………………………………………………………… 97
14. 医師法・看護師法等 ………………………………………………………… 98
15. 保険医療機関および療養担当規則（療担） ……………………………… 98
16. 医師の義務（保険医の診療方針等） ……………………………………… 99
17. 患者の義務 …………………………………………………………………… 99
18. 保険診療における禁止行為(一部給付制限)および不正請求・不当請求とみなされる行為 …… 99
19. 無診察治療法の禁止 ………………………………………………………… 100
20. レセプトへの医師の関与 …………………………………………………… 102
21. 応招義務の解釈および「選定療養費」「未収金」との関係 …………… 103
22. 診療録等の記録・保存に関する事項 ……………………………………… 106
23. 在宅療養指導管理等における在宅患者自らが実施する行為の法的解釈 …… 106
24. 未使用薬の返却および薬の紛失、処方せんの再発行（期限切れ） …… 107
25. 備品物の破損の請求 ………………………………………………………… 107
26. 領収証・保証金預かり証の紛失 …………………………………………… 108
27. 院内での盗難 ………………………………………………………………… 108
28. 院内での転倒 ………………………………………………………………… 108
29. 宗教上の理由で輸血拒否 …………………………………………………… 109

30	医事紛争に関する法律	109
31	裁判において過失判断の基準	110
32	医療法と刑法	110
33	守秘義務	111
34	公益通報者保護法	111
35	個人情報の保護と公的機関等からの問い合わせ	112
36	民法における債権の要旨	113
37	債権の取得時効と消滅時効	114
38	突合・縦覧点検による1年以上前の診療内容に対する減点および異議申請	116
39	減額査定通知制度および返金義務	116
40	モンスターペイシェント・モンスターファミリーの定義および具体例	118

第2部　保険診療マニュアル　　119

1	一般的事項	124
2	誤請求および請求もれの要因（コミュニケーションはいずこへ）	125
3	病名の記載	125
4	重点的審査の対象および査定率を下げるための対策	127
5	A　B　C　基本診療料等・食事・医学管理・在宅医療	130
6	D　検査	141
7	N　病理診断	168
8	E　画像診断	169
9	F　G　投薬と注射	171
10	G　K　成分輸血および輸血関連	187
11	H　リハビリテーション	190
12	J　処置	191
13	K　手術	195
14	L　麻酔	205
15	I　精神科関連	207

第3部　交通事故・労災マニュアル　　209

交通事故に遭った場合（道路交通法第72条〜73条）　　214

1	事故時点	214
2	受付窓口での注意	214

3	注意事項	214
4	治療費の範囲	215
5	治療費の支払い	215
6	自動車保険適用の対象	215
7	事故および非事故扱いの例	216
8	自動車損害賠償保障法（自賠法）第3条	216
9	自賠責保険（強制保険）：保険の加入が強制的に義務付けられている	216
10	自賠責保険の損害賠償額の請求期限	216
11	過失相殺	216
12	自賠責保険の減額	217
13	任意保険の減額	217
14	好意同乗者による減額（好意同乗）の抗弁	218
15	自賠責保険の支払枠	218
16	共同不法行為の支払限度額	218
17	自動車保険（任意保険）	218
18	人身傷害保険	218
19	国家賠償（政府保障事業）	219
20	国家賠償と自賠責保険の違い	219
21	労災保険との関係	219
22	生活保護法と交通事故の関係	219
23	自賠責保険を使用	220
24	任意保険を使用	220
25	健康保険を使用（健康保険法第65条　国民健康保険法第55条）など	220
26	労災保険の適用	221
27	ひき逃げ事故および無保険者の場合	221
28	通院交通費	222
29	付添看護費	222
30	仮渡金の請求	222
31	内払金の請求	223
32	交通事故の法律と責任	223
33	損害賠償請求	224
34	自転車と歩行者または自転車と自転車の場合	225
研修資料		231

労災保険・・260

   1 労災保険の目的・・260
   2 労災保険の対象者・・260
   3 労災保険の対象者の例外・・260
   4 労災保険の対象者の具体例・・・261
   5 特別加入者制度・・261
   6 特別加入者制度の対象となる事業主・・・・・・・・・・・・・・・・・・・・・・・・・・・・・・・・・・・・261
   7 業務災害・・262
   8 通勤災害・・262
   9 通勤災害と業務災害が同一日に発生の例・・・・・・・・・・・・・・・・・・・・・・・・・・・・・・262
  10 労災保険の給付・・263
  11 療養補償給付以外の主な給付・・・263
  12 労災での治癒および症状固定・・・264
  13 二次健康診断等給付制度・・264
  14 支給制限・・265
  15 アフターケア制度・・265
  16 再発（再発治療手続き）・・・265
  17 鍼灸およびマッサージ、接骨院（柔道整復）の取り扱い・・・・・・・・・・・・・266
  18 第三者行為による災害「第三者行為災害」・・・・・・・・・・・・・・・・・・・・・・・・・・266
  19 労災保険の主たる様式（用紙）・・・・・・・・・・・・・・・・・・・・・・・・・・・・・・・・・・・・・・266
  20 地方公務員災害補償法〈地公災〉 ≒ 国家公務員災害補償法〈国公災〉・・・・・・・・・266
  21 受付窓口での対応・・267
  22 交通事故との関係・・267
  研修資料・・273

Q&A・・・302

  1．自賠責保険関連Q&A・・・302
  2．任意保険関連Q&A・・・302
  3．健康保険関連・・303
  4．休業損害・・303
  5．共同不法行為・・・304
  6．労災保険関連・・・304
  7．明細書および診断書関連・・305
  8．無接触事故・物損事故関連・・・305

9．その他 …………………………………………………………………………… 306

第4部　未収金管理マニュアル …………………………………………… 307

未収金管理回収マニュアル防止・管理・回収編 …………………………………… 311
  1．ステップ1（防ぐ）……………………………………………………………… 311
  2．ステップ2（見つける・連携）………………………………………………… 312
  3．ステップ3（回収・管理する）………………………………………………… 313
  4．システム運用編 ………………………………………………………………… 317
  5．法律編（制度の特徴）………………………………………………………… 323

第1部　医療法規マニュアル

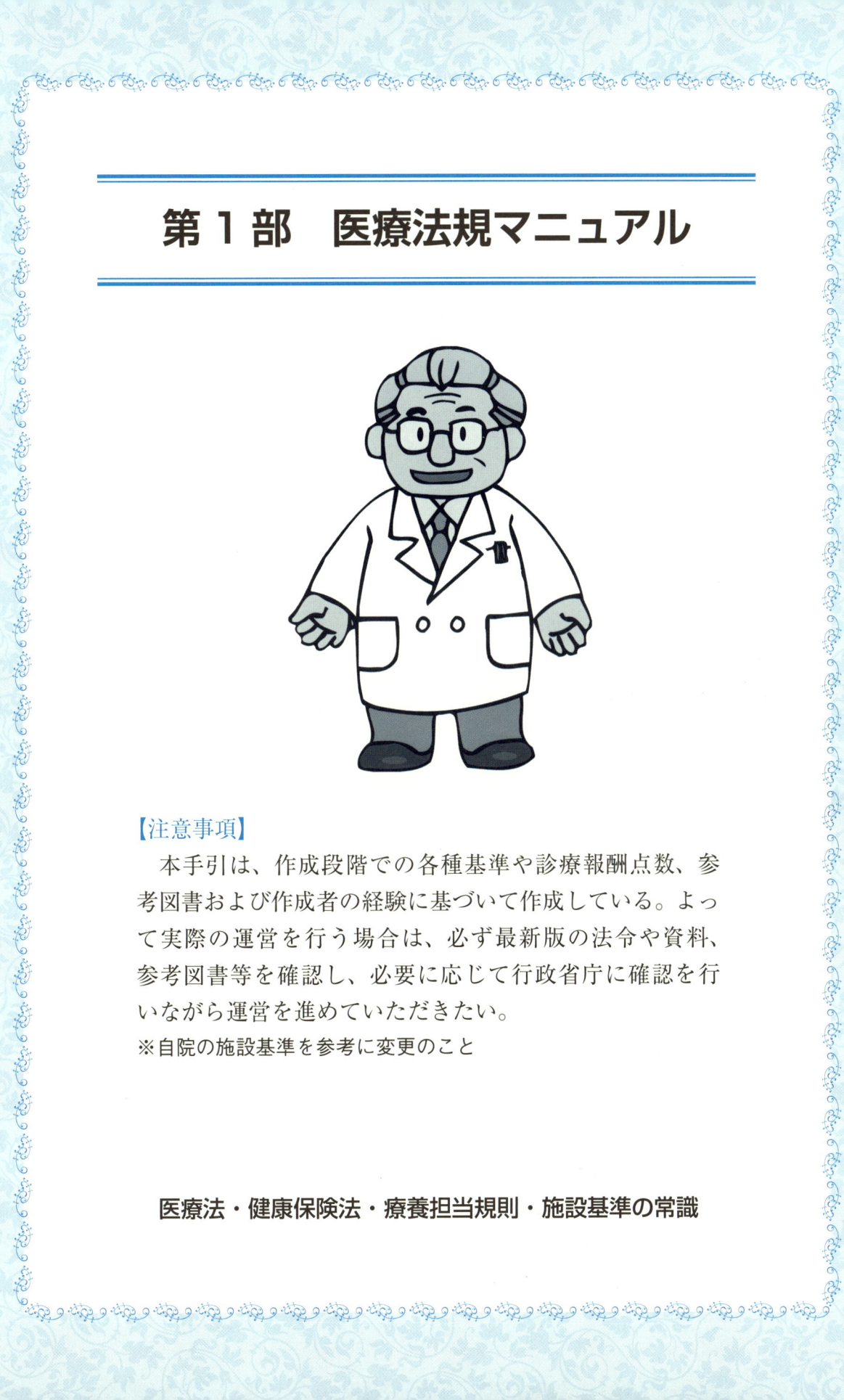

【注意事項】
　本手引は、作成段階での各種基準や診療報酬点数、参考図書および作成者の経験に基づいて作成している。よって実際の運営を行う場合は、必ず最新版の法令や資料、参考図書等を確認し、必要に応じて行政省庁に確認を行いながら運営を進めていただきたい。
※自院の施設基準を参考に変更のこと

医療法・健康保険法・療養担当規則・施設基準の常識

目　　次

1　医療法と施設基準との関連 …………………………………… 19
　⑴　医療法 ……………………………………………………………… 19
　⑵　健康保険法 ………………………………………………………… 19
　⑶　医療法と施設基準との関連 ……………………………………… 19
　　①　医療法の基準 ………………………………………………… 19
　　②　施設基準の基準 ……………………………………………… 20
　⑷　立入検査・適時調査 ……………………………………………… 20
　　①　立入検査 ……………………………………………………… 20
　　②　適時調査 ……………………………………………………… 20

2　医療法についての重要留意事項 ……………………………… 22
　⑴　通則事項 …………………………………………………………… 22
　　　＜病床種別＞ …………………………………………………… 22
　⑵　医療法人員基準 …………………………………………………… 22
　　①　人員基準計算 ………………………………………………… 22
　　　㈢　医療法施行規則法文 ……………………………………… 22
　　　㈣　医療法必要人員計算式 …………………………………… 23
　　②　医療法現員数計算 …………………………………………… 24
　　　㈢　常勤職員の定義 …………………………………………… 24
　　　㈣　常勤換算 …………………………………………………… 24
　　　㈤　端数処理 …………………………………………………… 24
　⑶　医療法施設関連 …………………………………………………… 24
　　①　病院開設許可事項中一部変更許可申請 …………………… 24
　　②　病院構造設備使用許可申請 ………………………………… 24
　　③　申請手続き手順 ……………………………………………… 26
　⑷　医療法立入検査（大阪市の例） ………………………………… 26
　　①　内容 …………………………………………………………… 26
　　②　概要 …………………………………………………………… 26
　　　㈢　説明会 ……………………………………………………… 26
　　　㈣　実施通知 …………………………………………………… 27
　　　㈤　事前提出書類 ……………………………………………… 27
　　　㈥　立入検査実施 ……………………………………………… 27

		(オ) 事務部門の一般的な確認事項 ·································	27
		(カ) 診療部門の一般的な確認事項 ·································	28
		(キ) 薬務部門の一般的な確認事項 ·································	28
		(ク) 放射線部門の一般的な確認事項 ·······························	28
		(ケ) 給食部門の一般的な確認事項 ·································	28
	③	講評 ··	29
(5)	医療法変更事項と他法との関連 ···		29
(6)	病院報告 ···		29

3 施設基準における重要留意事項 ·· 30

(1)	施設基準とは ··		30
	① 施設基準の重要性 ··		30
	② 施設基準の変動性 ··		30
	③ 施設基準と医療法との相関性 ··		30
	④ 病院運営における施設基準の位置付け ······································		30
(2)	施設基準申請の流れ ···		31
	① 新規届出 ···		31
	② 変更届出 ···		31
	③ 院内掲示 ···		31
		(ア) 施設基準に関する掲示事項 ·································	31
		(イ) 施設基準届出要件となっている掲示事項 ·················	32
		(ウ) 保険外負担に関するもの ·····································	32
		(エ) 医療法による院内掲示義務事項 ······························	32
		(オ) その他の主な掲示事項 ·······································	32
		(カ) 公表義務事項 ···	33
	④ 定時報告 ···		33
	⑤ 適時調査 ···		33
		(ア) 入院料 ··	34
		(イ) 入院時栄養管理（食事療養） ·······························	34
		(ウ) 指導管理料 ··	34
		(エ) リハビリ ···	35
		(オ) 薬剤管理指導 ···	35
		(カ) 画像診断管理加算 ··	35
		(キ) 院内掲示 ···	35
		(ク) 自費請求 ···	35
	⑥ 取り下げ ···		35

(3)	施設基準の重要留意事項		36
	①	届出制	36
	②	運営管理	36
	③	証拠主義	36

4 看護基準 ··· 37

(1)	看護基準の通則		37
	①	看護基準の4要素	37
	②	看護基準上の用語の定義	37
	③	傾斜配置	38
	④	看護配置基準の計算対象としない治療室、病室または専用施設	39
	⑤	入院患者数の計算方法	39
	⑥	病棟勤務時間の考え方	40
(2)	看護職員数の計算方法		40
	①	月平均1日当たり必要看護要員数	40
	②	月平均1日当たり看護配置数	40
	③	看護基準の判定	41
	④	概算看護基準確認方法	41
(3)	看護師比率（正看比率）の計算方法		42
(4)	看護職員1人当たり月平均夜勤時間数の計算方法		43
	①	基本計算式	43
	②	平均夜勤時間数算入対象除外者	43
	③	具体的算出方法	43
	④	留意事項	44
	⑤	計算例（3交代制の事例）	45
(5)	平均在院日数の計算方法		45
	①	平均在院日数の基本計算方法	45
	②	施設基準上の平均在院日数の考え方	45
	③	対象除外患者	46
(6)	看護基準計算における留意事項		47
	①	看護要員数計算のポイント	47
	②	看護師比率（正看比率）計算のポイント	47
	③	月平均夜勤時間数計算のポイント	47
	④	平均在院日数計算のポイント	48
	⑤	夜勤専従者のポイント	49
(7)	届出受理後の要件変動		49

		① 看護要員数および看護師比率の不適合 ･････････････････････････････ 49
		② 平均在院日数の不適合 ･･ 49
		③ 月平均夜勤時間数の不適合 ･･････････････････････････････････････ 49
	(8)	医療法基準との対比 ･･ 49

5　入院点数算定の基本 ･･ 51

(1)	入院点数算定の5要件およびその他の重要な委員会等 ･････････････････････ 51
	① 入院診療計画書の策定 ･･･ 51
	② 院内感染防止対策の実施 ･･･････････････････････････････････････ 51
	③ 医療安全管理体制の実施 ･･･････････････････････････････････････ 51
	④ 褥瘡対策の実施 ･･･ 51
	⑤ 栄養管理体制の実施 ･･･ 51
(2)	再入院における入院起算日の取り扱い ･･････････････････････････････････ 52
	① 急性増悪とは ･･･ 53
	② 治癒に近い状態とは（寛解期）･･････････････････････････････････ 53
(3)	外泊期間中の入院料 ･･ 54
(4)	病棟移動時の入院料 ･･ 54
(5)	入院中患者の他医療機関への受診 ･････････････････････････････････････ 54
(6)	退院時処方 ･･･ 55
(7)	出来高と包括 ･･･ 55

6　保険診療とは ･･･ 60

(1)	保険診療とは何か ･･･ 60
	① 保険医および保険医療機関の責務 ･･･････････････････････････････ 60
	② 診療契約に基づく保険診療 ･････････････････････････････････････ 60
(2)	保険医療機関としての届出事項 ･･･････････････････････････････････････ 61
(3)	保険診療対象外（保険給付外）の医療 ･･････････････････････････････････ 61
	① 業務上疾病（労災、地公災、国公災等）･･････････････････････････ 61
	② 健康診断 ･･ 61
	③ 予防医療 ･･ 61
	④ 美容医療 ･･ 62
	⑤ 正常妊娠、正常出産 ･･ 62
	⑥ 出張診療 ･･ 62
	⑦ 第三者行為による疾病（交通事故等）････････････････････････････ 62
	⑧ 闘争、泥酔または不行跡による事故 ････････････････････････････ 62
	⑨ 故意の犯罪行為または故意の事故 ･･････････････････････････････ 62
	⑩ 少年院に入院、監獄・留置場・労役場に拘禁留置されたとき ････････ 62

		⑪ 他の法令による給付	62
		⑫ 療養の指示に従わない場合	62
		⑬ 詐欺その他の不正行為によって保険給付を受ける場合	62
		⑭ 保険者の行う調査等を拒否した場合	62
	(4)	保険診療の禁止事項等	63
		① 無診察治療等の禁止	63
		② 特殊療法・研究的診療等の禁止	63
		③ 健康診断の禁止	63
		④ 濃厚・過剰診療の禁止	63
		⑤ 特定の保険薬局への患者誘導禁止	63
		⑥ 自己診療の禁止と自家診療の注意	63
		⑦ 保険外負担の禁止	63
		⑧ 混合診療の禁止	64
	(5)	混合診療	64
	(6)	保険外併用療養費制度	65
		① 実施基準	65
		② 評価療養	65
		③ 選定療養	66
		④ 特別メニュー	67
	(7)	実費徴収が認められるサービス	68
	(8)	実費徴収が認められないサービス	69
	(9)	その他の重要保険診療ルール	71
		① 請求権時効	71
		② 診療記録等の保存期間	71
		③ 通知義務および届出義務	72
		④ 施術業者の取り扱い	74
		⑤ 投薬関係の留意事項	74

7 診療報酬のしくみ ……… 75

(1)	診療報酬点数表の構成	75
	① 基本診療料と特掲診療料	75
	② 基準価格	75
(2)	基本診療料	75
	① 初・再診料（外来診療料）	76
	② 入院料	76
(3)	特掲診療料	76

		① 医学管理等 …………………………………………………………………… 76
		② 在宅医療 …………………………………………………………………… 77
		③ 検査 ………………………………………………………………………… 77
		④ 画像診断 …………………………………………………………………… 78
		⑤ 投薬 ………………………………………………………………………… 79
		⑥ 注射 ………………………………………………………………………… 80
		⑦ リハビリテーション ……………………………………………………… 80
		⑧ 精神科専門療法 …………………………………………………………… 80
		⑨ 処置 ………………………………………………………………………… 80
		⑩ 手術 ………………………………………………………………………… 81
		⑪ 麻酔 ………………………………………………………………………… 81
		⑫ 放射線治療 ………………………………………………………………… 82
		⑬ 病理診断 …………………………………………………………………… 82
	(4)	基準価格、食事療養費、生活療養費 …………………………………………… 82
		① 薬価基準・材料価格基準（特定保険医療材料基準）…………………… 82
		② 入院時食事療養費 ………………………………………………………… 82
		③ 入院時生活療養費 ………………………………………………………… 82

8　レセプト請求事務 …………………………………………………………………… 83
	(1)	査定・減点とは …………………………………………………………………… 83
	(2)	レセプト点検業務とは …………………………………………………………… 83
		〈レセプト点検時の主な確認事項〉……………………………………………… 84
	(3)	傷病名の確認および記載での留意事項 ………………………………………… 84
		〈傷病名記載の省略〉……………………………………………………………… 85
	(4)	使用量・実施回数の確認 ………………………………………………………… 86
	(5)	病状詳記（症状詳記）と記載の留意事項 ……………………………………… 86

9　保険審査 ……………………………………………………………………………… 88
	(1)	審査機関 …………………………………………………………………………… 88
	(2)	審査の流れ ………………………………………………………………………… 88
		① 審査機関審査（一次・二次審査）……………………………………… 88
		② 支払基金における主な突合・縦覧点検 ……………………………… 88
		③ 保険者審査（保険者レセプト点検）…………………………………… 89
		④ 異議申請 …………………………………………………………………… 89
	(3)	審査の概要 ………………………………………………………………………… 90
		① 減点・査定 ………………………………………………………………… 90
		② 返戻 ………………………………………………………………………… 90

(4)　重点審査を受ける医療機関 …………………………………………………… 90
　　　(5)　重点審査対象レセプト …………………………………………………………… 91
　　　(6)　不正請求 ……………………………………………………………………………… 92
　　　(7)　査定率を下げるための対策 …………………………………………………… 92
10　医師事務作業補助者の活用 ……………………………………………………………… 95
　　　(1)　医師事務作業補助者の定義 …………………………………………………… 95
　　　(2)　病院勤務医の負担軽減および処遇改善に対する体制（増収効果の期待） …… 95
　　　(3)　医師事務作業補助者の主な業務内容 ………………………………………… 95
11　医療法第1章「総則」第1条 ……………………………………………………………… 96
　　　(1)　信頼関係および良質な医療の提供 …………………………………………… 96
　　　(2)　説明と同意（インフォームド・コンセント） ………………………………… 96
　　　(3)　医療の安全確保 …………………………………………………………………… 96
　　　(4)　診療報酬の入院料算定の要件が医療法の規定と異なる主な点 ………… 96
12　医療行為と法的解釈 ……………………………………………………………………… 97
　　　(1)　請負契約 ……………………………………………………………………………… 97
　　　(2)　委任契約「準委任契約」 ………………………………………………………… 97
　　　(3)　診療契約と消費者契約 …………………………………………………………… 97
13　医療に関する法律 ………………………………………………………………………… 97
14　医師法・看護師法等 ……………………………………………………………………… 98
15　保険医療機関および療養担当規則（療担） ……………………………………… 98
16　医師の義務（保険医の診療方針等） ………………………………………………… 99
17　患者の義務 ………………………………………………………………………………… 99
18　保険診療における禁止行為（一部給付制限）および不正請求・
　　不当請求とみなされる行為 ……………………………………………………………… 99
19　無診察治療等の禁止 ……………………………………………………………………… 100
　　　(1)　一般診断書の作成での注意 …………………………………………………… 101
　　　(2)　死亡診断書と死体検案書 ………………………………………………………… 101
　　　(3)　司法解剖、行政解剖、病理解剖の違い ……………………………………… 102
　　　(4)　その他の解剖 ……………………………………………………………………… 102
20　レセプトへの医師の関与 ……………………………………………………………… 102
21　応招義務の解釈および「選定療養費」「未収金」との関係 ………………… 103
　　　(1)　「正当な事由」に該当するもの ………………………………………………… 103
　　　(2)　200床以上の初診料にかかる「選定療養費の徴収」と応招義務 ……… 103
　　　(3)　応招義務の解釈と「未収金」 …………………………………………………… 104
　　　(4)　未成年者（精神障害・高齢者）の患者の承諾で行える医療行為 ……… 104

22　診療録等の記録・保存に関する事項 …… 106
- (1)　診療録の記載義務 …… 106
- (2)　診療録等の保存 …… 106
- (3)　医療事故に関する時効 …… 106

23　在宅療養指導管理等における在宅患者自らが実施する行為の法的解釈 …… 106

24　未使用薬の返却および薬の紛失、処方せんの再発行（期限切れ）…… 107

25　備品物の破損の請求 …… 107

26　領収証・保証金預かり証の紛失 …… 108

27　院内での盗難 …… 108

28　院内での転倒 …… 108

29　宗教上の理由で輸血拒否 …… 109
- (1)　意思能力のある成人 …… 109
- (2)　未成年者の場合 …… 109
  - ①　判断能力がある場合 …… 109
  - ②　判断能力がない場合 …… 109

30　医事紛争に関する法律 …… 109
- (1)　民事上の責任 …… 109
- (2)　刑事および行政上の責任 …… 109
- (3)　その他の知っておくべき関係法文 …… 109

31　裁判において過失判断の基準 …… 110
- (1)　医療水準 …… 110
- (2)　過失の法的成立要件 …… 110

32　医療法と刑法 …… 110

33　守秘義務 …… 111

34　公益通報者保護法 …… 111
- (1)　適用条件の例 …… 111
- (2)　通報先による要件 …… 111

35　個人情報の保護と公的機関等からの問い合わせ …… 112
- (1)　警察や検察官からの照会、事情聴取 …… 112
- (2)　裁判所からの文書送付嘱託・調査嘱託や弁護士法第23条の2に基づく照会 …… 113
- (3)　診療報酬明細書等の被保険等への開示 …… 113

36　民法における債権の要旨 …… 113

37 債権の取得時効と消滅時効 ……………………………………………… 114
　(1) 診療報酬請求権の時効および起算日 …………………………………… 114
　　　① 診療報酬請求権の時効 …………………………………………… 114
　　　② 時効の中断事由 …………………………………………………… 114
　　　③ 診療報酬請求権の起算日 ………………………………………… 114
　(2) 医療費を請求する対象者（支払義務者）……………………………… 115
　　　① 患者本人への請求 ………………………………………………… 115
　　　② 患者以外の者への請求 …………………………………………… 115

38 突合・縦覧点検による1年以上前の診療内容に対する減点および異議申請 …………………………………………………………… 116

39 減額査定通知制度および返金義務 …………………………………… 116
　(1) 不当利得 …………………………………………………………………… 116
　(2) 不法行為 …………………………………………………………………… 117
　(3) 減点等の返金義務 ………………………………………………………… 117

40 モンスターペイシェント・モンスターファミリーの定義および具体例 …………………………………………………………… 118
　(1) 不退去罪 …………………………………………………………………… 118
　(2) 脅迫罪 ……………………………………………………………………… 118
　(3) 強要罪 ……………………………………………………………………… 118
　(4) 威力妨害罪 ………………………………………………………………… 118
　(5) 恐喝罪 ……………………………………………………………………… 118

1 医療法と施設基準との関連

病院組織はさまざまな法規制の枠の中で運営を行わなければならない。その中で病院運営を行うにあたり、特別に重要となるのが「医療法」と「健康保険法」に係る各種届出事項である。

(1) 医療法

医療法および医療法施行規則において定められている事項は、医療機関としての最低限遵守しなければならない大原則が規定されている。病院運営に携わる担当者としてはこの法文は必ず熟知しておく必要がある。少なくとも細かい規定の内容を、必要な時にすぐに確認できるように医療法関連資料は身近に保管しておく必要がある。

同法においては、開設許可や医療法人規定、院内掲示規定、広告規定等、さまざまな病院運営に関する規定が定められているが、その中で病院運営にあたり特に重要なのが、「人員基準」と「設備（施設）基準」である。詳細は後段にて説明する。

(2) 健康保険法

健康保険法においてはさまざまな規定があるが、病院運営を行う中でとりわけ重要な事項は、「保険医療機関申請」と、同法76条第2項の規定により定められた診療報酬点数表のうち「基本診療料の施設基準等」および「特掲診療料の施設基準等」（以下、この二つの施設基準に関する事項を「施設基準」と総称する）が最重要となる。この「施設基準」には"人員基準"と"設備（施設）基準"、"患者基準"等により構成される。

(3) 医療法と施設基準との関連

病院運営に係る会話の中で、"人員"に係る内容と"施設（設備）"に係る内容が頻繁に出てくるが、このそれぞれの基準について、「医療法」に基づくものなのか、「施設基準」に基づくものなのかが、発言者の中でも区別がついていない場合が多いため、よく錯誤が起こり混乱を招く場合がある。

特によくある錯誤が、「今度、立入検査があるから看護人員のチェックをお願いする」と言われた担当者が、医療法に基づく保健所の立入調査と勘違いし、医療法上の看護人員基準を満たしていることを確認していると、実は厚生局の適時調査による立入調査で、施設基準で必要な看護人員が不足していることが指摘され、診療報酬を返還することになった事例がある。これは、各担当者が看護人員基準には「医療法」の基準と「施設基準」の基準があり、それらを明確に区分し理解していなかったために起きた初歩的なミスである。

① 医療法の基準
⇒医療機関が絶対に遵守しなければならない最低限度の基準

② 施設基準の基準
　⇒医療機関が医療法の基準を満たしている前提で、届出により診療報酬、特に入院基本料を算定するうえでの基準。

病院運営上の会話をする場合、どちらの基準の話なのかを常に念頭に入れておく必要がある。

(4) 立入検査・適時調査

① 立入検査

根拠法：医療法第25条第１項　※地方自治法第245条の４第１項の規定／技術的な助言

- 医療法が遵守できているかどうかの調査を「医療法立入検査（通称「立入検査」）」という。立入検査は、あくまでも医療法に基づく検査である。
  ⇒この立入検査において直接的に診療報酬算定に係る指摘や指導がされることは、法根拠が違うためあり得ない。

罰則：業務停止命令 ⇒ 病院開設許可取り消し　※悪質な場合、厚生局の助言により

- この調査は医療機関の存立に係る調査のため、重大な指摘事項があると営業停止や開設許可取り消し等の罰則が科せられる場合もあるため、十分に留意する必要がある。

実施機関：地域管轄の保健所

実施時期：毎年１回必ず実施

主な調査対象項目：人員基準確認・施設確認

- **人員基準の確認**：前年1年間の平均患者数により算出された必要人員数に対して、実際にその人員数が勤務しているかを確認される。また、いわゆる「カラ資格」や「架空従事者」が勤務していないかの確認を、各資格および免許やタイムカード、給与台帳等により確認される。
- **施設確認**：病院建物は、その部屋名や用途を含めてすべての建物概要を医療法に基づき届ける必要がある。つまり、保健所に届けられている平面図や配置図どおりに病院が運営されているかを確認される。よって、検査担当者は届けられた図面を確認しながら建物内を巡回し、部屋名確認、用途確認、ベッド数確認を行うことになる。検査の段階で無届変更が発見された場合、特に法定施設に関する無届変更については罰則を科せられる場合がある。

② 適時調査…原則、毎年および「届出後は速やかに実施」されることを前提に注意すること

根拠法：健康保険法第73条、船員保険法第28条-5、国民保険法第41条
　　　　高齢者の医療の確保に関する法第66条

- 施設基準届出事項や算定ルールを遵守し診療報酬請求を実施しているかどうかの調査を「施設基準適時調査（通称「適時調査」）」という。適時調査は、医療機関の収入に直接的に係る診療報酬や施設基準に係る調査のため、不正等が発覚すると多額の返還金を要求される場合もあるため、非常に重要な調査である。

罰則：診療報酬自主返還 ⇒（監査に移行して保険医療機関の指定取り消しなど）
実施機関：地方厚生局指導監査課　★医療法および診療報酬を熟知する者が担当する
実施時期：法的には診療報酬上の届出事項があってから、1年以内に実施することが原則
　〇大阪の場合は医療機関数が多い割に担当者が少ないため、年間85件程度の実施にとどまっている。近畿厚生局に保険医療機関への指導監督権限が移管されて以降、7対1看護基準を取得している大規模病院から順に適時調査が実施されており、近年は療養病床（病院）や精神病院にも及んでいる。
主な調査対象項目：施設基準遵守確認
　〇特に入院料に係る看護要員数の確認が重要な調査となる。

適時調査当日準備資料

（1）入院基本料に関する書類
　看護部管理日誌、病棟管理日誌、看護手順、勤務割表、外出・外泊簿、付添基準、院内感染防止対策・医療安全管理体制・褥瘡対策の委員会規定および議事録　等
（2）入院時食事療養に関する書類
　提供食数（日報、月報）、食事せん、献立表、栄養食事指導指示箋、嗜好調査結果、検食簿、給食委員会規定および議事録
（3）その他
　基本診療料および特掲診療料の施設基準等に関する書類一式、出勤簿　等

2　医療法についての重要留意事項

(1)　通則事項

＜病床種別＞

医療法上の病床種別は以下の5種類。
- ・一般病床
- ・療養病床
- ・精神病床
- ・感染症病床
- ・結核病床

医療法に基づく計算をする場合、施設基準の病棟基準で計算するのではなく、あくまでも医療法上の病床届出区分により計算する。

⇒　つまり、各病棟の届出について、医療法上の病床区分と施設基準上の病棟区分をそれぞれ区別して理解しておく必要がある。

(2)　医療法人員基準

①　人員基準計算

㋐　医療法施行規則法文

医療法施行規則第19条で規定されている。

※省略

条文の記載事項では理解しにくいため、以下の計算式により確認する。

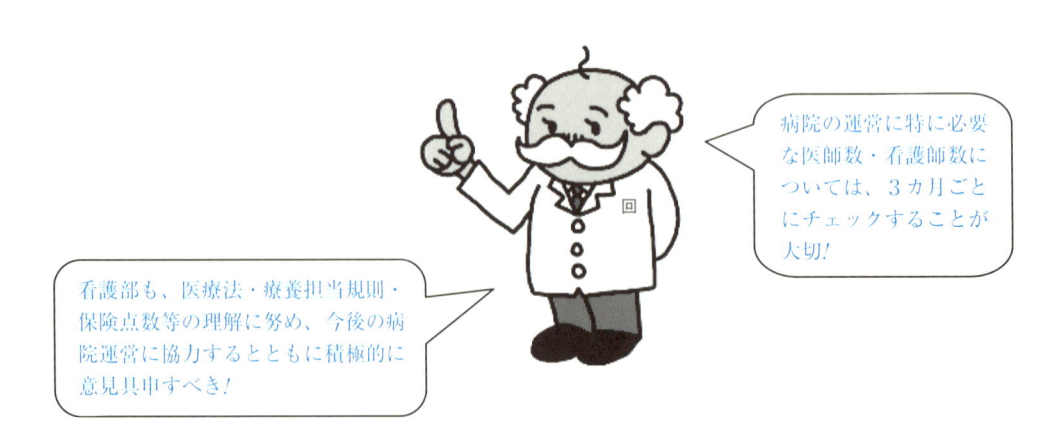

> 病院の運営に特に必要な医師数・看護師数については、3カ月ごとにチェックすることが大切！

> 看護部も、医療法・療養担当規則・保険点数等の理解に努め、今後の病院運営に協力するとともに積極的に意見具申すべき！

☆医療法、健康保険法、療養担当規則、保険点数等含め理解するためには院長・事務局・看護部は定期的な研修会が必要です。

(イ) 医療法必要人員計算式

○1日平均患者数

医科	入院	一般病床患者数	A
		結核病床患者数	B
		感染症病床患者数	C
		精神病床患者数	D
		療養病床患者数	E
	外来	外来患者数（耳鼻・眼科除く）	F
		外来患者数（耳鼻・眼科）	G
歯科	入院	歯科入院患者数	H
	外来	歯科外来患者数	I
外来患者に係る取扱処方せん			J

○医師標準員数計算(通常医科病院の場合)

$$3 + \frac{A+B+C + \frac{D+E}{3} + \frac{F}{2.5} + \frac{G}{5} - 52}{16} = \text{医師人員標準}$$

○歯科医師標準員数計算（入院受入の場合）

$$\frac{H}{16} = \text{歯科医師人員標準}$$

※外来歯科患者数に対する歯科医師人員は、病院の実情により決めることができる。

○看護職員標準員数計算

$$\frac{A+C}{3} + \frac{B+D+E}{4} + \frac{F+G}{30} = \text{看護職員人員標準}$$

○薬剤師標準員数計算

$$\frac{A+B+C}{70} + \frac{D+E}{150} + \frac{J}{75} = \text{薬剤師人員標準}$$

※1 1日平均入院患者数	前年度（4月1日〜翌年3月31日）の対象病床ごとの平均入院患者数（年間入院患者延数÷年間延日数；小数点第2位四捨五入）により算定する。
※2 1日平均外来患者数	前年度の平均外来患者数（年間外来患者延数÷年間実外来診療日数；小数点第2位四捨五入）により算定する。 なお、年間患者延数には同一患者が2以上の診療科で診療を受けた場合は、それぞれの診療科の外来患者延数に計上する。

※3 患者数	労災、自賠責、検診ドック、正常分娩母子、自費といったすべての患者を含む。
※4 精神病床	大学付属病院等の場合は計算式が異なる。
※5 外来患者にかかる取り扱い処方せん	院外処方せんは含まず、院内調剤所で処方するための院内処方せんの取り扱い数で計算する。
※6 通常医科病院	全病床数に対する療養病床数の割合が50％を超えない病院をいう。50％を超える場合は計算式が異なる。
※7 歯科	一般歯科、小児歯科、矯正歯科、口腔外科が含まれる。
※8 看護職員	看護師と准看護師の計をいう。ただし、産科・産婦人科の場合は助産師を、歯科関連科には歯科衛生士をそれぞれ適当数算入することができる。
※9 標準数の計算において発生する端数	○医師の場合：端数処理を行わない。ただし個々の計算過程において小数点第2位を切捨て。 ○医師以外の場合：個々の計算過程で小数点第2位切捨て。最終計算で小数点第1位切上げ。

② **医療法現員数計算**

(ア) **常勤職員の定義**

医療法上において常勤者とは、各医療機関が定める（就業規則等に定められている）週勤務時間（所定労働時間）のすべてを勤務する者をいう（就業規則で所定労働時間の定めがない場合は32時間とする。所定労働時間が32時間以上であれば、医師、看護師、事務職員等職種により、所定労働時間が異なってもよい）。

○休憩時間は含まれない。超過勤務時間も含まれない。

○通常休暇や出張、外勤等であっても、各医療機関が定めた勤務に含まれていると解釈するため、差し引かれることはない。

○3カ月以上の長期休暇者（病気休職、産前産後、育児、介護休暇等）は常勤職員としてカウントしない。ただし、医師の場合のみ産前産後休暇中は常勤職員としてカウントできる。

⇒ つまり、労働契約等により週勤務時間を満たさない者は、非常勤職員として取り扱われる。各医療機関の独自の呼称による非常勤職員とは分けて考慮しなければならない。

◎医療機関の就業規則を確認するとともに、週労働時間を確認したうえで、各職員の労働契約上の週労働時間により、常勤か非常勤を判断する。

(イ) **常勤換算**

○非常勤職員者数を現員数に算入する場合の計算を「常勤換算」という。

○常勤換算は、非常勤職員者が1週間において勤務する労働時間を合計し、その総時間を常勤職員週所定労働時間で除した数で計算する。

※週当たりでなく、月当たりの労働契約を締結している場合は、月の総労働契約時間を4（月4週間として）で割り、週当たりの所定労働時間を算出する。

※非常勤医師の当直勤務（日勤当直含む）については、その当直勤務時間数を2で割った数字を所定労働時間とする（看護師の夜勤時間勤務は、休憩時間も含めすべてを算入する）。

(ウ) 端数処理

○医師の場合：端数が生じる場合は、そのままで計算する。

○医師以外の場合：小数点第2位を切り捨て、小数点第1位までとする。

(3) 医療法施設関連

① 病院開設許可事項中一部変更許可申請

医療機関の施設は、すべて医療法により管理されている。つまり、病院敷地内の建物配置および建物内の平面配置について少しでも変更を行うならば、変更前に保健所に対して申請を行わなければならない。この申請手続きを、**病院開設許可事項中一部変更許可申請（通称「一部変更許可」）**という。

【主な届出必要な変更事項】

○診療科目の増減

○病院管理者の変更

○病床数の変更

○病床種別の変更

○診療放射線機器・放射線管理区画の変更

○施設の用途変更および改造

・部屋名の変更

・使用用途の変更

・間仕切りの変更

・病室レイアウトの変更（ベッド位置含む）

② 病院構造設備使用許可申請

病院施設（設備）のうち、法定施設（法定設備）については、必ず使用開始前に使用許可を取る必要がある。この手続きを、**病院構造設備使用許可申請（通称「使用許可」）**という。

法定施設（法定設備）には、以下の項目がある。

> 【法定施設（法定設備）】
> 診察室・処置室・手術室・臨床検査施設・エックス線室・調剤所・消毒施設
> 給食施設・洗濯施設・機能訓練室（リハビリ室）・浴室・食堂（入院患者用）
> 談話室（病棟設置・食堂兼用）・歯科技工室・病室・患者が使用する廊下等

法定施設の新設、更新、増設等については、使用許可申請を行った場合、原則として保健所からの確認検査が実施される。
⇒ 保健所の確認検査を受審し、使用許可が下りるまでは工事等が完成しても使用できない。

③ 申請手続き手順

○すべての変更事項については、必ず「病院開設許可事項中一部変更許可申請」を行う。申請の際には、「病院開設許可事項中一部変更許可申請書（様式第5）」により申請手続きを行う。

・一部変更許可については、必ず事前に地区保健所に変更概要を事前に説明し変更内容の調整や手続き手順等の調整を行う。

・確認が取れ次第、「病院開設許可事項中一部変更許可申請書（様式第5）」を作成し申請を行う。事前説明の際に、様式5を作成したうえで概要を説明すると円滑に手続きが進む。

※地域によっては、さらに事前に地区医師会への説明および承認が必要な場合がある。

○申請書受理後、問題がなければ約2週間で一部変更許可証が発行される。許可証発行のあとに実際の変更（工事等）を行う。

※原則としてこの許可証が発行されるまでは、変更を行うことはできない。もちろん工事が必要な場合でも工事の着工ができない。

○法定施設（法定設備）の変更については、工事完了後に使用許可申請が必要となるため、「病院構造設備使用許可申請書〔通称：使用許可申請〕（様式2）」を提出し検査料（大阪の平成25年度の場合43,000円）を支払う。

○使用許可申請後、保健所は10日以内に使用前検査を行う。日程調整は検査を受けたい日程（使用開始希望日の前日）を事前に保健所と調整を行うと円滑に進む。

○変更完了後（法定施設の場合は使用前検査終了後）に使用開始届（様式6）を保健所に提出する場合があるので、保健所に確認する。

(4) 医療法立入検査（大阪市の例）

大阪市保健所の例年の実施内容に基づいて記載。大阪府管轄の医療機関の場合もほぼ同様の流れとなる。

① 内容

○年一度の保健所による医療法に基づく立入検査。
○病院の設置にかかわる重要事項なので、医療法等の理解を含めた病院運営事務経験豊富な職員による対応が必要。
○患者数データ等の日常的な管理が必要。

② 概要

(ア) 説明会…開催しない場合もある。
　➢毎年7月に今年度の病院立入検査の説明会が開催される。
　➢その際に当概年7月1日時点の医療従事者名簿を持参し提出する。

(イ) **実施通知**

大阪市保健所より実施日の2週間前頃に実施通知が郵送で送られてくる。

(ウ) **事前提出書類**

実施予定日の1週間前までに、事前提出書類を保健所に提出する必要がある。

【一般的な提出書類】

・施設票

・医療従事者名簿、放射線従事者名簿（実施月1日現在）

・放射線機器一覧

・各種点検票

・その他指定事前提出書類

(エ) **立入検査実施**

準備しておく書類は直近約1年間分。基本は直近1～2カ月の書類を中心に確認作業が行われる。

(オ) **事務部門の一般的な確認事項**

⇒ 保健所事務官が担当

○**医療従事者数確認**

医療法に定められた人員基準に満たしているかを確認する。

前年度1年間の入院、外来の1日平均患者数より、医師および看護職員の最低必要数が計算され、その員数が充足しているかどうか、および無資格者が医療行為を行っていないかを、事前提出した医療従事者名簿に沿って以下の項目により確認する。

●タイムカード ⇒ 常勤として勤務しているか。

●賃金台帳、健康保険、税金関連台帳 ⇒ 架空職員でないか。

●免許証（原本照合済：有効期間3年） ⇒ 資格確認を行い、無資格者を医療従事者として業務を行わせていないか。非常勤者の常勤換算を行うために、非常勤者の勤務時間を以下の内容を確認する。　＊非常勤医師の免許証確認に注意

●非常勤者の雇用契約書 ⇒ 従事者名簿のとおりか。

○**健康管理確認**

●定期健診記録を確認 ⇒ 全職員に対して実施しているか。

※非常勤職員（当直医師含む）に対しても完全実施しているか。

○**医療法許可関係確認**

病院施設内の各部屋について、医療法で届け出たとおりになっているかを確認する。

⇒ 無許可で部屋の名称を変更したり、使用用途を変更していないかを確認されるため、事前に届出上の最新の平面図を確認し、実際の運営や部屋名称がそのとおりになっているか確認して回る必要あり。

○委託契約関係確認

　　医療法上で許可されている委託業務について、その契約や実施状況を確認する。
- 検体検査
- 滅菌消毒
- 患者給食
- 医療機器保守点検
- 寝具洗濯
- 施設清掃
- 医療ガス設備保守点検
- 感染性廃棄物
- 医療用放射線汚染物廃棄

○防火防災関係確認
- 消防計画や自衛消防訓練実施状況（年2回）の確認
- 消火設備保守点検状況確認
- 各フロア避難経路図や消火器設置状況確認

○施設設備関係確認
- 電気、ガス設備保守点検確認
- 給水水質検査、貯水槽清掃等の確認

(カ) **診療部門の一般的な確認事項**
　　⇒ 医務部長（医師）が担当
- 診療録等、医師の記録関係の確認
- 院内感染対策の確認
- 医療安全管理の確認

(キ) **薬務部門の一般的な確認事項**
　　⇒ 保健所薬務担当者（薬剤師）が担当
- 処方せん、麻薬処方せんの取り扱い確認
- 薬剤保管関係の確認（麻薬、劇薬関係の管理確認）

(ク) **放射線部門の一般的な確認事項**
　　⇒ 保健所放射線担当者（放射線技師）が担当
- 放射線区画の適正使用確認
- 放射線設備確認（医療法届け出事項）
- 放射線従事者の管理（ガラスバッチ管理含む）
- 放射線機器保守点検契約書

(ケ) **給食部門の一般的な確認事項**
　　⇒ 保健所給食担当者（管理栄養士）が担当

- ●大量調理マニュアルに従った実地検査確認
- ●調理従事者検便記録確認
- ●栄養指導関係書類確認（＊医師の指示は正しく記載されているか）
- ●栄養管理契約書確認

③ 講評

　立入検査終了後、講評が行われ、指摘事項等が発表される。重大な問題点があれば直ちに改善命令が出され、後日改善状況を文書で報告することになる。
（現状を知るうえで院長もしくは事務局長の同席が必要である）

(5) 医療法変更事項と他法との関連

◎医療機関
◎病院開設者
◎病院管理者
◎医師個人　⇒　麻薬使用届・身体障害指定医等の医師個人に関係するもの等
◎看護師：他の専門職（施設基準に関する免許証・講習修了書等）

　医療法において変更届出を行う場合、同様の変更届を他法関係でも届出が必要な場合が多い。特に病院開設者や病院管理者が変更となる場合は、保険医療機関、労災指定医療機関、生活保護指定医療機関等の届出事項変更を行わなければならない場合がある。

　病院運営担当者は、自院がどのような「指定」を受けているか、また変更事項が発生した場合、どの範囲まで「変更届」を提出する必要があるのかを一括管理しておかないと、必要な手続きが漏れてしまう場合があるので、十分に注意しなければならない。

(6) 病院報告

　医療機関は医療法で義務付けられた報告事項がある。
〇患者報告：毎月の患者数を翌月の5日までに管轄保健所に届ける。
　⇒　医療法の病床種別ごとの入院患者数と外来患者数等を届ける。
　　※この患者数がすべての届出事項や監査における基礎データとなるため、十分に注意が必要な報告事項となる。
〇従事者報告：毎年1回、10月1日現在の医療機関従事者数を届ける。
　⇒　毎年の医療法立入検査とともに、医療機関の従事者数を確認するものであるため注意が必要。

3　施設基準における重要留意事項

(1)　施設基準とは

①　施設基準の重要性　⇒　経営に直結することなので常に施設基準の向上に努める

施設基準は、「届出医療」とも言われ、人員基準や設備基準、患者基準等の細かな要件を整えたうえで、地方厚生局長等（大阪では近畿厚生局）に各種基準を満たしていることの届出を行うことにより、初めて算定できる診療報酬点数のことである。つまり、各種基準を満たしていないと届出ができず、算定もできないとともに、届出後に各種基準が満たしていないことが判明した場合、辞退届の手続きをしなければならない。場合によっては過去に遡及して届出事項の取り消しや診療報酬の返還を求められ、最悪の場合は監査となり保険医療機関の取り消しもある。

つまり施設基準とは、単に届出すれば済む診療報酬という扱いではなく、届出後の要件管理と日常管理を怠っていると、保険医療機関として立ち直れないくらいの罰則を受ける可能性もあり、病院運営上かなり重要な取り扱いを行わなければならない。特に入院料関連の施設基準、つまり看護基準関連は、医業収入の中の半数以上を占める超重要基準であるため、細心の管理が必要となる。

②　施設基準の変動性

診療報酬は2年に1度改定が実施される。施設基準の要件についても診療報酬改定の度に新設、変更、廃止が盛んに行われるため、常にその内容を熟知しておかないと、例えばすでに届出を行っている施設基準であっても内容が点数改定時に一部変更となっていることに気づかず、不適合のまま監督庁に指摘を受け多額の返還を要求されるケースもある。

③　施設基準と医療法との相関性

医療法関連で変更を行った事項は、施設基準においても変更を行わなければならない場合が多数ある。病院内施設等を変更する場合は、同時に施設基準の変更要否を念頭に入れておかないと、いつの間にか減収減益になっている場合もある。医療法において病院届出事項を変更する場合は、必ず施設基準における関連手続きの必要の要否を確認しておく必要がある。

④　病院運営における施設基準の位置付け

施設基準とは病院運営を行ううえでの「収入源」「経営基盤」「運営施策」「医療機能評価」でもある。施設基準を病院運営の中でも重要な位置付けの中で取り扱うことを十分に認識しておかなければならない。

だからこそ各担当者は、日常的に法令根拠を意識し、適正に業務を行うことを心がけるとともに、病院運営者は必要に応じ、または定期的に自己チェック実施の指導を行い、内部監査等を活用して、適正な病院運営活動を維持していくような取り組みを実施していく必要がある。

(2) 施設基準申請の流れ

施設基準届出事項の適用は月初からとなる。月途中からの適用は原則不可のため届出時期等について慎重に対応する必要がある。

重要な届けの場合は事前に地方厚生局と十分な打ち合わせを行い、基準内容によっては添付書類の提出が必要な場合もあるため確認が必要である。

① 新規届出

新規届出は、診療報酬算定を開始しようとする月の最初の開庁日までに申請書類を受理してもらえれば算定できる。特に入院料は実績期間を要するので、申請スケジュールには十分に留意する。

> 【例】算定開始希望が平成26年1月1日の場合
> 平成26年1月4日（月の最初の開庁日）までに届出が受理されれば算定可能となる。
> ※診療報酬点数改定年の場合
> 　　点数改定の年は、通常4月中旬（15日頃）までに届けを行えば4月1日に遡及して算定ができる。点数改定時に通知があるので注意する。

② 変更届出

届出事項に変更が生じた場合は、速やかに届出を行う。変更内容により取り扱いが異なるため、地方厚生局に届出方法の確認を行う。

○入院料関係施設基準の場合

原則は再提出。変更の度にもう一度必要書類をすべて提出する必要がある。

○従事者変更

社会保険事務局時代は、リハビリ関連等の従事者を届け出る基準の場合は「従事者変更届」を提出するだけでよかったが、最近の地方厚生局における取り扱いは、届け出ている従事者に変更が生じた場合は、厚労省が当該施設基準について定めるすべての届出様式を、再提出するようになった。

※　いずれにしても事前に地方厚生局に確認を取りながら遺漏のないように取り扱う必要がある。

③ 院内掲示

病院には義務付けられている院内掲示事項がある。特に施設基準関係の掲示義務があるため、届出事項が発生した場合はそのつど掲示内容を見直すことに留意する。

(ア) 施設基準に関する掲示事項

療養担当規則等に基づき掲示しなければならない事項があるため、十分に留意する。

○入院基本料に関する事項

看護要員の対患者割合や看護要員の構成を病棟ごとに掲示しなければならない。

○DPC算定病院
　　DPCによる費用算定していることを掲示しなければならない。
○施設基準届出事項
　　施設基準および入院時食事療養等の届出を行っている事項の内容を掲示しなければならない。

(イ)　施設基準届出要件となっている掲示事項
　施設基準の中には届出要件事項としてその内容を院内掲示しなければならない事項がある。
【例】
　○緩和ケア診療加算
　　　院内の見やすい場所に緩和ケアチームによる診療が受けられる旨の掲示をしなければならない。
　○医療安全対策加算
　　　院内の見やすい場所に医療安全管理者等による相談および支援が受けられる旨の掲示を行わなければならない。
　○医科点数表手術通則5および6に掲げる手術
　　　通則5および6に掲げる手術について、区分ごとに前年1年間の手術件数を院内掲示しなければならない。

(ウ)　保険外負担に関するもの　⇒　◎保険外料金一覧表：医事課、各病棟に掲示（備付け）
　○保険外併用療養費
　　　選定療養（室料差額や初診特別料金等）や評価療養（先進医療や治験等）については、その費用を地方厚生局に届け出たうえで、院内掲示をしなければならない。
　○特別メニュー食事提供
　　　特別メニューの概要と食事内容および特別料金の掲示を行わなければならない。
　○その他自費費用徴収
　　　療養の給付と直接関係ないサービス等についてその費用を徴収する場合は分かりやすく掲示するように定められている。

(エ)　医療法による院内掲示義務事項
　○管理者（院長）の氏名
　○診療に従事する医師または歯科医師の氏名
　○医師または歯科医師の診療日および診療時間
　○建物内部の案内

(オ)　その他の主な掲示事項
　○介護保険事業に関するもの
　○各種指定医療機関の標札

㈠ 公表義務事項

○医療機能情報

医療法施行規則第1条別表第1に定める医療情報機能に関する情報を閲覧できるように整備しなければならない。

④ 定時報告　　＊通称：7-1報告

各種施設基準を届け出ている医療機関は、毎年7月1日時点で定時報告（施設基準実施状況報告）を行わなければならない。　＊書類は各地方厚生局のホームページよりダウンロード

例年では、毎年7月1日時点の内容を、7月末頃までに地方厚生局に報告することになる。届出時には届出書類を行政担当官が確認作業を行う。確認時に不適合が確認されると、遡及して書類の再提出を求められ、場合によっては返還金を要求されることがあるため、十分に留意する必要がある。

《主な報告事項》

- <u>**看護基準：看護職員配置状況確認**</u>
- 届出施設基準内容の報告（リハビリ人員数等）
- 食事療養関係の報告
- 保険外併用療養費請求の実施内容（先進医療、室料差額等）

○この定時報告においていちばん重要なことは、看護基準に係る報告事項について不適合と判断された場合は、過去に遡り看護基準の再提出を求められ、場合によっては多額の返還金を求められることがあるため、日常的に看護基準の管理を行ったうえで細心の注意を払いながら報告書類を提出する必要がある。

○診療報酬点数改定時期（2年に1度の4月）には、制度改正に伴い、看護基準関係書類の再提出を求められる場合があるため、注意が必要である。

⑤ 適時調査

適時調査では、施設基準関係の実施状況確認のほか、診療報酬請求関係の確認、療養担当規則関係の確認等について調査を受けることになるが、やはり最重要ポイントは入院基本料関係、つまり看護基準となる。また、通常は届出の必要がない算定項目について、算定ルールどおりに実施されているかの確認が行われることが多い。特に「指導管理料」については、カルテ記載要件が必須の場合が多いので注意が必要となる（保険診療を遵守しているか）。

大阪の場合、近畿厚生局指導監査課が大阪府内の医療機関を順に訪問して行われる。ただし、過去に悪質な不正や不当届けが発見されたり、療養担当規則等の違反事項が確認された医療機関は重点的に行われる可能性が高い。近年は事前提出資料を持参させたうえで調査を行う。

※診療報酬上の看護師等の必要人員算出の基礎となる「平均入院患者数」は算出前月から過去1年となる（医療法と異なる）。

＊1）健康保険法第73条、国民健康保険法41条などの規定により近畿厚生局と大阪府による個別指導もある。「療担」を理解し保険診療の適正化を目的とする。

適時調査と同時に行われる場合もあり、こちらは何らかの情報提供等に基づいて行われる場合が多い。医師資格を持つ担当者が中心になって病院を訪れ、レセプトに基づいて病院側の医師に質問がされる。以下、よくある適時調査における確認事項および注意点。

(ア) **入院料**
- 看護要員管理：看護基準（患者要件、看護職員要件等）が適正に管理されているか。
- 入院料算定5要件：入院診療計画書作成状況、院内感染防止対策・医療安全管理体制・褥瘡対策・栄養管理体制の各委員会の活動状況確認。

入院診療計画
- 同じ傷病名の場合でも、画一的な文書でなく患者ごとに記載が必要。
- ＤＰＣの場合は、診断群分類区分の記載が必要。

院内感染防止対策
- 感染レポートが作成されていない。
- 作成されたレポートが委員会等で活用されていない。

医療安全管理体制
- 職員研修の実施記録が作成されていない（参加者リストがない）。

褥瘡対策
- 日常生活自立度の判定 ⇒ 危険因子の評価。

栄養管理体制
- 特別な栄養管理の必要性の有無が適宜確認されていない。

(注)各委員会の欠席者に対し情報伝達が行われていない。

- 付き添い、外出外泊管理：理由・日時が適正に管理されているか。

(イ) **入院時栄養管理（食事療養）**
- 特別食の提供状況：食事せんの確認や病名の確認等。
- 特別食の食事せんに患者の基本的な情報が記載されていない。
- 食事せんの記載状況：開始、変更、中止等の記載やその他必要記載事項の確認。
- 土曜日、祝祭日等において医師が検食を行っていない。
- 診療録に医師が管理栄養士に対して指示事項の記載がない。
- 管理栄養士への指示事項に、熱量・熱量構成、蛋白質量、脂質量の具体的指示がない。

(ウ) **指導管理料**

○診療情報提供料(1)
- 紹介先を指定せずに算定している。
- 患者に交付した文書の写しが診療録に添付されていない。
- 診療情報提供料(1) 注「7」退院時診療情報添付加算について、診療録に記載がない（日付・部位等）。
- 同一医療機関において診療科別に算定している。

○特定薬剤指導管理料
・診療録に薬剤の血中濃度の記載がない。＊検査データの貼布および電子カルテ上に記録があるのみ。
・治療計画書へ要点の記載がない。

○悪性腫瘍特異物質治療管理料
・診療録に腫瘍マーカー検査の数値および治療計画書要点の記載がない。
＊検査データの貼布および電子カルテ上に記録があるのみ。

(エ) リハビリ
・医師が定期的な機能検査をもとに、開始時およびその後3月に1回以上実施計画書を作成していない。
・医師による効果判定がされていない。
・リハビリ従事者確認：1日単位数および実施時間確認。
・リハビリ記録確認：リハビリ記録の記載事項確認。
・先の日付で実施記録書が作成されている。

(オ) 薬剤管理指導
・ＤＩ室の確認：要件を満たしたＤＩ室であるかの確認。
・管理指導実施記録の確認：必要事項記載等の確認。
・退院時薬剤情報管理指導料：診療録に入院時持参薬の名称および確認した結果の要点の記載がない。

(カ) 画像診断管理加算
・画像診断管理加算「1」「2」：報告された文書または写しを診療録に貼布していない。
・画像診断管理加算「2」：核医学診断およびコンピューター断層診断のうち、少なくとも8割以上の読影結果が撮影日の翌診療日まで報告されているか、また勤務時間と相違ないか。
(注)タイムカードと照合される場合がある

(キ) 院内掲示
・義務付けられた掲示事項が実施されているか。

(ク) 自費請求
・請求してはならない保険外項目を請求していないか。

⑥ 取り下げ
　施設基準の要件を満たさなくなった場合、辞退届により届出事項を取り下げることになる。この時、場合によってはいつから要件を満たさなくなっているのかを確認され、遡及して診療報酬の返還を求められる場合もあるため、辞退届を提出するタイミングには十分に注意する。

(3) 施設基準の重要留意事項

① 届出制

　施設基準については、届出制となっている。届出制とはすなわち「届出手続きおよびその後の基準管理については届出医療機関が法令に従い責任を持って運営を行う」ということである。例えば届出時の書類に不備があり、実際には用件を満たしていないにもかかわらず申請書類が受理された場合であっても、その責任は受理をした地方厚生局にあるのではなく、医療機関にあるという意味である。申請受理後に届出内容の不備が発覚しても、「この内容で受理されている」という言い訳は通用しないということである。

　「届出をするにあたっての要件を正確に理解して、適正に整備することは医療機関側の責任で行うべきもの」という原則に従い、届出時および届出後の管理を行う必要がある。

② 運営管理

　施設基準の要件が非該当となった場合、要件非該当となった日に遡って届出が取り消しとなり、その期間に算定していた診療報酬はすべて返還となる。特にこのケースで入院料関係が非該当となった場合、多額の返還金が発生するとともに、その後の届出も6カ月間できないため、多大なる経済的負担が発生することになる。

　施設基準は、直接的に病院経営に影響を及ぼすものである。だからこそ病院組織として施設基準管理は重要管理事項としての位置付けが必要なのであり、徹底した日常管理が重要となる。基礎となるデータ（平均患者数、看護職員数、平均在院日数、平均夜勤時間数等）を管理し基準の確認を常に監視するとともに、自主的な点検システムを構築し、当該業務担当者だけではなく第三者による点検を行うことにより確認作業を行うことも重要となる。

③ 証拠主義

　適時調査等の行政検査が行われる場合、間違いなく文書証拠の提示を求められる。実施記録や必須記載事項の確認を行いながら適切な診療行為に対し、適切な診療報酬請求が行われているかの確認が行われることになる。つまり、請求された診療行為について、その根拠となるカルテ記載等の文書記録が存在しているか、その内容は適切なものであるかの確認が行われる。特に医学管理料についてはカルテ必須記載事項が多いため、日常的に必要事項の記載を行わなければならない。また、実施時間の記載が要件とされる診療行為についても、確実に診療時間を記載しなければならない。「指導を行った」「30分以上診察を行った」といくら説明しても、その内容を証明する記載事項がなければ、診療報酬返還を要求されることになる。

4　看護基準

平成18年4月改定より、看護要員計算方法の大幅な変更が行われた。

○平成18年4月以前：当該病棟に勤務する常勤看護要員数に基づく計算方法

《1病棟平均患者数50名、看護基準2対1の場合》

　　50名÷2＝25名

　当該病棟において常勤（換算）看護職員が25名以上配置されていれば看護基準クリア ⇒ 容易に必要看護職員数の計算が可能。

○平成18年4月以降：各勤務帯（3勤務区分）において実際に勤務する看護職員の1日平均人数に基づく計算方法

《1病棟平均患者数50名、看護基準7対1の場合》

　　（50名÷7）×3（勤務帯）＝21.43　⇒　22名

　当該病棟において実際に看護業務にあたる常勤看護職員が1日平均22名以上従事していれば看護基準クリア

　⇒当該病棟に配置する看護職員の必要数が容易に算出できない。

施設基準において、特に重要事項であり、難解な事項である現在の看護基準の実際について詳述する。

(1)　看護基準の通則

①　看護基準の4要素

看護基準は、以下の4要素により決定する。

○看護要員数（看護配置）
○看護師比率（正看比率）
○看護職員一人当たり月平均夜勤時間数
○平均在院日数

施設基準上は、各病棟単位ではなく、届出入院基本料種別毎に計算する。

さらに平成20年4月より7対1一般病棟入院基本料について以下の要素が追加された。

○重症度、医療・看護必要度の基準を満たす入院患者割合
○常勤医師数

②　看護基準上の用語の定義

○看護職員：看護師と准看護師の総称。
○看護要員：看護師と准看護師と看護補助者の総称。
○看　護　師：いわゆる正看護師のことで、看護基準上は保健師または助産師も看護師として取り扱われる。

- ○看護補助者：看護職員の補助を行っている者の総称。「補助者」「看護助手」「介護職員」「ヘルパー」「病棟士」等、病院によって呼称はさまざまだが、一般的に看護職員の補助業務を行っているとみなされる職員は看護補助者に該当する。

  ※小児病棟等で勤務する保育士も看護補助者として扱うことができる。

  ※看護業務のうちの事務業務を担当するとされる「クラーク」を看護補助者として取り扱うかは疑義がある。

- ○専　　　従：当該業務を行っている間、専らその業務に従事し、他の業務には従事しない者。
- ○専 ら 担 当：その人の労働時間の8割以上その業務に担当する場合。
- ○専　　　任：当該業務を行っている間は責任をもって担当することを指し、当該業務を行っている間は病院内に勤務していなければならないが、当該時間帯に他の業務を行うことは可能。

③　傾斜配置

現在の看護基準の考え方の中に、傾斜配置という概念がある。傾斜配置とは看護要員数等の所定の要件を満たす場合は、その範囲内で実情に合わせた配置をしてもいい、という概念である。具体的には以下のとおりとなる。

《傾斜配置の考え方1》

〔**看護基準例**〕10対1看護、1病棟、平均患者30名の場合

○30（患者数）÷10（基準）＝3

　この基準の場合は、どの時間区分（1日3区分）においても常時看護職員が3名以上勤務しなければならない。

⇒この場合、1日9人以上の延看護職員が勤務する必要があることになる。つまり、各時間区分（深夜帯：0〜8、日勤帯：8〜16、準夜帯：16〜24として）で〔3：3：3〕以上の看護職員の配置が必要という考え方になる。

〔**傾斜配置**〕

　上記看護基準の場合の傾斜配置の考え方は、1日の中で9人以上の看護職員が勤務していれば、1日24時間の中での配置数は傾斜配置しても構わないという考え方である。つまり、例えば日勤帯で準夜帯および深夜帯以上の看護要員が必要な場合、各時間区分の看護勤務者数を合計9名以上であれば、〔3：3：3〕から〔2：5：2〕に配分しても差し支えないという意味である。

※ただし、一般病棟の場合、必ず常時2名以上の看護職員が勤務しなければならないルールがあるため、各時間帯の勤務者数を1名に設定することはできない。

《傾斜配置の考え方2》

〔**看護基準例**〕10対1看護、2病棟（同種別）、平均患者各30名（計60名）の場合

○30（患者数）÷10（基準）＝3

⇒一般的にはA病棟〔3：3：3〕B病棟〔3：3：3〕の基準となる。

〔傾斜配置〕

　　傾斜配置は同じ入院基本料を届け出る病棟間においても適用される。つまり、例えばA病棟が重症患者が多く、B病棟が軽症患者が多い場合、A〔3：3：3〕B〔3：3：3〕をA〔2：6：2〕B〔2：4：2〕で配分しても差し支えないという意味である。

《傾斜配置の考え方3》

　日内：勤務帯で増減してよい。ただし、夜勤帯は2人以上。

　月内：曜日によって増減してよい。休日に薄く、平日に手厚くしてよい。

④ **看護配置基準の計算対象としない治療室、病室または専用施設**

　図表2の「別表第3」に係る患者については、それぞれ届出病床数と看護職員数が定められているため入院患者数より除外する。

　同じ理由で当該治療室等で専従勤務する看護職員数は計算対象除外とする。ただし兼務者については、各勤務先において非常勤者としての扱いで算入する。

図表2　基本診療料の施設基準等　別表第3

看護配置基準の計算対象としない治療室、病室または専用施設
1　救命救急入院料に係る治療室
2　特定集中治療室管理料に係る治療室
3　ハイケアユニット入院医療管理料に係る治療室
4　脳卒中ケアユニット入院医療管理料に係る治療室
5　小児特定集中治療室管理料に係る治療室
6　新生児特定集中治療室管理料に係る治療室
7　総合周産期特定集中治療管理料に係る治療室
8　新生児治療回復室入院管理加算に係る治療室
9　一類感染症患者入院医療管理料に係る治療室
10　短期滞在手術基本料1に係る回復室
11　外来化学療法加算に係る専用施設

⑤ **入院患者数の計算方法**

　看護基準の計算に利用する入院患者数は「1日当たりの平均患者数」のことで、以下の計算により算出する。

届出または点検の際：直近1年間の延べ入院患者数÷延べ日数　※医療法と異なることに注意

○小数点以下は切り上げ

○入院患者数には保険診療以外の患者数（新生児、正常妊産婦、自由診療・公害・労災・自賠責等）も含め、すべての入院患者数を含む。

○「延べ入院患者数」は、毎日24時現在入院中の患者の総和。つまり退院日の退院患者数は含まない。ただし、日帰り入院（1日入院、入院日死亡等）は入院患者数として含む。なお、救急患者として受入、処置室、手術室等において死亡し、入院料を算定する患者は入院患者数に計上しない。医療法での病院報告における延入院患者数では、入院してその日のうちに退院あるいは死亡した者は計上しないため、区分けが必要。

⑥ 病棟勤務時間の考え方

施設基準上の看護基準においては、実際に病棟において勤務する時間を算出することになる。よって、病院全体の看護管理に従事する者（看護部長等）や外来、手術室、中材業務に従事している看護職員は対象とはならない。

○研修や出張等で、勤務扱いにはなっているが実際の病棟勤務を実施していない時間帯は病棟勤務時間には算出されない。

○ただし、以下の活動については病棟勤務時間として取り扱うことができる。
・院内感染対策に係る委員会活動
・医療安全管理に係る委員会活動および研修

○病棟勤務時間には、通常の休憩時間や食事時間が含まれる。

○対象外職員であっても、兼務等で病棟勤務に従事した時間があればその時間数または比例計算により算入することができる。

○申し送り時間については、申し送りを受ける側の時間は算入されるが、申し送りを行う側は算入されない。

(2) 看護職員数の計算方法

現在の看護配置基準（7対1、10対1、13対1、15対1等）における看護要員数を満たしているかの確認を行う。

① 月平均1日当たり必要看護要員数

当該基準を算定している病棟全体で、1日3区分の時間帯において従事した看護職員について、基準上最低限必要な1日延看護職員勤務者数のこと。

○「月平均1日当たり必要看護職員数」の算出方法

> 直近1年間の1日平均入院患者数÷配置基準×3（小数点以下端数切上）

② 月平均1日当たり看護配置数

現在の当該基準を算定している病棟全体において、実際に1日当たり延べ何名の看護職員が勤務しているかを算出したもの。

○「月平均1日当たり看護配置数」の算出方法

> 当該1カ月病棟看護職員勤務総時間数÷（稼働日数×8時間）

③ 看護基準の判定

①で算出された必要看護職員数よりも②で算出された看護配置数が上回っていれば、1日当たり看護職員配置数に対する看護基準はクリアされる。ただし、この他に月平均夜勤時間数等の基準もクリアしなければならない。

> 月平均1日当たり看護配置数≧月平均1日当たり必要看護要員数

計算例①　必要看護職員数計算
〔基準〕10対1看護基準　　1日平均患者数300人
　　　　稼働日数：30日
　　　　看護職員総労働時間：30,000時間
○「月平均1日当たり必要看護職員数」の計算
　300（人）÷10（基準）×3＝90（人）
○「月平均1日当たり看護配置数」の計算
　30,000（時間）÷（30（日）×8（時間））＝125（人）
○看護基準判定
　必要数90人＜配置数125人⇒クリア
※仮に7対1基準の場合⇒300÷7×3＝129（人）（切り上げ）
必要数129人＜配置数125人⇒不適合のため10対1基準届けが必要

---

④ 概算看護基準確認方法

看護基準確認においていちばんの問題点は、すべての看護職員についての総労働時間を算出しなければならないことである。これは実際の届出においては必ず必要な計算であるが、日常的な確認を行う場合、専用のシステム（ソフト）がないと容易には計算できない。また、1日当たりの看護配置数では、実際に何人の職員を雇用するのかが確認しにくい。

そこで、以下のような計算により、その病院（病棟）において、看護基準を満たすのに最低限必要な看護職員数を導き出すことにより、最低人数管理を行うことができる。

【必要看護職員数概算計算】

○「月平均1日当たり必要看護職員数」を算出する。

> 直近1年間の1日平均入院患者数÷配置基準×3（小数点以下端数切上）

○「1月当たり総必要看護職員数」を算出する。

> 月平均1日当たり必要看護職員数×当該月日数

○当該月における必要看護職員数を算出する。

> 1月当たり総必要看護職員数÷当該月の職員1人勤務日数

> **計算例②　概算必要看護職員数計算**
> 《人員数を基準とした場合》
> 〔基準〕　10対1看護　　1日平均患者数300人
> 　　　　　月稼働日数：20日
> 　　　　　看護職員1人月勤務日数：20日
> 　　　　　（休暇・研修等の調整で要勤務日数から2日差し引く）
> ○「月平均1日当たり必要看護職員数」の計算
> 　　300（人）÷10（基準）×3＝90（人）
> ○「1月当たり総必要看護職員数」の計算
> 　　90（人）×30（日）＝2,700（人）
> ○「1日当たり必要常勤（換算）看護職員数」の計算
> 　　2,700（人）÷20（日）＝135（人）
>
> 《勤務時間数を基準とした場合》
> 〔基準〕　10対1看護　　1日平均患者数300人
> 　　　　　月稼働日数：30日
> 　　　　　看護職員1人月勤務日数：20日
> 　　　　　（休暇・研修等の調整で要勤務日数から2日差し引く）
> 　　　　　看護職員1日勤務時間数：8.5時間
> 　　　　　（拘束時間8時間45分より申送り時間15分を差し引く）
> ○「月平均1日当たり必要看護職員数」の計算
> 　　300（人）÷10（基準）×3＝90（人）
> ○「1月当たり総必要看護労働時間」の計算
> 　　90（人）×30（日）×8（時間）＝21,600（時間）
> ○「必要看護職員数」の計算
> 　　21,600（時間）÷（20（日）×8.5（時間））＝127（人）

(3) 看護師比率（正看比率）の計算方法

(2)で算出した「1月当たり総必要看護職員数（1月当たり総必要看護労働時間）」に対して、基準の看護師比率を乗じて得た看護師人員数が必要となる。

　○以前は実労働看護職員数に対しての比率であったが、現在は看護基準計算により算出された「1月当たり総必要看護職員数（1月当たり総必要看護労働時間）」に対する比率となっているので、注意が必要。

　○実際の届出においては、すべての看護職員の総必要看護労働時間に対して、すべての正看護師の総労働時間の比率により計算する。
　　⇒必要看護時間数に対する実際の正看勤務時間数の比率のため、場合によれば100％を超える場合もある。

> 1カ月全正看職員病棟勤務時間数÷1カ月総必要看護職員病棟勤務時間数≧正看基準

計算例③　看護師比率計算方法
〔基準〕　看護基準：10対1看護
　　　　　正看比率：70％以上
　　　　　1日平均患者数300人
　　　　　月稼働日数：30日
　　　　　看護職員1人月勤務日数：20日
　　　　　（休暇・研修等の調整で要勤務日数から2日差し引く）
　　　　　看護職員1日勤務時間数：8.5時間
　　　　　（拘束時間8時間45分より申し送り時間15分を差し引く）

○「月平均1日当たり必要看護職員数」の計算
　　300（人）÷10（基準）×3＝90（人）
○「1月当たり総必要看護職員労働時間数」の計算
　　90（人）×30（日）×8時間＝21,600（時間）
○「必要正看護職員病棟勤務時間数」の計算
　　21,600（時間）×0.7（70％）＝15,120（時間）

　　正看護職員総病棟労働時間数≧15,120時間⇒適合

○実必要看護師数の概数計算
　　15,120（時間）÷（20（日）×8.5（時間））≒89（人）

この計算例においては、当該入院基本料を算定する病棟において、総看護職員127人うち正看護師数89人で基準を満たすことになる。

(4) 看護職員1人当たり月平均夜勤時間数の計算方法

① 基本計算式

$$月平均夜勤時間数 = \frac{当該病棟の看護職員の月延夜勤時間数}{夜勤時間帯の従事者数} \leq 72時間$$

② 平均夜勤時間数算入対象除外者

以下の要件に該当する職員の場合は、その当該計算において夜勤従事者数ならびに夜勤時間数を計算式より差し引く。

○1人当たり当該月の総夜勤時間数が16時間以下の勤務者
○夜勤専従者（夜勤パート）

③ 具体的算出方法

○まず病院としての夜勤時間帯を決定する。
　(ア)夜勤時間帯は、午後10時から午前5時を含む連続した16時間を、病院の任意で決定する。
　(イ)実際の交代勤務時間帯や外来診療時間帯に縛られることなく、あくまでも任意で決定できる。
　(ウ)場合によっては病棟種別ごとに異なる時間帯で設定しても差し支えない。

○設定した夜勤時間帯において、実際に勤務した時間数をすべての当該病棟種別の看護職員数分、総集計する。ただし算入対象除外職員の時間数は差し引く。

(ア)通常の休憩時間、食事時間は勤務時間に含まれる。ただし残業時間は含まれない。

(イ)申し送り時間については、申し送りを受ける側の時間が算入され申し送る側の夜勤時間数は算入しない。

○夜勤時間帯に従事した看護職員数を集計する。この場合、算入対象除外職員の従事者についてはカウントしない。

○「当該病棟の看護職員の月延夜勤時間数÷夜勤時間帯の従事者数」により月1人当たり平均夜勤時間数を算出し、算出された平均時間が72時間以内であればクリアとなる。

④ **留意事項**

○特定入院料を算定している病棟（当該基準に係る治療室および病室含む）については、平均夜勤時間数72時間以内の規定はない。

ただし、以下の特定入院料算定病棟については平均夜勤時間数の対象となっている。

・小児入院医療管理料4
・地域包括ケア入院医療管理料1または2
・特殊疾患入院医療管理料

○平均夜勤時間72時間の制限にかかわらず、一般病棟、結核病棟および精神病棟においては各病棟単位において常時看護職員を2名以上配置しなければならない。

○夜勤専従者による夜勤時間数は総夜勤時間数より差し引かれるため、夜勤専従者による夜勤労働時間数が多ければ多いほど、平均夜勤時間数は減少する。

○平均夜勤時間の計算は、まずは1カ月間の稼働日数で算出するが、1カ月計算で基準72時間を超過した場合は4週間（28日）での計算により算定できる。

⇒ 通常30日での総夜勤時間数が28日計算により減少するため、計算は有利になる。ただし、4週間（28日）計算を行った場合、それ以降は必ず、4週間（28日）周期で計算することに注意が必要である。

⑤ 計算例（3交代制の事例）

> 夜勤時間帯設定：17：00～翌9：00（連続した16時間）＊申し送りを15分間で計算
> 　　日勤A勤務時間：8：00～16：45　⇒　夜勤時間数1時間、日勤時間数7.50時間
> 　　準夜勤A勤務時間：15：45～翌0：30　⇒　日勤時間数1.25時間、夜勤時間数7.25時間
> 　　深夜勤A勤務時間：0：00～8：45　⇒　夜勤時間数8.50時間、日勤時間数0時間
> ○上記により、各看護職員の1カ月分の夜勤時間数を集計する。
> ○病棟種別ごと（病棟ごとではない）にすべての看護職員の夜勤時間数を総集計する。
> ○総夜勤時間数集計より算入対象除外職員による夜勤時間数を差し引く（A）
> ○夜勤従事者（算入対象除外職員を除く）をカウントする（B）
> 　※　日勤のみの勤務者であっても、その勤務時間帯の一部が病院が設定する夜勤時間帯に差し掛かっていた結果、1カ月の累計で16時間超あれば、夜勤従事者となる。
> ○A÷B≦72時間であれば夜勤時間クリアとなる。

(5) 平均在院日数の計算方法

① 平均在院日数の基本計算方法

平均在院日数の計算方法は以下のとおりとなる。

$$\frac{A}{(B+C) \div 2}$$

A：当該病棟における在院患者延日数
B：当該病棟における新入院（棟）患者数
C：当該病棟における新退院（棟）患者数

　実際の施設基準上の平均在院日数は、上記計算による直近3カ月間の延数の実績により計算する。

　小数点第1位は切り上げる。

② 施設基準上の平均在院日数の考え方

○平均在院日数は、同一の病棟種別ごとに計算する。
○在院患者数は毎日24時現在の在院患者数の累計であるため、退院日当日の退院患者はカウントしない。ただし1日入院はカウントする。
○平均在院日数は、保険診療による入院患者のみが対象となる（施設基準の計算と異なる）。
○病棟種別が異なる病棟への移動については、1回目の移動のみ新入院（棟）患者・新退院（棟）患者としてカウントする。2回目の入退棟の場合は平均在院日数の新入院（棟）数、新退院（棟）数にはカウントされない。
○病棟種別が同じ病棟間の移動は新入（退）棟としてカウントしない。

○3カ月未満での再入院であって入院起算日が継続される患者であっても平均在院日数計算上はリセットされ、新たに新入院患者としてカウントできる。入退院を繰り返しても、そのつどカウントできる。

③ **対象除外患者**

施設基準上の平均在院日数計算においては、以下の患者を除外し計算する。

《医療保険診療以外の患者》

・労災保険、公務災害の患者　・生活保護単独の患者　・公害患者
・自賠責保険の患者（第3者行為届による健保使用については疑義あり）
・正常妊産婦、健康新生児　・その他、医療保険を利用しない患者
・(1)⑤入院患者数の計算方法の「救急患者として受入、処置室、手術室等において死亡し、入院料を算定する患者」は入院患者数に計上しない。

《以下の入院基準の対象となる患者》

【基本診療料の施設基準等　別表第2】　平均在院日数の計算対象としない患者

1　精神科身体合併症管理加算を算定する患者
2　児童・思春期精神科入院医療管理加算を算定する患者
3　救命救急入院料（広範囲熱傷特定集中治療管理料に限る）を算定する患者
4　特定集中治療管理料（広範囲熱傷特定集中治療管理料に限る）を算定する患者
5　新生児特定集中治療室管理料を算定する患者
6　総合周産期特定集中治療管理料を算定する患者
7　新生児治療回復室入院医療管理料算定する患者
8　一類感染症患者入院医療管理料を算定する患者
9　特殊疾患入院医療管理料を算定する患者
10　回復期リハビリテーション病棟入院管理料を算定する患者
11　地域包括ケア入院医療管理料を算定する患者
12　特殊疾患病棟入院料を算定する患者
13　緩和ケア病棟入院料を算定する患者
14　精神科救急入院料を算定する患者
15　精神科救急・合併症入院料を算定する患者
16　精神科急性期治療病棟入院料を算定する患者
17　精神療養病棟入院料を算定する患者
18　一般病棟に入院した日から起算して90日を超えて入院している患者であって、療養病棟入院基本料1の例により算定している患者
19　認知症治療病棟入院料を算定している患者
20　短期滞在手術基本料1を算定している患者

(6) 看護基準計算における留意事項

① 看護要員数計算のポイント

看護要員数の基準を満たすことが課題の病院（病棟）では、とにかく病棟での勤務時間を増やしていくことが課題となる。

○申し送り時間

2つの時間帯が重複する場合、

- ・申し送りを受ける側の時間 ⇒ 申し送り時間を算入できる。
- ・申し送る側の時間 ⇒ 申し送り時間は算入できない。

〔重要テクニック：看護要員数増加へのヒント〕

- ・申し送り時間は、あくまでも事務的な申し送り時間を考慮するものであるため、たとえ2つの時間帯における重複勤務時間があっても、実際に看護職員が患者に対する看護業務をしている時間はそれぞれの時間帯で算入する。

○研修、委員会

看護基準計算においては、実際に病棟での患者看護業務を担当していることが基本になるため、研修や委員会活動の出席中は原則として時間数から省かれる。ただし、以下の研修や委員会活動は、入院基本料の施設基準に基づくものとして看護時間に算入できる。

- ・院内感染対策に係る委員会活動および研修
- ・医療安全管理に係る委員会活動および研修

※褥瘡対策については現段階では特に通知はない。

○延べ入院患者数

延べ入院患者数は24時現在の患者数の総和で計算するため、退院日の退院患者数は含まなくてよい（日帰り入院、入院日死亡退院は患者数として算入する）。

⇒ 病院によっては、稼働数を上げるために退院日の退院患者数を入院患者数に計上している場合も多いが、看護基準計算では退院患者数は含まなくてもよい。

◎延べ入院患者数（分子）が減れば、看護基準計算も緩和されるため、注意が必要。

② 看護師比率（正看比率）計算のポイント

◎看護師比率は実勤務看護職員数に対する比率ではない。看護基準計算における必要看護職員数に対する比率である。

③ 月平均夜勤時間数計算のポイント

○「夜勤時間」の連続する16時間の設定は、各保険医療機関で独自に設定できる。

- ・午後10時〜翌朝午前5時までを含んでいればよい。
- ・各保険医療機関の就業規則上の夜勤時間設定や外来診療時間上の夜勤時間設定にかかわらず、自由裁量で設定できる。ただし日勤の半分以上が夜勤時間帯となるような設定はできない。

≪重要テクニック：平均夜勤時間数削減へのヒント≫
　○日勤のみの看護職員が多数勤務する病棟種別において、「夜勤時間」の設定を工夫し日勤者が毎日１時間程度「夜勤時間」に勤務したことにすれば、１カ月で16時間以上の夜勤をしたことになり、夜勤従事者としてカウントできる。
　　⇒分子（総夜勤時間数）は増えるものの、分母（夜勤従事者数）も増えるため、平均夜勤時間数は減少される可能性がある。
　○当該病棟種別で勤務する看護職員の大多数が準夜勤務、深夜勤務を行っているのであれば、日勤時間帯に合わせて「夜勤時間」を設定し、日勤勤務時間において夜勤時間ができる限り発生しないような設定を行う。
　　⇒分子（総夜勤時間数）の増加をできる限り抑制することで、平均夜勤時間数は減少される可能性がある。
　○また通常は１日の勤務において日勤時間帯の勤務者が他の時間帯に比べて多いため、できる限り日勤時間帯の始業時（通常、申し送り受け開始時間）に日勤時間の開始（夜勤時間の終了）を設定し、日勤時間帯終業時の夜勤時間帯に差し掛かる時間を申し送り時間に充てることにより、夜勤時間数の計上を抑え込むように設定する。
　◎総夜勤時間を抑制しつつ、夜勤従事者数（当該月に夜勤16時間超の従事者）を最大限増加できるような「夜勤時間」の設定を行う工夫が必要！
○１カ月計算で平均夜勤時間数が達成できなければ28日での計算ができる。
　・１カ月（通常30日か31日）で平均夜勤時間が達成できなければ、その対象期間のうちで連続する28日間での計算が可能となる。
　　⇒対象１カ月のうち、月初および月末の２、３日を比較し、夜勤時間数が少ないほうをカット、つまり総夜勤時間数に算入しないでよい。しかも通常は分母（夜勤従事者数）がそのままなので、平均夜勤時間数は削減される。ただし、28日計算を行う場合、それ以降はすべて28日周期で行う必要があるため「72時間」を超えた場合の緊急措置として行う。

④　平均在院日数計算のポイント
　○分子（延在院患者数）を減らすための留意事項
　　・保険診療以外の患者は対象外となる。つまり、健康保険証（社保、国保、後期高齢）を使用しない入院治療については対象外。
　　　⇒生活保護単独等の公費100％診療、労災、自費（自賠責）といった入院治療は対象外可。
　○分母（入退棟数）を増やすための留意事項
　　・病棟種別の異なる病棟間の１回目の転棟は、それぞれ新入棟、新退棟として取り扱うことができる。ただし病棟種別が同じ病棟間の移動はカウントできない。
　　・検査入院、自己注射の教育入院などの短期入院を増やす。
　　　【例】　救命救急入院料　⇒　一般病棟　⇒　回復期リハ病棟
　　　　それぞれの病棟移動の際に新入棟、新退棟としてカウントできる。

⑤ 夜勤専従者のポイント

看護基準を満たすために有効な対策として、夜勤専従者の配置が挙げられる。その効果は以下のとおりとなる。

・看護職員月総労働時間が増加する ⇒ 看護要員数が増加する。
・平均夜勤時間数に算入されない夜勤専従者による夜勤帯勤務により、常勤の夜勤勤務時間数が減少する ⇒ 平均夜勤時間数が減少する。

(7) 届出受理後の要件変動

① 看護要員数および看護師比率の不適合

許可病床数100床以上の病院の場合、「暦月で1カ月を超えない期間の1割以内変動」であれば、取り下げ等の手続きは不要。
⇒つまり、2カ月連続で不適合にならなければ届出不要。

【例】 平均患者300、看護基準10対1の場合
  1日当たり平均看護職員数は90人必要
  ⇒1割以内の変動ということは…
   1日当たりが81人以上 ⇒ 届出不要（ただし1カ月のみ）
   1日当たりが80人以下 ⇒ 変更届（13対1以下）

② 平均在院日数の不適合

「暦月で3カ月を超えない期間の1割以内の変動」であれば、取り下げ等の手続きは不要。

【例】 看護基準10対1（平均在院日数21日以内）
  ⇒1割以内の変動ということは…
   平均在院日数が23.1日以内 ⇒ 届出不要（ただし3クールまで）
   平均在院日数が23.1日超 ⇒ 変更届（13対1以下）

③ 月平均夜勤時間数の不適合

「暦月で3カ月を超えない期間の1割以内の変動」であれば、取り下げ等の手続きは不要。
 ⇒1割以内の変動ということは…
  平均夜勤時間数が79.2時間以内⇒届出不要（ただし3カ月まで）
  平均夜勤時間数が79.2時間超え⇒変更届（特別入院基本料）

(8) 医療法基準との対比

医療法上の看護基準と施設基準上の看護基準では、その考え方が大きく異なる。どのような点で相違があるのかを整理しておかないと、大きな過誤を招く恐れもあるので、注意が必要となる。

	医療法上の看護基準	施設基準の看護基準
看護基準評価単位	**病院全体**（1単位） ※医療法上許可を得た一般、療養、結核、精神ごとで必要な看護職員数を算出し、その必要員数を満たしているかどうかの判定	**病棟種別ごと** ※診療報酬上届け出た病棟種別ごとに必要看護職員数を算出し、その基準を満たしているかどうかの判定 ※例えば医療法上の許可は、一般病棟300床であっても一般10対14病棟200床、回復期リハ2病棟100床であれば、一般10対1、回復期リハそれぞれに計算する
基準となる平均入院患者数	**前年度**の対象病床区分ごとの1日平均入院患者数 （前年度年間入院患者延数÷前年度年間延日数；小数点第2位四捨五入）	**直近1年間**の届出病棟基準ごとの1日平均入院患者数 （直近1年間延入院患者数÷直近1年間延日数；小数点以下切上）
計算対象となる病床病棟	**医療法届出病床ごと**の平均患者数に対する看護基準	**施設基準による病棟種別ごと**の平均患者数に対する看護基準
対患者数比率の考え方	病床種別ごとの平均患者数に対する**勤務看護職員数** ※各病床区分における【患者数：配置看護職員数】の比率	入院料の病棟種別ごとの平均患者数に対する**常時勤務看護職員数** （傾斜配置可） ※1日を3区分（8時間づつ）にしたうえで、それぞれの区分帯における【患者数：看護職員数】の比率

　入院料の届出と日常管理に不可欠な様式9、様式9の2、様式9の3の自動計算付Excel表（2014年4月改定対応版）が全国保険医団体連合会ホームページから無料でダウンロードできます。
　http://hodanren.doc.-net.or.jp/iryoukankei/14kaitei/ysk9/yoshiki9.html

5　入院点数算定の基本

(1) 入院点数算定の5要件およびその他の重要な委員会等

入院点数を算定する場合、下記5項目が実施されていることが大前提となる。
⇒　下記の5要件が実施できていないと入院料が算定できない！

① 入院診療計画書の策定（全患者）　⇒　書式（パスでも可）に不備が多い
　・全患者に入院後7日以内に入院診療計画書を作成および交付し説明しなければならない。
　・作成しないと、その未作成患者に対して入院点数は算定できない。
　・計画書には患者の同意署名が必要となる。困難な場合は家族でも差し支えない。

② 院内感染防止対策の実施
　・院内感染防止対策委員会の月1回開催。
　・委員会は、病院長、看護部長、薬剤部門の責任者、検査部門の責任者、事務部門の責任者、感染症対策に関し相当の経験を有する医師等の職員から構成されていること。
　　⇒委員会設置規定により明記する必要あり。よく病院長が委員会構成メンバーより外れてしまうケースがあるため注意が必要。
　・週1回程度の「感染情報レポート」作成。

③ 医療安全管理体制の実施
　・安全管理委員会月1回開催
　・職員研修年2回実施　⇒　全員が参加できるようにすること
　・院内報告制度の整備
　※医療安全管理責任者が専従者（研修受講済）であり、患者窓口設置や週1回カンファレンス開催等の別途要件を満たせば、「医療安全対策加算」の施設基準を満たすことになる。

④ 褥瘡対策の実施
　・専任の医師、看護師からなる褥瘡対策チームの設置。
　・入院患者のうち、日常生活自立度が低い患者（ランクB、C）については「褥瘡に関する危険因子評価票」を作成しなければならない。
　※つまり、各患者に対して、入院時および状態が変わるごとに「日常生活自立度」の判定を行う必要があり、その記録が必要となる。

⑤ 栄養管理体制の実施
　・全患者に入院後7日以内に栄養管理の必要性を判定し、栄養管理が必要な場合、栄養管理計画を作成しなければならない。
　・栄養管理委員会を必要に応じて開催する（月に1回の開催が望ましい）。
◎その他の重要な委員会等（薬事委員会、検体検査管理委員会、DPC委員会、個人情報委員会）

(2) 再入院における入院起算日の取り扱い

　入院起算日とは、入院料の算定を開始する初日の入院料算定日のこと。通常は入院日イコール入院起算日となるが、再入院等の取り扱いにより必ずしもイコールにならない場合が発生する。
⇒病院にとっては、再入院であっても再入院日が入院起算日としてリセットされないと各種初期加算が算定できないため、減収となってしまう。入院起算日の取り扱いについては注意が必要。
　※入院料算定の基準になる入院起算日の取り扱いと、180日超入院患者の保険外併用療養費制度の入院期間計算とは取り扱いが異なるので、それぞれの計算方法による管理が必要となる。
　再入院における入院起算日の取り扱いは、以下のとおりとなる。

【DPC算定】　※DPC算定での再入院については、細心の注意が必要
同一傷病名の考え方（7日以内の再入院の事例）
○初回入院の医療資源最多使用病名と再入院の入院契機病名が<u>一致する場合は、一連の入院として扱う。</u>
○初回入院の医療資源最多使用病名と再入院の入院契機病名が<u>異なる場合は別々の入院として扱う。</u>
○がん化学療法を行った場合は一連とはみなさない。

同一傷病名の考え方（7日以内の再入院の事例）

傷病名＝上2桁	初　回　入　院	再　入　院
◇　主傷病名	右乳癌（C504） 090010××01×5××	右乳癌（C504） 090010××01×5××
◇　入院契機病名	右乳癌（C504） 090010××01×5××	①右乳癌（C504） 090010××01×5×× ②乳癌術後 肺炎 040080×099×0××
◇　医療資源最多使用病名	右乳癌（C504） 090010××01×5×× 〈算定条件〉 手術あり、手術・処置等2 ⑤あり	右乳癌（C504） 090010××01×5×× 化学療法（トラスツズマブ） ②乳癌術後 肺炎 040080×099×0××

【DPC算定を除く】
　※傷病が悪性腫瘍（悪性新生物）または特定疾患の場合は、下記表中「退院後3カ月以内」を「1カ月以内」に読み替える。

退院後期間	再入院状態	起算日取扱
退院後3カ月以内	同一主傷病による再入院	初回入院日が起算日
	同一傷病の※急性増悪（発作・重積）	再入院日が起算日
	同一傷病治癒後（含：治癒に近い状態）の再発再入院	
	別主傷病による再入院	
	その他やむを得ない場合	
退院後3カ月以上	不問	

※前回入院期間の退院日から再入院日の中途に他の医療機関もしくは介護老人保健施設に入院（入所）していた場合は、その期間は入院期間として通算される。
　⇒「退院後3カ月経過したら入院期間がリセットされ、再入院できる」という認識は間違いであり、退院後も他の医療機関や老健施設に入院（入所）している限り、入院期間はリセットされない。ただし、**急性増悪時の再入院**の場合は、退院期間等にかかわらず、入院期間がリセットされ再入院日が入院起算日となる。
※他の特別な関係の医療機関（開設者が同一など）における入院期間も通算される。
　⇒A医療センターでの入院傷病が治癒もしくは治癒に近い状態で退院した後にB医療センターで別傷病により入院した場合は、通算しなくてもよい。

① **急性増悪とは**

　「急性増悪」は、再入院日を入院起算日として取り扱い、初期加算等を最初から算定できる。
　（注）急性増悪・重積（発作）等は退院時に治癒または中止の転帰
　　※急性増悪の判断は、医師の判断による。いったん軽快し退院した患者が病状急変等により再入院した場合は、急性増悪として取り扱うことは、医師の判断により可能。
　　※急性増悪の診断に基づく傷病名や症状詳記をレセプトに記載すること。
　　　　（例）慢性膵炎急性増悪→再入院日
　　※病名や内容によっては、査定により初回入院日を起算日として取り扱われ、減点される場合もある。医師の判断により明らかに退院時とは急激に症状が悪化している場合は、その具体的内容を詳記することが望ましい。

② **治癒に近い状態とは（寛解期）**

　「治癒に近い状態」とは、以下の状況が想定されている。
　　○自覚的にも他覚的にも症状がほとんどなくなっている
　　○その傷病のための治療を継続する必要がない
　　○ほとんど健康人なみの日常生活および仕事に耐えうる状態まで回復している
　退院後も外来通院している場合や、一般健康人なみの社会生活に復帰していない場合は、「治癒に近い状態」には該当しない。

(3) 外泊期間中の入院料

○外泊期間中の入院料は、入院基本料(特定入院料)の15%を算定する。この場合、初期加算等の各種入院料加算は対象にならない。
○ただし、精神障害等の治療目的の外泊の場合は、連続3日以内かつ同一暦月6日以内に限り、さらに15%(合計30%)の加算点数となる。
※精神病棟入院患者でなくても、精神および行動の障害患者について治療のための外泊の場合は、30%算定が可能。
○診療報酬上の外泊とは、0時から24時まで24時間、病室を使用していない日を1日と数える。
1泊2日外泊 ⇒ 請求上は外泊とはならない。
2泊3日外泊 ⇒ 請求上は外泊期間1日となる。

(4) 病棟移動時の入院料

種別の異なる病棟間を移動した場合の移動日の入院料は、移動先の入院料により算定する。
⇒包括病棟から出来高病棟に移動する場合、その移動が予定されている場合は、緊急でない場合、投薬、検査等について、出来高病棟に移動してから実施するほうが包括回避になる。

(5) 入院中患者の他医療機関への受診　　保医発0604第1号　平成22年6月4日

◎入院中の他医療機関受診ルールは、疑問点が多く、今後の見直しの可能性も含め注意が必要である。　※受診前に相互の医療機関で算定情報の確認が必要である。
○DPC算定病棟の患者が他医療機関での外来受診をする場合(専門的な診療が必要となった場合等のやむを得ない場合に限る)の他医療機関において実施される診療にかかる費用は、入院医療機関の保険医が実施した診療の費用と同様の取り扱いとし、入院医療機関において算定する。この場合の診療報酬の分配は相互の合議による。
○入院中の患者が(DPC算定病棟の患者を除く)転医や対診ができないため他医療機関に外来受診をする場合(専門的な診療が必要となった場合等のやむを得ない場合に限る)は、必要な診療情報(算定入院料および診療科)を文書により提供するとともに診療録に写しを添付すること。受診日の診療費については、他医療機関において下記を除き算定することができる。なお、この関連については細かい規定があるので十分に注意が必要。

≪他医療機関：算定できない費用≫
・短期滞在手術基本料2および3
・医学管理料等(診療情報提供料は除く)
・在宅医療
・投薬、注射(専門的な診療に特有な薬剤を用いた受診日の投薬または注射に係る費用を除いたもの、および外来化学療法加算を含む)。

※ただし、上記にかかわらず 出来高入院料（療養病棟、有床診療所療養病床および特定入院基本料を除く）を算定する病床に入院している場合には、専門的な診療に特有な薬剤を用いた投薬に係る費用は算定できる〈例：眼科・精神科等〉。
・リハビリテーション（言語聴覚療法に係る疾患別リハビリテーション）
※診療情報を診療録に添付するとともに、レセプトに「入院医療機関名」「算定する入院料」「受診した理由」「診療科」および「㊙（受診日数：○日）」を記載する。

≪入院医療機関：入院中の患者が他医療機関を受診する日の診療報酬算定≫
　㈰出来高入院料を算定する場合
　　・出来高入院料の基本点数の30％を控除した点数で算定
　㈪療養病棟、有床診療所療養病床または特定入院基本料（以下、「特定入院料等」）を算定している場合であって、他医療機関において特定入院料等に含まれる診療に係る費用（特掲診療科に限る）を算定する場合
　　・特定入院料等は、特定入院料等の基本点数の70％を控除した点数で算定
　㈫上記㈪の場合にて、他医療機関において特定入院料等に含まれる診療に係る費用（特掲診療科に限る）を算定しない場合
　　・特定入院料等は、特定入院料等の基本点数の30％を控除した点数で算定
※レセプトに「他医療機関を受診した理由」「診療科」および「㊙（受診日数：○日）」を記載する。ただし、特定入院料等を30％減算する場合には、他医療機関のレセプトの写しを添付する。
※特別な関係の医療機関における受診の場合は、他の医療機関は診療点数を算定できない。

(6) 退院時処方

投薬料が包括されている包括病棟入院患者が在宅等に退院する場合は、投薬料が包括であっても別途退院時の薬剤料が算定できる。※DPC対象病院も同じ
※包括病棟から他医療機関または老健施設に転院（入所）する場合は、退院時処方の算定は不可
※出来高病棟より転院（入所）で他医療機関（老健施設）の投薬費用包括の病棟に移る場合も、基本的には退院時処方の算定はできない

(7) 出来高と包括

入院料には通称「出来高」と言われる入院料算定形態と、「包括（まるめ）」と言われる入院算定形態がある。
・出　来　高：入院基本料と言われる入院料の基本となる点数をベースに、実施した診療行為をすべて反映し算定する入院料算定形態

- 包　　　括：入院料の中に入院基本料と一部の診療行為（特掲診療料）が含まれて設定された特定入院料算定により、限定された診療行為しか出来高算定できない入院料算定の形態
- 入院基本料：看護サービスのほか医師の基本的な診療行為、入院環境（病室、寝具、浴室、食堂、冷暖房、光熱水道など）の提供の対価

一般的に包括と一括りしても、その包括範囲については入院料により異なる。大別すると以下の4グループに分けることができる。

- 特定項目包括：集中治療関係の特定入院料に設定される一部の診療行為のみ包括
  （例：救命救急、特定集中治療室、広範囲熱傷、脳卒中ケアユニット、総合周産期等）
- 全部包括：病棟の特殊性を重視した特定入院料に適応される限定項目以外は包括
  （例：回復リハ、精神科救急、特殊疾患、緩和ケア等）
- 一部包括：慢性期療養や小児医療といった長期入院対応の特定入院料に適用される一部項目以外は包括
  （例：療養病棟、小児入院管理、地域包括ケア病棟等）
- ＤＰＣ：急性期医療に係る診断群分類別包括評価（出来高部分もあり）

特定入院料に包括されずに別に算定できる点数項目一覧（○算定可　△一部算定可　×算定不可）

種別	入院基本料等加算（略号は表末を参照。一部、明細書への記載方法と異なります。（※1））	初診料	医学管理等	在宅医療	検査	画像診断	投薬	注射	リハビリ	精神専門療法	処置	手術・麻酔	放射線治療	病理診断
救命救急入院料	臨修、超急、妊搬、医師（特定機能病院除く）、地域、離島、安全、感防、患サ、褥ハイ、新退、救紹、データ	○	○	○	△※2	○	○	△※3	○	○	△※4	○	○	△※5
特定集中治療室管理料	臨修、超急、妊搬、医師、地域、離島、精リ、がん診、安全、感防、患サ、褥ハイ、新退、救紹、救受、データ	○	○	○	△※2	○	○	△※3	○	○	△※4	○	○	△※5
ハイケユニット入院医療管理料	臨修、超急、妊搬、医師、地域、離島、精リ、がん診、安全、感防、患サ、褥ハイ、新退、救紹、救受、データ	○	○	○	△※2	○	○	△※3	○	○	△※4	○	○	△※5
脳卒中ケアユニット入院医療管理料	臨修、超急、妊搬、医師、地域、離島、精リ、安全、感防、患サ、褥ハイ、新退、救紹、救受、データ	○	○	○	△※2	○	○	△※3	○	○	△※4	○	○	△※5
小児特定集中治療室管理料	臨修、超急、医師、地域、離島、安全、感防、患サ、褥ハイ、救紹、救受、データ	○	○	○	△※2	○	○	△※3	○	○	△※4	○	○	△※5
新生児特定集中治療室管理料	臨修、超急、医師、地域、離島、安全、感防、患サ、褥ハイ、新退、救紹、救受、データ	○	○	○	△※2	○	○	△※3	○	○	△※6	○	○	△※5

種別	入院基本料等加算（略号は表末を参照。一部、明細書への記載方法と異なります。（※1））	初診料	医学管理等	在宅医療	検査	画像診断	投薬	注射	リハビリ	精神専門療法	処置	手術・麻酔	放射線治療	病理診断
総合周産期特定集中治療室管理料	臨修、超急、妊搬、医師、地域、離島、安全、感防、患サ、褥ハイ、新退、救紹、データ	○	○	○	△(※2)	○	○	△(※3)	○	○	△(※7)	○	○	△(※5)
新生児治療回復室入院医療管理料	臨修、超急、医師、地域、離島、安全、感防、患サ、褥ハイ、新退、救受、データ	○	○	○	△(※2)	○	○	△(※3)	○	○	△(※6)	○	○	△(※5)
一類感染症患者入院医療管理料	臨修、超急、妊搬、医師、地域、離島、安全、感防、患サ、褥ハイ、救紹、データ	○	○	○	△(※2)	○	○	△(※3)	○	○	△(※4)	○	○	△(※5)
特殊疾患入院医療管理料	臨修、超急、医師、（準）超重症、地域、離島、安全、感防、患サ、退調、救受、データ	×	×	×	×	×	△(※8)	△(※8)	×	×	×	×	×	×
小児入院医療管理料1、2	臨修、超急、在緊、医師、（準）超重症、地域、離島、小環特、安全、感防、患サ、褥ハイ、新退、救紹、データ	×	×	×	×	×	○	○	○	○	○	○	○	△(※9)
小児入院医療管理料3、4	臨修、超急、在緊、医師、（準）超重症、地域、離島、小環特、安全、感防、患サ、褥ハイ、新退、救紹、救受、データ	×	×	×	×	×	○	○	○	○	○	○	○	△(※9)
小児入院医療管理料5	臨修、超急、在緊、医師、（準）超重症、地域、離島、小環特、強行、摂障、安全、感防、患サ、褥ハイ、新退、救紹、救受、データ	×	×	×	×	○	○	○	×	×	○	○	○	△(※9)
回復期リハビリテーション病棟入院料	臨修、医師（一般病棟のみ）、地域、離島、安全、感防、患サ、救受（一般病棟のみ）、データ	×	△(※10)	○	×	×	△(※8)	△(※8)	○	×	△(※13)	×	×	×
地域包括ケア病棟入院料地域包括ケア入院医療管理料（新設）	臨修、在緊、医師（一般病棟のみ）、地域、離島、安全、感染、患サ、救受（一般病棟のみ）、データ	×	△(※10)	○	×	×	△(※8)	△(※8)	△(※18)	×	△(※13)	×	×	×
特殊疾患病棟入院料	臨修、（準）超重症、地域、離島、安全、感防、患サ、退調、救受（一般病棟のみ）、データ	×	×	×	×	×	△(※8)	△(※8)	×	×	×	×	×	×
緩和ケア病棟入院料	臨修、妊搬、医師、地域、離島、がん診、安全、感防、患サ、褥ハイ、救受、データ	×	×	△(※12)	×	×	△(※8)	△(※8)	×	×	×	×	×	×
精神科救急入院料	臨修、医師、地域、離島、精措、精応、精身、安全、感防、患サ、褥ハイ、精紹、データ	×	×	×	×	×	×	×	×	○	×	○	○	×
精神科急性期治療病棟入院料	臨修、妊搬、医師（※14）、地域、離島、精措、精応、精身、重アル、安全、感防、患サ、褥ハイ、精紹、データ	×	×	×	×	×	×	×	×	○	×	○	○	×

種別	入院基本料等加算（略号は表末を参照。一部、明細書への記載方法と異なります。（※1））	初診料	医学管理等	在宅医療	検査	画像診断	投薬	注射	リハビリ	精神専門療法	処置	手術・麻酔	放射線治療	病理診断
精神科救急・合併症入院料	臨修、妊搬、医師、地域、離島、精措、安全、感防、患サ、褥ハイ、精紹、データ	×	×	×	○	○	○	○	×	○	×	○	○	×
児童・思春期精神科入院医療管理料	臨修、地域、離島、強行、摂障、安全、感防、患サ、褥ハイ、救受、精受、データ	×	×	×	○	○	○	○	○	○	○	○	×	△（※9）
精神療養病棟入院料	臨修、地域、離島、精措、精移、安全、感防、患サ、精受、データ	×	×	×	○	○	△（※8）	△（※8）	×	○	○	×	×	×
認知症治療病棟入院料	臨修、地域、離島、精措、精身、安全、感防、患サ、精受、地認治、データ	×	×	×	○	○	△（※8）	△（※8）	×	○	△（※13）	×	×	×
特定一般病棟入院料	総入体、臨修、救医、超急、妊搬、在緊、録管、医師、乳・幼、難入、（準）超重症、看配、看補、地域、離島、環境、感染特、二染特、重環、小環特、無菌、放室、緩和、精リ、強行、重ア、摂障、がん診、栄サ、安全、感防、患サ、褥ハイ、ハイ妊娠、ハイ分娩、退調、新退、救紹、救受、総評、呼ケア、後使、データ	○	○	○	○	○	○	○	○	○	○	○	○	○
（地域包括ケア入院医療管理が行われた場合）	地域包括ケア病棟入院料 地域包括ケア入院医療管理料　と同じ													
（90日超の患者について、療養病棟入院基本料1の例により算定する場合）	乳・幼、（準）超重症、地域、離島、感染特、療環（※15）、重皮潰（※15）、栄サ（※16）、退調（※16）、地認援、総評、データ	○	○	○	×	△（※17）	△（※17）	△（※17）	○	○	△（※17）	○	○	×

※1　総入体：総合入院体制加算、臨修：臨床研修病院入院診療加算、救医：救急医療管理加算、超急：超急性期脳卒中加算、妊搬：妊産婦救急搬送入院加算、在緊：在宅患者緊急入院診療加算、録管：診療録管理体制加算、医師：医師事務作業補助体制加算、乳・幼：乳幼児加算・幼児加算、難入：難病等特別入院診療加算、（準）超重症：超重症児（者）・準超重症児（者）入院診療録加算、看配：看護配置加算、看補：看護補助加算、地域：地域加算、離島：離島加算、環境：療養環境加算、感染特：HIV感染者療養環境特別加算、二染特：二類感染症患者療養環境特別加算、重環：重症者等療養環境特別加算、小環：小児療養環境特別加算、療環：療養病棟療養環境加算、無菌：無菌治療室管理加算、放室：放射線治療病室管理加算、重皮潰＝重症皮膚潰瘍管理加算、緩和：緩和ケア診療加算、精措：精神科措置入院診療加算、精応：精神科応急入院施設管理加算、精移：精神科地域移行実施加算、精身：精神科新体合併症管理加算、精リ：精神科リエゾンチーム加算、強行：強行行動障害入院医療管理加算、重ア：重度アルコール依存症入院医療管理加算、摂障：摂食障害入院医療管理加算、がん診：がん診療連携拠点病院加算、栄サ：栄養サポートチーム加算、安全：医療安全対策加算、感防：感染防止対策加算、患サ：患者サポート体制充実加算、褥ハイ：褥瘡ハイリスク患者ケア加算、ハイ妊：ハイリスク妊婦管理加算、ハイ分娩：ハイリスク分娩管理加算、退調：退院調整加算、新退：新生児特定集中治療室退院調整加算、救紹：救急搬送患者地域連携紹介加算、救受：救急搬送患者地域連携受入加算、精紹：精神科救急搬送患者地域連携紹介加算、精受：精神科救急搬送患者地域連携受入加算、地認援：地域連携認知症支援加算、地認治：地域連携認知症集中治療加算、総評：総合評価加算、呼ケア：呼吸ケアチーム加算、後使：後発医薬品使用体制加算、データ：データ提出加算

※2 検体検査判断料のみ算定可
※3 点滴注射、中心静脈注射は算定不可（ただし、薬剤料については可）
※4 酸素呼入、留置カテーテル設置は算定不可（酸素・窒素は算定可）
※5 病理標本作成料は算定不可
※6 酸素吸入、インキュベーターは算定不可（酸素・窒素は算定可）
※7 酸素吸入、インキュベーター（新生児集中のみ）、留置カテーテル設置（母体・胎児集中のみ）は算定不可（酸素・窒素は算定可）
※8 除外薬剤・注射薬のみ算定可（地域包括ケア病棟入院料は除く）
　(1) 血友病を伴うHIV患者
　　イ　血友病の治療にかかわる血液凝固因子製剤および血液凝固因子抗体迂回活性複合体
　　ロ　抗ウイルス剤（後天性免疫不全症候群またはHIV感染症の効能または効果を有するもの）
　(2) B型・C型肝炎患者
　　イ　インターフェロン製剤（B型肝炎・C型肝炎の効能または効果を有するもの）
　　ロ　抗ウイルス剤（B型肝炎・C型肝炎の効能または効果を有するもの）
※9 病理診断・判断料のみ算定可
※10 地域連携診療計画退院時指導料（Ⅰ）のみ算定可
※11 所定点数が1,000点を超える処置のみ算定可
※12 退院時の在宅悪性腫瘍患者指導管理料、在宅悪性腫瘍患者共同指導管理料および在宅寝たきり患者処置指導管理料のみ算定可
※13 人工腎臓のみ算定可（認知症治療病棟入院料については入院60日以内に限る）
※14 精神科急性期治療管理料1のみ
※15 別に届出を行った場合に限る（療養病棟入院基本料1の例により算定する場合を除いて、特定一般病棟入院料では届出できない加算のため）
※16 当該医療機関に入院した日を入院初日と起算して算定する
※17 療養病棟入院基本料1の包括範囲と同じ
※18 摂食機能療法のみ算定可
※在宅医療で入院中に算定できる範囲は「在宅療養材料加算」と退院時における「在宅療養指導管理」に限られる。

6　保険診療とは

(1)　保険診療とは何か

　自由診療は患者との個別契約に基づく診療であり、医療法および医師法等の最低限のルールさえ遵守すれば、診療内容、料金に特に制限はない。これに対し、保険診療では医師が診療の必要性を認めた疾病に対し、一定のルール（健康保険法、療養担当規則等）に従って診療を行わなければならない。また健康保険診療における料金も、患者の一部負担金も、定められた金額や率で徴収することになっている。つまり、保険診療のルールに定めのない医療サービスを行う場合、それは保険診療としての取り扱いではなく、自由診療の取り扱いになることを意味する。

　保険診療は、オーソドックスな医療はカバーしているが、研究的な医療および普遍化していない医療はカバーしていない。従って、医師が医学的に必要であると思うものであっても、健康保険がカバーしている範囲に含まれない場合がある。

⇒つまり、たとえ学会等で常識となっている医療行為であっても、保険診療として承認されていなければ、健康保険の対象とはならない。

①　保険医および保険医療機関の責務

　保険医療機関において診療に従事する保険医は、省令15号（療養担当規則＝療担）の定めるところにより健康保険の診療に当たらなければならない。（健康保険法　第70条の1項　72条の2項）

②　診療契約に基づく保険診療⇒ 準委任契約：健康保険法第63条　民法第643・656条

　保険診療は「国」と「医療機関」が診療契約を締結したうえで、医療機関は国が定めた保険診療対象範囲の診療行為を、国が制定した健康保険制度に加入している国民に対して実施すること。

　　保険診療は公法上の「契約診療」　⇒　「知らなかった」は通用しない!!

　「契約診療」とは、以下のことを契約するということ。
　　　○国が制定した健康保険法等の制度に加入している国民
　　　○国が指定した保険医療機関
　　　○国が指定した保険医師による
　　　○国が定めた保険診療を受けた場合
　　　○国が定めた各種関係法令の規定を遵守しているという条件
　　　○国が定めた保険診療費
　　　○国が定めた患者自己負担金額により患者は一部負担金を保険医療機関に支払う
　　　○保険医療機関は国が定めた健康保険制度に基づいて各制度より差額の保険診療費を受け取る

(2) 保険医療機関としての届出事項

保険医療機関を運営するうえで重要な事項は、保険医療機関としての契約を行っている以上、保険医療機関としての責務を果たすこと。

○保険医療機関としての届出

すべての医療機関は原則として保険診療を管轄する行政監督庁（大阪では近畿厚生局）に保険医療機関としての届出を行っている。

⇒変更等があれば、そのつど変更届を出さなければならない。

【届出が必要な主な変更項目】
- 管理医師（院長）
- 開設者（理事長）
- 診療科目
- 診療時間
- 病床数
- 保険医　　(注)　パート医師および当直医師に注意が必要

○保険医療機関で保険診療に従事する保険医の届出（医師免許・研修医終了証）

保険医療機関ごとに保険診療を行う保険医の登録をする必要がある。

※医師の入退職時にそのつど、届出を行う必要がある。

(3) 保険診療対象外（保険給付外）の医療

① 業務上疾病（労災、地公災、国公災等）　⇒　第3部　交通事故・労災マニュアル参照
- 労災保険未加入の事業所勤務の労働災害患者であっても、保険診療給付対象にはならない。自由診療となる。
- ただし、法人の代表者であって、労災保険が適用されない場合は健康保険が適用される。
  保険給付制限等　⇒　健康保険法第55条　国民健康第56条等
- 通勤途上の事故による傷病も業務上疾病に該当する。

② 健康診断
- ただし、例外として健康診断受診中またはその結果、何らかの疾病疑いがあり、さらに精密な検査（生検等）をする場合は、その精密検査以降は保険診療給付の対象となる。

③ 予防医療

例外として次のものは認められている。
- 破傷風予防のための抗毒素、テタノブリン
- 狂犬病ワクチン
- 手術、外傷、老人、乳幼児、衰弱患者への予防的抗生物質投与
- B型肝炎母子感染防止のための乳児に対するグロブリン、ワクチン注射および検査

④ 美容医療

単なる美容整形を目的としたものは給付外であるが、次の場合は保険給付の対象となる。

(ア)治療の必要が認められるもの

単純性血管腫、尋常性疣贅、鶏眼、伝染性軟属腫、尋常性挫瘡、円形脱毛症、良性皮膚腫瘍、母斑、瘢痕性変形、口唇裂、小耳症、四肢奇形等

(イ)不快の念を与え労務に支障あるもの

顔面黒皮症、腋臭手術等

(ウ)労務、日常生活に支障あるもの

尋常性白斑、肝斑、女子顔面黒皮症、皮膚色素萎縮症、斜視等

(注)美容外科は医療賠償保険の対象外で注意が必要である。

⑤ 正常妊娠、正常出産

ただし、何らかの異常の訴えに基づき診療した結果、正常妊娠と診断した際の初診料、検査料は健康保険給付対象。

⑥ 出張診療

会社、工場等に定期的に出張し診療することは、出張診療とみなされ給付外。

⑦ 第三者行為による疾病（交通事故等）　※第3部　交通事故・労災マニュアル参照

第三者行為（交通事故等）による場合、患者が保険証を提示して保険診療を望んだ場合は、患者が「第三者行為傷病届」を保険者に提出（義務的でありこれによって保険者が請求権を得る）すれば保険診療対応可能（健康保険法第57条）。

⑧ 闘争、泥酔または不行跡による事故　（健康保険法第117条・療担第10条）

喧嘩・泥酔・著しい不行跡による事故は第三者行為届等により保険者の認定がなければ給付外。

⑨ 故意の犯罪行為または故意の事故　（昭和36年7月・保険発63号）

自殺や自殺未遂が該当するが、精神疾患等、精神異常の状態については故意とみなされず保険給付対象となる。

⑩ 少年院に入院、監獄・留置場・労役場に拘禁留置されたとき（健康保険法第118条）

⑪ 他の法令による給付　（健康保険法第55条第3項）

他の法令により国・地方自治体または公共団体の負担で療養費の支給または療養の給付がある場合（労災、公害、感染症、災害救助法、医療観察法等）。ただし、対象疾病外は健康保険診療の対象。

⑫ 療養の指示に従わない場合　（健康保険法第119条）

⑬ 詐欺その他の不正行為によって保険給付を受ける場合　（健康保険法第120条）

⑭ 保険者の行う調査等を拒否した場合　（健康保険法第121条）

(4) 保険診療の禁止事項等

① **無診察治療等の禁止**（医師法第20条、療担第12条）

「医師は自ら診察しないで、治療、処方せん、診断書等の交付を行ってはならない」

※診療録に診察に関する記載がない場合で投薬名の記載のみの場合、無診察投薬とみなされる場合があるため要注意。　※その他：注射・リハビリのみ等

② **特殊療法・研究的診療等の禁止**（療担第18条、20条）
- 診療報酬点数表に未収載の医療行為は、「その時点では安全性や有効性が広く認められておらず、患者が不利益を被る可能性もある」という理由で保険診療としては禁止されている。
- 厚生労働大臣の定めのない医療行為は、たとえ学会で常識となっていても認められない。
- 研究目的（治験を含む）で行われたものは健康保険請求できない。

③ **健康診断の禁止**（療担第12条、20条）
- 健康診断は自己負担（健康保険請求できない）。自覚症状のない状態でのスクリーニング検査等は健康診断とみなされる。

④ **濃厚・過剰診療の禁止**（療担第20条）
- 必要性が乏しいと判断される検査、効能書に記載されていない用法・用量での投薬、不必要と思われる処置や手術等は「濃厚・過剰診療」と判断され保険診療として認められない。
  ⇒レセプト審査で減点査定を行う法令根拠
- 食事摂取ができる状態では注射薬よりも内服薬が優先される。
- 単なる疲労や通院が不便などでは入院は認めない。

⑤ **特定の保険薬局への患者誘導禁止**（療担第2条の5　19条の3）

以下の項目は禁止されている。
- 特定の保険薬局への案内図を院内に掲示したり配布したりする。
- 院内にＦＡＸを設置する場合でも特定の保険薬局にだけ送信されるようにしてはいけない。
- 特定の保険薬局から金品やその他の財産上の利益を受ける（金銭・物品・便益・労務・饗応、患者一部負担金の減免等）。

⑥ **自己診療の禁止と自家診療の注意**
- 医師が自分自身に診療を行うこと（自己診療）は禁止されている。
- 自家診療（自院の職員に対する診療）は、3割を超えないように！
  ⇒健全な医療機関といえない

⑦ **保険外負担の禁止**

「実費徴収が認められるサービス」として位置づけられた療養の給付とは直接関係のない「サービス」または「物」以外の費用を患者より徴収してはならない。

ゆえに保険外負担として徴収できるかどうかの目安は、治療（看護）に直接関係するかしないか、家庭においても日常使用するものかどうかを基準に判断する。

⑧ 混合診療の禁止

「保険外併用療養費」として規定されているもの以外は、一連の診療において「保険診療」と「自由診療」を混在させてはならない。

(5) 混合診療

一連の診療行為の中で保険診療による治療中に保険外診療（自由診療）を併用することは原則として禁止されている。通常であれば健康保険が適用される診療内容にそれ以外の保険外診療が加わった場合、保険外診療分に加えて本来健康保険からの給付対象分を含めた医療費支払いの全額が患者の自己負担となる。

⇒つまり一連の診療行為の中で、保険診療と自由診療の併用は認められず、もし併用した場合、保険給付は認められず全額自由診療扱いとなるのが混合診療のルールとなる。

【例1】 保険診療治療中に、当該保険診療中疾患の治療目的で保険適用外の検査や投薬を実施した場合

⇒混合診療に該当し、他の診察料含めたすべての保険診療部分は自由診療としなければならない。

【例2】 丸山ワクチンの注射（保険未収載）を依頼され、診察料は保険診療で注射料は自費で請求した場合

⇒混合診療に該当するため、診察料を含めすべての費用を自由診療として取り扱わなければならない。

※丸山ワクチン推奨の一部の医師は、「混合診療にならないと」言う意見もあるが、厚生労働省は認めない方針である。

(注) がん患者における保険診療と自費診療（温熱療法・免疫療法など）：A医療機関で保険診療、他の施設で温熱療法を行った場合、認めるが保険医療機関が積極的関与してはならない。

《混合診療の例外》

○一連の保険診療対象疾患と関係のない診療
・患者が希望した治療に関係のない投薬（バイアグラやピル、発毛促進剤等）や検査（血液型検査等）の実施。
・保険診療と関係ない健康診断や予防接種の実施。

○健診中の病変確認により引き続き行った保険診療
例：健診で内視鏡（胃カメラ）を行い、腫瘍が確認されたため、そのまま生検や摘出術を行う

○保険外併用療養費制度（旧「特定療養費制度」）

○その他「実費徴収が認められる」と規定されたサービス

(6) 保険外併用療養費制度 （療担第5条の4　平成18年厚生労働省告示第496号）

　保険外併用療養費制度（旧「特定療養費制度」）は、国が定めた項目について、保険医療機関が届け出を行う条件のもとで、保険診療と保険外診療との併用診療が認められる制度のことである。つまり、この制度に定められた項目については、公的に混合診療が認められるという制度である。保険外併用療養費制度は「評価療養」と「選定療養」の2つに大別される。

① 実施基準

　保険外併用療養費制度による差額徴収を行うにあたっては、以下の事項を遵守しなければならない。

○地方厚生局への届出および報告

　制度を実施する場合には、実費請求する金額の設定を行い、その内容を地方厚生局への届け出が必要となる。また毎年1回（7月1日現況）、その実施状況を報告する義務がある。

○掲示義務　⇒　すべては掲示できないので医事課および各病棟に備え付ける。

　制度により実費を徴収する場合、料金およびその内容の掲示義務がある。

※消費税を含めた総額表示による掲示。ただし先進医療は消費税非課税のためその費用の額を掲示。

○説明と同意

　制度により実費を徴収しようとする場合、あらかじめ料金およびその内容に関して説明を行い、その同意を得なければならない。

○請求書（領収書）の項目明示および詳細な明細書の発行義務（平成22年4月）

　制度により実費を徴収する場合、内訳を明示した請求書（領収書）を発行（交付）しなければならない。また、詳細な明細書について原則すべて発行。

② 評価療養

　評価療養は主に将来的に保険給付対象となる可能性のある診療行為（現段階では保険収載なし）について、その対象診療行為部分の費用を全額患者負担（治験の場合は企業負担等の場合あり）、その他の一般的診療行為については保険給付として認められる制度。

≪評価療養の種類≫

○医療技術に係るもの

・先進医療（従前の「高度先進医療」含む）

※医療技術ごとに有効性・安全性が確認されたうえで国が承認したもののみ対象。平成26年4月1日時点で先進医療56項目、高度医療40項目が対象として承認されている。

※実施の場合、医療機関に求められる要件が設定され、医療機関の届出により実施可能。

○医薬品・医療機器に係るもの

・医薬品の治験に係る診療

・医療機器の治験に係る診療

・保険（薬価基準）収載前の医薬品の投与
・保険適用前の医療機器の使用等
・保険（薬価基準）収載医薬品の適用外使用

③ 選定療養

選定療養は、患者の選択と負担に委ねてもよい医療サービスとして国が定めた項目につき、「追加的サービスに係る部分」について患者に実費負担を求めることができる制度。

≪選定療養の種類≫

☆快適性・利便性に係るもの

◎特別の療養環境の提供（室料差額・差額ベッド代）
　○医療機関の開設内容ごとに制限率が設定
　○要件（1病室4床以下、6.4㎡/床以上、プライバシーの確保、個人用の私物収納・照明・小机等およびいす）
　○患者の自由な選択と同意に基づいて行う。同意確認は金額表示された文書に署名を受ける
　○徴収できない場合
　㋐同意書による同意を行っていない場合
　㋑療養上の必要により入室させる場合
　　・安静または常時監視を必要とする患者（救急患者、術後患者等）
　　・感染症に罹患するおそれのある患者
　　・集中治療が必要な患者
　　・苦痛緩和を必要とする終末期の患者
　㋒実質的に患者の選択によらず入室させた場合
　　　MRSA等の感染患者について院内感染防止のため入室させた場合

◎予約診療（予約料の徴収）
　○患者の自主的な選択に基づく予約診察の場合
　○要件
　　・予約診察の時間は、延外来診療時間の8割程度まで
　　・予約患者は予約時間から30分以上待たせないこと
　　・10分程度以上の診療時間確保に努めること
　　・医師一人につき1日おおむね40人を限度

◎時間外診察
　○緊急受診の必要がない場合（患者の自己都合）に徴収
　○時間外加算相当額を設定し徴収可能
　　※診療報酬の各種時間外加算は患者の自己都合による診察の場合（薬がなくなった、通常診察時間に来院できない等）は算定できない。

◎前歯部の材料差額

◎金属床総義歯

☆医療機関の選択に係るもの

◎200床以上の病院の未紹介患者の初診（初診時特別料金）(注)同意書は必要

○一般病床数200床以上が対象（医療法第7条第2項第5号）

○他の医療機関からの文書による紹介がない患者等について、初診に係る特別料金を徴収すること。

◎200床以上の病院の再診

○一般病床数200床以上が対象（医療法第7条第2項第5号）

○他院へ紹介する旨申し出たにもかかわらず、引き続き当院での治療を希望する場合

☆医療行為等の選択に係るもの

◎制限回数を超える医療行為（告示第2条第6号）

○医療上の必要性がほとんどないことを前提に、患者の要望と自由な選択に基づき、診療報酬上の制限回数を超えて行う場合

○対象（平成20年4月1日時点）

・腫瘍マーカー（CEA精密、AFP）の月2回目以降の実施

・リハビリの制限回数を超えた実施

・精神科デイケア等の制限回数を超えた実施

◎180日を超える入院（療担第5条の4）

○一般病棟入院基本料等を算定する保険医療機関への入院期間が180日を超える患者について、算定入院基本料の15％が保険給付外となり保険請求できない。その相当額の差額徴収を患者に対し請求を行うこと。

○ただし、難病、悪性腫瘍、人工呼吸器使用等の医療必要度が高い患者については対象外。

○同一疾病による転入院については前医療機関の入院期間も通算する。

○保険医療機関に3カ月間（悪性腫瘍、特定疾患は1カ月）以上入院歴がない場合はリセットされる。

※つまり、在宅療養または施設療養、慢性期病棟での入院が適当であるのに、患者やその家族の都合で引き続き急性期病棟で入院をしている、いわゆる社会的入院（医療必要度が低い患者の入院）患者に対してのペナルティー的な要素の実費徴収入院料のこと。

④ **特別メニュー**（平成18年3月31日　事務連絡）

患者から特別の料金の支払いを受ける特別メニューの食事を別に用意し、提供すること。患者への十分な情報提供（メニュー紹介、料金説明等）と患者の自由な選択と同意に基づいて行われる。

○複数メニュー選択：1食17円を標準（1日3回まで）
・標準食の材料と同程度の価格ではあるが、異なる材料を用いるため別途費用が掛かる場合
・患者があらかじめ決められた基本となるメニューと患者の選択により代替可能なメニューのうち、患者が後者を選択した場合に限り、追加的費用の支払いを受けることができる
○特別メニュー選択
・通常の入院時食事療養費では提供が困難な高価な材料を使用し特別な調理を行う場合

(7) 実費徴収が認められるサービス

　一部負担（選定療養費等）を除く患者負担のうち保険（医療）給付と重複する「サービス」または、「物」については、事由の如何を問わず患者から費用を徴収することは認められない。ゆえに保険外負担として徴収できるかどうかの目安は、治療（看護）に直接関係するかしないか、家庭においても日常使用するものかどうかを基準に判断する。

　厚生労働省通知「療養の給付と直接関係ないサービスの取り扱い」において、"実費徴収が認められるもの"の具体例が明記されている（図表）。

図表　保険外料金一覧表（平成17年9月1日「保医発第0901002号」）

"実費徴収が認められるもの"
⇒療養の給付とは直接関係のないサービスとして位置付けられているもの
(1) **日常生活上のサービスに係る費用**
　ア　おむつ代、尿とりパット代、腹帯代、T字帯代
　イ　病衣貸与代（手術、検査等を行う場合の病衣貸与を除く）
　ウ　テレビ代
　エ　理髪代
　オ　クリーニング代
　カ　ゲーム機、パソコン（インターネットの利用等）の貸出し
　キ　MD、CD、DVD各プレイヤーの貸出しおよびそのソフトの貸出し
　ク　患者図書館の利用料　等
(2) **公的保険給付とは関係のない文書の発行に係る費用**
　ア　証明書代
　　（例）産業医が主治医に依頼する職場復帰等に関する意見書、生命保険等に必要な診断書等の作成代等
　イ　診療録の開示手数料（閲覧、写しの交付等に係る手数料）
　ウ　外国人患者が自国の保険請求等に必要な診断書等の翻訳料等
(3) **診療報酬点数表上実費徴収が可能なものとして明記されている費用**
　ア　在宅医療に係る交通費
　イ　薬剤の容器代（ただし、原則として保険医療機関等から患者へ貸与するものとする）等
(4) **医療行為ではあるが治療中の疾病または負傷に対するものではないものに係る費用**
　ア　インフルエンザ等の予防接種
　イ　美容形成（しみとり等）
　ウ　ニコチン貼付剤の処方等

(5) その他
　ア　保険薬局における患家への調剤した医薬品の持参料
　イ　日本語を理解できない患者に対する通訳料
　ウ　他院より借りたフィルムの返却時の郵送代
　エ　院内併設プールで行うマタニティースイミングに係る費用
　オ　患者の自己利用目的によるレントゲンのコピー代等

＜内容＞
◎患者より実費で費用徴収する場合は、その料金を具体的に掲示のうえ、患者に対し、徴収に係るサービスの内容や料金等について明確かつ懇切に説明し、同意を確認のうえ徴収する必要がある。

《掲示例》
　当院では、次にあげる費用について、使用料や利用回数に応じて実費の負担をお願いしています。
　○紙おむつ代　　　　　　1枚につき　　○○○○円
　○理髪代　　　　　　　　1回につき　　○○○○円
　○インフルエンザ予防接種　1回につき　　○○○○円

・「お世話料」「介護料」「施設管理料」「雑費」等の曖昧な名目での費用徴収は認められない。
・徴収する費用については、社会的にみて妥当適切なものとすること。

≪以上、「療養の給付と直接関係ないサービスの取り扱い」より≫

※　在宅における往診、訪問診療、訪問看護等の交通費

区　分	医療保険	介護保険	参　考
往診	○	－	※1　介護保険の訪問看護、訪問リハビリは、通常のサービス実施区域内の交通費は徴収できないが、その他の地域では徴収できる。 ※2　介護保険による訪問薬剤、訪問栄養は居宅療養管理指導費により算定。
訪問診療	○	－	
訪問看護	○	×※1	
訪問リハビリ	○	×※1	
訪問薬剤	○	○※2	
訪問栄養	○	○※2	

(8) **実費徴収が認められないサービス**

　厚生労働省通知「療養の給付と直接関係ないサービスの取り扱い」にて、"実費徴収が認められないもの"の具体例が明記されている。

"実費徴収が認められないもの"
(1) 手技料等に包括されている材料やサービスに係る費用

> ア　入院環境等に係るもの
> 　　例　シーツ代、冷暖房代、電気代（ヘッドホンステレオ等を使用した際の充電に係るもの等）、清拭用タオル代、おむつの処理費用、電気アンカ・電気毛布の使用料、在宅療養者の電話診療、医療相談、血液検査等検査結果の印刷費用代等
> イ　材料に係るもの
> 　　例　衛生材料代（ガーゼ代、絆創膏代等）、おむつ交換や吸引等の処置時に使用する手袋代、手術に通常使用する材料代（縫合糸代等）、ウロバッグ代、皮膚過敏症に対するカブレ防止テープの提供、骨折や捻挫等の際に使用するサポーターや三角巾、医療機関が提供する在宅医療で使用する衛生材料等、医師の指示によるスポイト代、散剤のカプセル充填のカプセル代、一包化した場合の分包紙代およびユニパック代等
> ウ　サービスに係るもの
> 　　例　手術前の剃毛代、医療法等において設置が義務付けられている相談窓口での相談、車椅子用座布団等の消毒洗浄費用、インターネット等より取得した診療情報の提供、食事時のとろみ剤やフレーバーの費用等
> (2) **診療報酬の算定上、回数制限のある検査等を規定回数以上に行った場合の費用**
> 　　（保険外併用療養費：選定療養において費用徴収可能と規定されたものを除く）
> (3) **新薬、新医療機器、先進医療等に係る費用**
> 　ア　薬事法上の承認前の医薬品・医療機器（治験に係るものを除く）
> 　イ　適応外使用の医薬品（保険外併用療養費：評価療養を除く）
> 　ウ　保険適用となっていない治療方法（保険外併用療養費：先進医療を除く）等

　よって、上記項目内容の費用は各種手技料や入院料に包括されているため、別途実費徴収は不可。
（例）
　① 手術料に包括：ガーゼ、脱脂綿、ゴム手袋、縫合糸
　② 処置料に包括：オプサイト（創面保護材）、伸縮包帯
　③ ギプス料に包括：オルテックス
　④ 輸血料に包括：輸血セット
　⑤ ドレーン法に包括：排液バック
　⑥ 留置カテーテル設置に包括：ウロガード
　⑦ 中心静脈注射料に包括：アリメパック
　⑧ 診療情報提供料に包括：エックス線フィルムコピー代

○保険医療材料を患者に持参させ、または購入させてはならない（「特定保険医療材料の材料価格に関する留意事項について」より）。

○手術に伴う衣類の費用も手術に伴う所定点数に含まれ、患者実費徴収はできない（診療報酬点数：手術の部「通則2」）。

○処置に用いる衛生材料を患者に持参させ、または処方せんにより投与するなど患者の自己負担にすることは認められない（診療報酬点数：処置の部「通則1」）。

※「治療上効果がある」「高価な材料である」等の理由により、別に実費請求もしくは患者に購入させてから使用することは認められない。

(9) その他の重要保険診療ルール

① 請求権時効

民法により請求権時効は3年（会計法30条では2年だが民法が優先される）

※公立病院は地方自治法により時効は5年として取り扱われてきたが、2005年11月の最高裁で「市町村立病院も民間病院と同じく3年とすべき」という解釈が示された。

② 診療記録等の保存期間

項　　　　目	保　存　期　間（根拠法令）
診　療　録	診療完結の日から5年間 （医師法第24条、療養担当規則第9条）
帳簿等の保存 保険診療に係る諸帳簿	療養完結の日から3年間 （療養担当規則第9条）
診療に関する諸記録 病院日誌、各科診療日誌、処方せん、手術記録、看護記録、検査所見記録、エックス線写真、入院・外来患者数の記録	2年間（医療法施行規則第20条10号）
レントゲンフィルム	2年間（医療法施行規則） 3年間（療養担当規則） 5年間（労働安全衛生規則51条） 7年間（じん肺法第17条）

○診療完結の日とは

　　医療行為の終了した日⇒治癒や死亡、転医等により「診療の必要がなくなった日」

○保存する診療期間

　　治療継続中の患者のカルテは経過日数により廃棄することは認められない。

　　（例：20年間通院後に死亡⇒死亡時より5年間、20年分の診療録を保存する）

○保険診療に係る諸帳簿とは

　　療養の給付の担当（および保険外併用療養費に係る療養の取り扱い）に関する帳簿および書類その他の記録のこと。つまり保険診療として診療報酬請求を行うこととした実施事項はすべて対象（検査結果、エックス線フィルム、リハビリ記録等）。

○各法における諸記録の取り扱い

　　医療法では諸記録の保存期間は2年間だが、療養担当規則（保険診療）では療養完結の日（治療終了時もしくは中止時）より3年間と定められているため、保険医療機関としては療養担当規則に則り、取り扱いを行う。

○医療事故に関する時効

　　医療事故に関する時効は、最高20年であることを念頭に取り扱いを行う。

○その他
- 感染症法により「健康診断に関する記録」の保存は、健診を行ったときから5年間（予防衛生に関する法規：平成20年6月18日　法律第73号）

  ※平成19年4月1日施行：結核予防法の廃止と感染症および予防接種法へ統合ほか
  - ①病原体等の管理体制の確立
  - ②感染症分類の見直し　など
- 生活保護法に係る診療の場合も保存期間は5年間

③ 通知義務および届出義務

○保険診療に係る保険医療機関としての通知義務に事項には以下のものがある。患者がこの事項に該当する場合、保険者に通知する義務がある。

①家庭の事情等で退院できない場合

②喧嘩・泥酔等の著しい不行跡によって事故を起こした場合

③正当な理由がなく、治療上の指示に従わない場合

④詐欺等の不正な行為によって、保険診療を受けた（受けようとした）場合

◎医療機関（医師）の届出義務一覧

届出を要する事項	根拠法令	届出期間	届出先
異状死体（胎）の検案時	医師法21条	24時間以内	所轄警察署
死体解剖時に犯罪性異状を認めた場合	死体解剖保存法第11条	24時間以内	解剖地の警察署長
結核患者（2類）の入退院時	感染症法第12条	直ちに	保健所長
1・2・3・4類感染症または新型インフル等感染症または無症状病原体保有者および新感染症の疑いのある者の診断時	感染症法12条	厚生労働省令で定める場合を除き直ちに	保健所長経由知事
5類感染症の一部省令で定める患者	感染症法12条	7日以内	保健所長経由知事
食中毒者、その疑い者の診断・検案時	食品衛生法58条	24時間以内	保健所長
麻薬中毒者の診断時	麻薬および向精神薬取締法58条の2	すみやかに	知事
麻薬の滅失等の事故時	麻薬および向精神薬取締法35条	すみやかに	知事

○その他、「児童の虐待」「高齢者の虐待」「障害者の虐待」「DV」「精神保健福祉法」の防止に関する法律等、各種法令に基づく通知届出義務がある。

〈児童虐待〉　平成12年施行

◇　医師が診察において社会的弱者である児童が虐待を受けたと思われる場合、市町村、都道府県の設置する福祉事務所もしくは、児童相談所または児童委員を介して、市町村、都道府県の設置する福祉事務所に速やかに通告しなければならない。

（児童虐待の防止法等に関する法律：児童虐待5）
児童に対する虐待行為：①身体的　②性的　③ネグレクト　④心理的
　このように有形力の行使に限定されておらず、十分な食事を与えないことや放置するといったいわゆるネグレクト、暴言、拒絶といった心理的外傷行為も含むので注意が必要である。
〈DV〉　平成13年施行
◇　医師はDVの被害を受けている患者を診察した場合、直ちに捜査機関、DVセンターまたは福祉事務所に通報するように努めなければならない。なお、法律上の守秘義務はこれを適応しない。
　（DV防止法　第5条の2）
注　通報によりさらにひどいDVを受ける可能性もあり、患者の説得を最優先させるなど慎重な対応が必要である。
〈高齢者の虐待〉　平成18年施行
◇　医療機関の責務　高齢者の福祉に業務上または職務上関係ある者は、高齢者虐待を発見しやすい立場にあることを自覚し、早期発見に努めなければならない。また、高齢者虐待の防止のための啓発活動および高齢者虐待を受けた高齢者保護のための施策に協力するよう努める必要がある。
（第5条）
高齢者虐待防止法では、「高齢者」とは65歳以上の者と定義されている。（第2条1項）
　また、高齢者虐待を①養護者による虐待、②養護介護施設従事者等による虐待にわけて次のように定義している。
1．養護者による虐待：養護者とは「高齢者を現に養護するものであって養介護施設従事者以外の者」とされており、高齢者の世話をしている家族、親族、同居人等が該当する。
　　養護者による高齢者虐待とは、養護者が養護する高齢者に対して行う次の行為とされる。
　　①身体的虐待　②介護・世話の放棄　③心理的虐待　④性的虐待　⑤経済的虐待
2．養護介護施設従事者等による虐待：老人福祉法および介護保険法に規定する「養介護施設」または「養介護事業」の業務に従事する職員が行う上記①～⑤の行為である。
〈障害者の虐待〉　平成24年施行
◇　障害者の尊厳を守るため、虐待の発見者は全市町村と東京23区が設置する「虐待防止センター」へ通報すること義務とする。　平成24年10月1日「障害者虐待防止法」
虐待の定義：①身体的虐待　②性的虐待　③心理的虐待　④経済的虐待　⑤介護や世話の放棄の五つに分類。それぞれ親族ら養護者、福祉施設の職員、勤務先の上司等の使用者による虐待を対象とし、通報者が解雇などの不利益を受けないようにすることも明記している。
　ただし、学校や病院での通報は対象外で、学校は校長に病院は管理者へ防止や対応を義務付けた。
理由（意見）として
学校：（文部科学省の考え方）対象外の学校もあり体罰を禁じる学校教育法で対応すべきなど
病院：精神科の入院患者や保護者が、虐待に関し精神医療審査会に処遇改善などを申請できる規定が精神保健福祉法にあるなど

④ 施術業者の取り扱い

　はり、きゅう、あんま・マッサージ（以下「施術業者」）は主治医が保険診療による治療を行っても効果が不十分であると判断したときに、主治医の同意のもとに保険給付（療養費）扱いとなる。したがって施術業者に対する療養費同意書は、一定期間の保険診療を行った後に交付されるべきもの。(療担第17条)

○はり、きゅうの健康保険取り扱い

　医師による適当な治療手段のない慢性的な疼痛を主病とする疾患であって、医師の「同意書」があった場合、初療の日から3カ月を限度として健康保険給付の対象となる（医師の同意により、延長可）。現に医療機関で治療中の場合は不可。

【対象疾患：神経痛、リウマチ、頸腕症候群、五十肩、腰痛症、頸椎捻挫後遺症等】

○あんま・マッサージの健康保険取り扱い

　医師の医療上マッサージを必要とする症例について、同意書または診断書の交付を受けて施術されたものが対象。保険診療との併用治療は可能。

【対象疾患：筋麻痺、関節拘縮等】【対象外：単なる肩こり、腰痛、疲労、倦怠等】

○柔道整復の健康保険取り扱い

　柔道整復師法により、打撲、捻挫、脱臼、骨折の4つの外傷疾患に対する施術が健康保険として認められている。ただし、脱臼、骨折に対する施術は、医師の同意が必要となる。応急手当の場合はこの限りではないが、応急手当後の施術は医師の同意が必要。

【対象疾患：打撲、捻挫、脱臼、骨折（不全骨折含む）】

⑤ 投薬関係の留意事項

○投薬量

　療担第20条において投薬量は「予見することができる必要期間に従う」ことと定められている。⇒予見することができる必要最小量に限る扱いになっている。

○長期投与

　「長期の旅行等特殊な事情がある場合（海外渡航、年末年始、長期連休等）」の長期処方についてのルールは、あくまでも14日制限薬が14日＋特殊な事情の最低日数まで認められるだけであり、30日制限薬や90日制限薬について、制限日数を超えて投与することを認めている訳ではないことに留意する。

○返薬（未使用薬の返却）（医師法第22条）

　医師が「予見することができる必要最小量」によりいったん投与された薬剤については、病状の変化や死亡、患者の都合等により一度処方された薬剤を使用しなくても、以下の事由により返却や返金は行わない扱いになっている。

　・患者個々の病状に合わせた患者固有のものである

　・保存等の状況が不明であり、再使用が可能な品質か（有効性や安全性の）保証ができない

7 診療報酬のしくみ

(1) 診療報酬点数表の構成

① 基本診療料と特掲診療料

診療報酬点数表は、大別すると2項目に区分される。

○基本診療料

「初・再診料（外来診療料）」と「入院料」より構成される。

○特掲診療料

　　13項目（医学管理等、在宅医療、検査、画像診断、投薬、注射、リハビリテーション、精神科専門療法、処置、手術、麻酔、放射線治療、病理診断）に区分される診療行為ごとの点数。点数算定にあたっては、一般的に「基本診療料」と「特掲診療料」を合わせて算定する。各項目の診療報酬点数には、基本点数と加算点数が設定されている。

○基本点数

診療行為内容ごとに設定された点数のこと。

㋝診察料、指導料、実施料（検査、画像等）、判断料、手技料（処置、手術等）、理学療法料（リハビリ）、精神療法等、処方料等

○加算点数

　　基本点数算定時に、診療報酬点数表において条件により加算できると規定された点数のこと。原則として加算点数単独による算定はない（入院患者に対して在宅療養器材加算は認められる）。基本点数算定が条件となる。

㋝入院料加算、年齢加算、時間外実施加算、診療体制加算、医療機器使用加算、感染症加算、特定薬剤使用加算等

② 基準価格

　　保険診療の場合、診療行為実施時に使用された医薬品および医療材料は公定価格により定められ、原則保険点数により請求できる。

○薬価基準（使用薬剤の購入価格）：保険請求できる医薬品を記載したもの
○材料価格基準（特定保険医療材料およびその購入価格）：保険請求できる特定保険医療材料を記載したもの

(2) 基本診療料

　　基本診療料には、「初・再診料（外来診療料）」と「入院料」があり、原則として保険診療が行われれば算定される基礎的な点数。医師の医学管理に係る費用や看護の費用、点数表に掲げられていない簡単な診療行為の費用が含まれている。

【診療実日数】

医療保険による診療が行われた日数

・入院の場合：入院実日数のこと
・外来の場合：診療を行った日数（同一日に診療が複数回行われても1日でカウント）

※診療行為は毎日の診察毎に医師により、もしくは医師の指示により行われるものであるため、同一月内の単一の診療行為回数が診療実日数を上回ることは基本的にはない（例外あり）。

① 初・再診料（外来診療料）

〔点数コード：A、レセプトコード：初診⑪、再診⑫〕

「初・再診料」は以下の基本点数と各種加算点数（年齢加算、時間外加算等）より構成される。

〔基本点数〕

○初診料
○再診料
○外来診療料（一般病床数200床以上の医療機関における再診）
⇒一部の検査料と処置料が含まれている。

② 入院料

〔点数コード：A、レセプトコード：⑩〕

入院料は、以下の3項目により構成される。

○入院基本料（出来高算定の入院料：例外…療養病棟）
○入院基本料等加算
○特定入院料（一部の診療行為が包括されている入院料）

算定は以下のいずれかとなる。

○入院基本料＋入院基本料等加算
○特定入院料＋入院基本料等加算

(3) 特掲診療料

特掲診療料は、個々の診療行為ごとの点数が定められており、13項目によって構成されている。

① 医学管理等

★DPC：手術前および手術後医学管理料除きすべて包括対象外

〔点数コード：B、レセプトコード：⑬〕

「医学管理等」は、医師やコ・メディカル（看護師、薬剤師、管理栄養士等）の医学的管理、指導、情報提供を評価したもの。指導・医学管理料等実施料と薬剤料で構成される。

〔主な区分〕

　　○特定の疾患を対象とする医学管理等（ウイルス疾患指導、難病指導等）

　　○検体検査等の費用を包括する医学管理等（特定薬剤管理、悪性腫瘍管理等）

　　○小児に対する医学管理等（小児特定疾患管理等）

　　○退院にあたっての指導料（退院前訪問指導等）

　　○他医療機関等との連携（開放型指導、地域連携指導等）

　　○コ・メディカルが行う指導管理（薬剤管理指導、栄養食事指導等）

　　○文書による情報提供、意見書等（診療情報提供、薬剤情報提供等）

② **在宅医療**

　★DPC：包括対象外

　〔点数コード：C、レセプトコード：⑭〕

　在宅にて療養中の患者に対して、訪問して診療を行った場合や、在宅療養についての指導管理をした場合に算定する。

　〔主な区分〕

　○在宅患者診療・指導料

　　医療機関への通院が困難な者に対して、医師や看護師等が患家や居住系施設等を訪問して診療を行った場合の診療料（往診、訪問診療、訪問看護等）。

　○在宅療養指導管理料

　　来院した患者に対し（または訪問診療の際に）、在宅療養についての指導管理を行った場合に算定する（自己注射、在宅酸素、在宅人工呼吸等の指導管理料）。また、併せて在宅療養に必要な薬剤や材料を支給（または貸与）した場合は「在宅療養指導管理材料加算」「薬剤料」「特定保険医療材料」を加算する。

③ **検査**

　★DPC：「心臓・尿管・肝臓カテーテル法」等、内視鏡検査を除き包括対象

　〔点数コード：D、レセプトコード：⑥〕

　　検査は、診断（病名の決定、重症度の判定）、治療後の経過観察等において実施される。保険診療上は、必要最小限の検査を段階的に行っていくことが求められる。検査実施料、判断料、診断穿刺・検体採取料、薬剤料、特定保険医療材料料より構成される。

　〔主な区分〕

　○検体検査料

　　実施料と判断料および各種加算点数（管理加算、時間外加算、迅速加算等）から構成。下記の実施料区分毎に判断料が月1回算定できる。

　　・尿糞便等検査

　　・血液学的検査〔血液形態、出血凝固等〕

　　・生化学的検査（Ⅰ）〔血液化学〕

・生化学的検査（Ⅱ）〔内分泌、腫瘍マーカー等〕

・免疫学的検査〔免疫、感染症、肝炎ウイルス、自己抗体等〕

・微生物学的検査〔細菌、抗酸菌、微生物等〕

○生体検査料

実施料と判断料（一部検査のみ）から構成。月2回目以降実施の場合は実施点数が逓減となる項目がある。

・呼吸循環機能検査等（スパイロ、心カテ、心電図、喘息運動負荷試験等）

・超音波検査等（超音波、残尿測定、骨塩定量等）

・監視装置による諸検査（分娩監視、経皮的血ガス、呼吸心迫監視等）

・脳波検査等（脳波、終夜睡眠ポリグラフィー等）

・神経、筋検査（筋電図、神経学的検査等）

・耳鼻咽喉科学的検査（聴力、平衡機能検査等）

・眼科学的検査（眼底、眼圧、コンタクトレンズ検査等）

・皮膚科学的検査（ダーモスコピー）

・臨床心理・神経心理検査（発達検査、人格検査等）

・負荷試験等（内分泌負荷試験、糖負荷試験、皮内検査等）

・ラジオアイソトープを用いた諸検査（画像なしシンチグラム等）

・内視鏡検査（各種ファイバー検査、関節鏡等）

④ **画像診断**

★DPC：画像診断管理加算1・2および選択的動脈造影カテーテル法を除きすべて包括対象

〔点数コード：E、レセプトコード：⑦〕

画像診断は、エックス線や放射性同位元素、磁気等を用いて、身体の内部の状態を「画像」として表し診断する。撮影料、診断料、各種加算（管理加算、時間外加算、デジタル加算等）、造影剤注入手技料、薬剤料、特定保険医療材料料から構成される。

※患者が持参した他医療機関撮影のフィルムを読影した場合、撮影部位、撮影方法ごとに1連につき1回診断料を算定できる。

⇒患者持参フィルムの取り扱いについては、その撮影内容等により複数回の診断料が算定できるため、注意が必要。※CT/MRIは初診料算定時のみ

〔主な区分〕

○エックス線診断料

・単純撮影（一般撮影）

・造影剤使用撮影

・特殊撮影（パントモグラフィー、スポット撮影等）

・乳房撮影

○核医学診断料
・シンチグラム（画像あり）
・シングルホトンエミッションコンピューター断層撮影診断（SPECT）
・ポジトロン断層撮影（PET-CT）

○コンピューター断層撮影診断料
・コンピューター断層撮影料（CT）
・非放射性キセノン脳血流動体検査料
・磁気共鳴コンピューター断層撮影料（MRI）

⑤ 投薬

★DPC：無菌製剤処理料を除きすべて包括対象
ア．抗ＨＩＶ薬等一部の薬剤は出来高
イ．一部の高額薬剤の投与患者は包括評価の対象外

〔点数コード：F、レセプトコード：⑳〕

　　投薬は、病気の治療のため、医薬品（内用薬、外用薬）を患者に渡して使用させること。
　　投薬の費用は、薬剤料（薬の代金）と技術料（処方料、調剤料、調剤技術基本料等）を合わせて算定する。
　　処置や手術等の各診療行為に伴って医療者が患者に薬剤を使用した場合はそれぞれの所定点数項目の薬剤料として算定する。

〔主な区分〕

・内服薬〔レセプトコード：㉑〕
　定量を決まった時間に服用（口から飲む）
・頓服薬〔レセプトコード：㉒〕
　臨時的に症状が出たとき等に服用（口から飲む）
・外用薬〔レセプトコード：㉓〕
　内服や注射以外、主に体の外側から作用する薬

【医薬品の適応外使用に係る保険診療上の取り扱いについて】
（平成19年9月21日～平成26年2月24日付）
　有効性および安全性の確認された医薬品が薬理作用に基づき処方された場合には、診療報酬明細書の医薬品の審査に当たり、学術的に正しく、また全国統一的な対応が求められている。（中略）支払基金の「審査情報提供検討委員会」において検討が行われ、検討結果が取りまとめられ、厚生労働省にて結果が妥当である場合、関係者に周知徹底を図る。
＊支払基金のホームページ参照
例）メコバラミン（末梢性神経障害治療剤）⇒「ベル麻痺、突発性難聴、反回神経麻痺、帯状疱疹、帯状疱疹後神経痛」に対して処方した場合、審査上認める。

⑥ 注射
〔点数コード：G、レセプトコード：㉚〕

　　注射は、医師や看護師が「注射薬」を患者の血管内等に注入した場合に算定する。注射は、内用薬や外用薬の投薬では治療効果が期待できない場合、迅速に効果を得たい場合などに行われる。

　　食事摂取ができる状態では、注射薬よりも内服薬が優先される。

　　注射の費用は、薬剤料、注射手技料、各種加算（化学療法、精密持続、生物製剤、麻薬注射加算等）、特定保険医療材料により構成される。

〔主な区分〕
　・皮内、皮下・筋肉内注射〔レセプトコード：㉛〕
　・静脈内注射〔レセプトコード：㉜〕
　・その他注射〔レセプトコード：㉝〕
　　（点滴注射、中心静脈注射、動脈注射、関節腔内注射等）

⑦ リハビリテーション
〔点数コード：H、レセプトコード：㊵〕

　　リハビリテーションとは、傷病によって損なわれた身体機能を回復させることを目的として行われるさまざまな訓練の総称。

〔主な区分〕
　○疾患別リハビリテーション（心大血管、脳血管、運動器、呼吸器）
　○その他リハビリテーション（摂食機能訓練、視能訓練、難病患者リハ等）

⑧ 精神科専門療法
〔点数コード：I、レセプトコード：㊵〕

　　精神科専門療法は、精神疾患の患者に対して、対話や作業等を通じて行う療法の総称。一部項目を除き、精神科専門医により行われる。

〔主な区分〕
　○身体療法（電気痙攣療法）
　○精神療法（精神療法、精神分析療法、心身医学療法等）
　○生活療法（作業療法、デイケア等）
　○その他（精神科訪問看護、医療保護入院等診療料等）

⑨ 処置
〔点数コード：J、レセプトコード：㊵〕

　　処置とは、治療の目的で体に何らかの操作を加える行為であって、比較的繰り返して行うことが前提となるものは処置の部に、原則として１回限りのものは　手術の部に分類される。処置の費用は、処置手技料、各種加算（時間外実施加算、処置医療機器加算等）、薬剤料、特定保険医療材料料により構成される。

※処置項目に収載されていない簡易な処置は、原則として基本診療料に含まれている。

※処置料に時間外実施加算が算定できる場合

　　○初診または再診に引き続き行われた外来処置であること。

　　○所定点数が150点以上の緊急処置の場合であること。

　　○処置開始時間が患者に対し直接治療を開始した時間が時間外加算を算定できる時間帯であること（病院や医師の都合で時間外となった場合は算定不可）。

〔主な区分〕

　　○一般処置（創傷処置、ドレーン法、喀痰吸引、酸素吸入、透析等）

　　○救急処置（気管内挿管、人工呼吸、カウンターショック等）

　　○皮膚科処置（皮膚科軟膏処置、皮膚レーザー照射等）

　　○泌尿器科処置（膀胱洗浄、留置カテーテル設置等）

　　○産婦人科処置（羊水穿刺等）

　　○眼科処置（眼処置等）

　　○耳鼻咽喉科処置（超音波ネブライザー等）

　　○整形外科的処置（関節穿刺、消炎鎮痛処置等）

　　○栄養処置（鼻腔栄養等）

　　○ギプス（ギプス包帯、義肢装具採型・採寸法等）

⑩　**手術**

　☆すべての手術に文書等での「説明と同意」が必要

　〔点数コード：K、レセプトコード：㊿〕

　　　手術とは、治療の目的で体に何らかの操作を加える行為であって、比較的繰り返して行うことが前提となるものは処置の部に、原則として1回限りのものは手術の部に分類される。輸血も手術の部に含まれる。

　　　手術の費用は、手術料（輸血料）、各種加算（時間外実施加算、感染症加算、手術医療機器加算等）、薬剤料、特定保険医療材料料により構成される。

　※手術料に時間外実施加算が算定できる場合は以下のとおり。処置の場合と取り扱いが異なるため注意を要する。

　　○初診または再診から引き続き行われた緊急手術であること。入院の場合は、病状急変により休日または深夜に緊急手術を行った場合が対象。

　　○初診または再診から必要不可欠な検査等を行ったうえで引き続き手術を開始した時間が時間外実施加算に該当する時間帯であること（病院や医師の都合で時間外となった場合は算定不可）。

　　○初診または再診から手術開始時間までの間が8時間以内である場合。

⑪　**麻酔**

　〔点数コード：L、レセプトコード：㊿〕

麻酔とは、薬剤等により身体の知覚等を麻痺させ、手術等の治療を行ったり患者の痛みを取り除いたりすること。
　　　麻酔の費用は、通則による加算（時間外加算、年齢加算等）、薬剤料、特定保険医療材料料、麻酔手技料（困難・体位・低血圧・換気等の加算）により構成される。
　〔主な区分〕
　　○麻酔料（全身麻酔、脊椎麻酔、硬膜外麻酔、麻酔管理料等）
　　○神経ブロック料（神経ブロック、トリガーポイント注射等）

⑫ **放射線治療**
　〔点数コード：M、レセプトコード：⑧⓪〕
　　　放射線治療とは、各種放射線を照射して悪性腫瘍等の治療を行うこと。
　〔主な区分〕
　　○管理料（放射線治療、放射性同位元素内用療法）
　　○治療（体外照射、ガンマナイフ定位放射線、電磁波温熱、密封小線）等

⑬ **病理診断**
　〔点数コード：N、レセプトコード：⑥⓪〕
　　　病理診断は、体から採取した細胞や組織を、顕微鏡を用いて観察すること。正常な細胞や組織には見られない形態の異常により、腫瘍等の病的状態の診断をする。
　〔主な区分〕
　　○病理組織標本作成（電子顕微鏡、免疫染色、細胞診、HER2遺伝子）等
　　○病理診断料（組織、細胞診）
　　○病理判断料

(4) 基準価格、食事療養費、生活療養費

　基本診療料、特掲診療料の他に、下記項目により診療報酬が算定される。

① 薬価基準・材料価格基準（特定保険医療材料基準）

　薬価基準は、保険診療において使用できる医薬品名とその購入価格を定めたもの。
　材料価格基準（特定保険医療材料基準）は、特定保険医療材料として算定できる医療材料名とその価格を定めたもので、価格は原則として公定価格による。

② 入院時食事療養費

　入院時における食事費を定めたもの。「基本食事療養（1食につき）」、特別食加算、食堂加算により構成されている。

③ 入院時生活療養費　⇒　療養病棟入院基本料の入院基本料A～Fの算定患者等

　療養病床に入院する65歳以上の高齢者等について入院時生活療養費として「食事の提供である療養（基本食事療養：1食につき、特別食加算、食堂加算）」とは別に「温度、照明および給水に関する適切な療養環境の形成である療養（1日につき）」で構成されている。

8　レセプト請求事務　※第2部　保険診療マニュアルを参照

(1)　査定・減点とは

　　レセプト審査機関は主に以下の項目を点検することになる。
○診療内容に関する事由
　　　療養担当規則等の保険診療の各種ルールに従い適正な診療行為かどうか判断される。
　(A)　医学的に適応と認められないもの
　　　・保険診療では認められていない行為の査定
　　　　　（例：病名と診療行為の不一致　⇒　病名もれ、薬剤・検査の適応外使用）
　(B)　医学的に過剰診療、重複診療と認められるもの
　　　・医学的常識を超えた使用に対する減点査定
　　　　　（例：薬剤の用量上限超、検査の多用等）
　　　・漫然とした使用、漫然とした施行に対する査定
　　　　　（例：抗生剤等の急性期薬剤長期投与、頻回の処置や検査等）
　(C)　上記以外の医学的理由により適当と認められないもの
　(D)　告示・通知の算定要件に合致していないと認められるもの
　　　　　（例：併算定不可の点数請求、実施回数上限超え請求等）
○事務上に関するもの
　(E)　固定点数が誤っているもの
　(F)　請求点数の集計が誤っているもの
　(G)　縦計計算が誤っているもの
　(H)　その他（保険情報、姓名、性別、生年月日誤り等）

【査定の法的根拠】
　査定の法的根拠は、あいまいだが判例で「審査はその基準に合致しないと認めた場合に減点という形でその支払いを拒絶するに過ぎないものと解され、支払拒絶の意思表示によって請求権の発生、消長等に何らの変動を及ぼすものでない」とされ、最高裁もこの判決を支持している。

(2)　レセプト点検業務とは

　　レセプトは、当該患者の基本情報（保険情報含む）、当該月の診療内容を傷病名と共に記載し、合計点数を算出して提出する。この際に、明細書の記載事項に適正さを欠き、また傷病名の記載もれ等により医療機関が実施した保険診療行為について査定減点や返戻の措置が取られる等がある。そこで、請求した診療報酬が減額されないように点検作業を行い、適正なレセプトに仕上げていくことを「レセプト点検業務」という。

〈レセプト点検時の主な確認事項〉
　○傷病名と診療行為の相関関係確認
　○薬剤の使用量や診療行為の実施回数の適正確認
　○診療実日数と各診療行為回数の適正確認
　○診療報酬点数における通知・告知等による算定ルールの実施確認
　○保険情報や患者情報の確認
　○請求もれの確認等

(3) 傷病名の確認および記載での留意事項　☆品格あるレセプト作成（病名は最小限に）

傷病名と診療行為との関連確認を「薬効・薬価基準」等を参考に確認する。
⇒不備が確認されれば、担当医に傷病名を確認し追記する必要がある。

　・投薬内容や使用注射薬に対して適切な傷病名が存在しているか（院外処方内容も含む）を確認する。
　・実施検査（画像含む）に対して、その検査目的の傷病名が存在しているか。
　・手技料（処置、手術等）算定に対して、適切な傷病名が存在しているか。
　・指導料算定に対し、適切な傷病名が存在しているか。

(A)診療内容に適応する傷病名（疑い病名でも可）を記載する。
　・投薬に対する病名（適応疾患名）、診療行為に対する病名の記載がないとレセプト審査機関において、当該医療行為について「適応疾患なし」という理由で診療行為が全額減点査定を受ける可能性がある。
　※減点通知後に病名を追記しての再審査請求は認めない。

【2013年10月17日　病名もれでも再審査可能に】
「診療報酬請求書の病名もれの扱い」
　保険医療機関からの「病名もれ」を理由とする再審査請求については、症状の経過などについて保険医療機関から客観的な検査データなどに基づいた詳細な説明がなされ、病態などが確認できる場合にあっては、これを参考に再審査決定することとしている。

(B)診療録の傷病名とレセプトの傷病名は、一致していなければならない。
　・レセプト請求のために傷病名を追記、変更等行った場合、必ず診療録にもその内容を記載しなければならない。

(C)傷病名は、必要に応じ、急性・慢性の別、部位・左右の別を記載する。
　・対称器官に係る病名は必ず、左右または両側の区別をつける。それにより点数算定の方法が異なる場合がある。
　　【例】　閉塞性動脈硬化症（部位を明記）　不整脈（上室性、心室性等）
　　　　　帯状疱疹、湿疹（発症部位）　　肝炎、膵炎（急性・慢性の別）
　　　　　白内障、上腕骨々折（左右の別）

※「急性」の期間の例：胃炎（3～7日）　肝炎（1～2月）など
(D)疑い病名や症状病名、急性病名については、適宜、終了年月日とともに転帰（治癒・中止）を記載する。
・診察時に診断がつかず、疑い病名や症状病名、状態病名を記載せざるを得ない場合があるが、そのまま長期間放置することなく、診察の過程において保険適用病名（ICD-10）の確定病名に変更していくことが重要。
・急性疾患が月余に渡りそのまま継続することは、医学的に妥当とはいえないため、適宜中止や慢性疾患に病名を切り替えていく。
(E)主傷病と副傷病を区別する。
・主傷病名が保険適用病名で確定していれば、健胃消化剤や便秘薬等、主傷病よりその使用が類推される場合は病名もれがあっても認められる場合がある。
(F)病名を整理する。
・病名が多数あると、審査委員の印象も悪く、混乱させる原因にもなり、できる限り必要最小限とする。治癒している病名や、治療を行っていない病名があれば転帰を行う。
・疑い病名や状態病名が乱発するような内容であれば、むやみに病名を追記するのではなく、病状詳記により病状を説明し所見内容を記述するほうが好ましい。
(G)まとめて記載することなく、そのつど（疑いも含めて）記載する。
(H)再発や増悪は再発日または増悪日を記載する。
・再入院時に再発や増悪の病名があれば入院起算日がリセットされ、入院料算定が初回入院と同様の点数が算定できるため、十分に留意する。
(I)院外処方の投薬であっても、処方内容に対する病名を確認する。

〈傷病名記載の省略（平成14保医発0521・1）〉

① 傷病名が省略できる薬剤

「175円以下（17点以下）の薬剤の投与または使用の原因となった傷病のうち健胃消化剤、鎮咳剤などの投与または使用の原因となった傷病など、記載した傷病名から判断して、その発症が類推できる傷病については、傷病名を記載する必要はないものとすること」という通知がある。この通知により主傷病名から類推できる病名の記載は省略することは可能となる。

しかしながら実際の審査現場においては、「病名⇔薬剤」による機械的な審査が行われがちになるため、「適応外投薬」ということで減点査定となる場合もあるがこの場合は必ず再審査請求を行い、その正当性を説明することが必要となる。

※実際的には再審査請求事務が煩雑になるため、省略できる傷病名であっても記載して請求する場合が多い。

≪主傷病名から類推できる傷病名の範囲≫

消化器官用剤、下剤・浣腸剤、眠剤、解熱鎮痛消炎剤、去たん剤および鎮咳去たん剤、感冒薬等

② 病名が必須の薬剤

「ただし、強心剤、糖尿病薬などの投与または使用の原因となった傷病名についてはこの限りでない」という通知文がある。175円以下の傷病名より類推できる投薬内容であっても、必ず傷病名が必要な場合があるという内容。

≪傷病名が必ず必要な薬剤≫

血管拡張剤、血圧降下剤、副腎ホルモン剤、高脂血症用剤

(4) 使用量・実施回数の確認　注）平成23年4月よりIT審査が始まり厳しくなっている。

基準を超えて実施している場合、担当医にその必要性を確認し、コメントや症状詳記によりその理由をレセプトに記載する。

・投薬、注射内容が、1日限度用量を超えていないか、日数期間制限を越えて実施（投与）していないか。
・検査実施内容（画像診断含む）が同じ内容を月に過剰に実施していないか。
・各診療行為が診療実日数（診察日数or入院日数）を超えて算定していないか。

(5) 症状詳記と記載の留意事項　※自院の詳記マニュアルを作成する

医療は患者のためにある以上、必要な治療や必要な検査を行わなければならない。患者の病状によっては、標準的な診療行為を超えて治療にあたらなければならない場合もある。やむを得ず標準超えの診療行為を行った場合等、患者の病状等がレセプト上、理解されないと思われる場合に、病状を記載しその正当性を審査機関、保険者に伝達しないと患者のために行った診療行為が、過剰診療や濃厚診療として減点査定を受けることになる。　⇒　必要性（正当性）の説明

この症状詳記の記載内容によって診療報酬の支払い金額が大幅に変わる可能性があるため、レセプト請求業務上は非常に重要な業務となる。よって担当医と医事請求担当者との連携による最適な症状詳記の作成が、請求業務の重要な要素となる。

⇒療養担当規則に基づく「特殊療法・研究的診療等の禁止（療担：第18条、20条）」「濃厚診療・過剰診療の禁止（療担：第20条）」に該当していない、という証明を行うための症状詳記であること。医師に症状詳記を依頼する場合は、そのポイントを明確にし、必要かつ適切な記載を求める。記載内容の確認も、重要なポイントが明記されているか確認を行い、ポイントが外れている場合は、担当医と再度調整を行う必要がある。

(例)　症状詳記にある重要な病名がレセプトにはない等

【症状詳記が必要な場合】⇒　9　保険審査(5)重点審査対象レセプト参照（P.86）

・薬剤使用量、使用期間の上限を超えて薬剤を使用（処方）した場合。
・適応疾患外投与（処方）を行った場合。
・同じもしくは同系統の検査や画像診断を過剰に実施した場合。
　（複数回のセット検査実施も要注意）

・その他、傷病に対する平均的、標準的診療内容から外れている場合。
・傷病についての平均的な診療費を超え高額である場合。

【症状詳記記載の留意事項】
・審査はレセプトだけを見て行うため、第三者が診療内容およびその必要性を、症状詳記記載事項を見て理解できるように記述することを念頭に入れる。
・患者の病状や病態、治療経過を具体的に記載する。可能な限り経時的に記載する。
・単に重症ということではなく、検査値やバイタル等根拠となる客観的なデータを記載する。
　※場合によっては、画像（カメラによるものも含む）添付する。
・治療行為に対する評価や結果を、検査結果等に基づき適宜記載する。
・高額薬剤や血液製剤、特殊薬剤の多量投与等については重点的に効果的な記載をする。
・「予防のため」「保険適用はないが多数の報告がある」等は認められない。
・病状を単に詳記するのではなく、審査員が知りたいポイントのみを記載する。
　○検査回数が多い⇒多回数検査を行った理由を、検査データを用いて記載する。
　○薬剤の使用が長期にわたる⇒漫然投与ではなく、病状に応じて投与日数を加減し治療している内容を記載する。
　○１回の薬剤使用量が多い⇒常用量では治療することが困難な病態等を記載する。

9 保険審査

(1) 審査機関

- ○ 診療報酬支払基金：社会保険（協会けんぽ、組合健保、共済等）、生活保護、公費単独分等
- ○ 国保連合会：国民健康保検、後期高齢者医療制度等

(2) 審査の流れ

① 審査機関審査（一次・二次審査）

○審査支払機関によるレセプト受付：毎月10日まで
○レセプト審査：レセプト受付月の20日ごろまで
　※一次審査は、審査開始から終了前日まで審査委員が個別に審査すること。
　　二次審査は、審査最終日は審査員全員により、審査（査定・減点等）内容を"全員の合意"とすること。合同審査ともいう。
○医療機関通知：国保は受付月末ごろ、基金は受付翌月初頭ごろ
○診療報酬支払：受付月翌月の20日ごろ

② 支払基金における主な突合・縦覧点検

≪突合点検≫

区　分	チェック内容	チェック条件
医薬品チェック	適応症	適応病名がレセプトに記載されているか
	投与量	傷病名に対する投与量が妥当か
	投与日数	医薬品の投与日数が制限を超えていないか
	傷病名と医薬品の禁忌	医薬品の禁忌病名がないか
	医薬品と医薬品の併用禁忌	医薬品の中に併用禁忌、併用注意に該当するものはないか

＊点検後の審査の結果、査定がある場合

・調剤が不適当な場合は、薬局への支払額から差し引く
・処方せんが病名もれ等で不適当な場合は、医療機関への支払額から差し引く（過失相殺）

≪縦覧点検≫

区　分	チェック内容	チェック条件
算定ルールチェック	一定期間内における算定回数等の適否	3月に1回を限度として算定できる診療行為が3月に2回以上算定されていないか等
医薬品チェック	投与量および投与日数	突合に同じ
診療行為チェック	実施回数	特定の診療行為が過剰に算定されていないか
過去の審査履歴に照らしたチェック	過去の査定事例と同じ請求	前月の査定事例と同じ請求が同一患者について行われていないか
併用禁忌のチェック	医薬品と医薬品の併用禁忌	医薬品の中に併用禁忌、併用注意に該当するものはないか

○複数月にわたって同一医療機関から請求された同一の患者のレセプトをコンピューターを用いて審査を行う

○同一月に同一医療機関から請求された同一の患者の「入院」および「入院外」レセプトをコンピューターを用いて審査を行う

○当月請求されたレセプトについて、過去の請求内容を参照しながら行う

③　**保険者審査（保険者レセプト点検）**

　○審査機関からのレセプト送達　：審査機関受付月より約2カ月後

　○レセプト点検　⇒　審査会に異議申立　⇒　二次審査会　⇒　医療機関通知：審査機関受付月より約4～6カ月後

④　**異議申請**

　支払基金の減点・査定額は年間数百億であり、その大半は「再審査は面倒だ」等の理由による再審査請求権の放棄によるものである。これらは、マスコミや患者には「過剰・不正請求」と誤解される可能性もあり、曖昧にすべきでない。納得がいかない場合には電話で査定・減点の医学的根拠を照会し、その結果により再審査請求を行う。

○異議申請をするとにらまれる？

　「審査録」に再審査請求、再審査結果が記載されるが、異議申請をしないと「減点された項目を不要と認めた」ことになり、以後の審査では一律に査定される。

○効果的な異議申請

・減点された「真意」を正しく理解する。

・状態、減点された行為が医学的に必要であった根拠、実施した行為により得られた医学的効果を客観的なデータに基づき記載する。

【再審査請求の申し出期間（紳士協定）】

※38　突合・縦覧点検による1年以上前の診療内容に対する減点および異議申請の項参照

(3) 審査の概要

① 減点・査定

　適応外、過剰、不必要等の理由により減額査定したものは、「増減点連絡書」により医療機関に通知される。

⇒医療機関は審査結果に不服がある場合は再審査請求ができる。＊10日締め切り

（再審結果は、「原審どおり」または「復活」として通知される）

(注１) 特に⑲で通知される減額査定通知制度（負担金が10,000円以上）の減点には注意が必要である。⇒　患者にも通知が行き通知書持参のうえ、医療機関に返金を求められる。「減額査定により患者に（医療機関の不当利得）返還請求権が生ずることになる」　民法第703条：不当利得

(注２) 上記より、異議申請をしなければ返金が発生し、また、異議申請をした場合は結果により返金が発生しない場合もある。

①患者に意義申請の結果が判明した時点で返金することもあり得る旨を伝える。

②返金しなくて済むように担当医より十分な説明をし、理解してもらうことが重要である。

② 返戻

　レセプトの記載不備や診療内容に関する照会、保険資格の有無等により、審査機関からレセプトが戻される。

返戻の三原則

〇一概に審査決定することが困難な事例で、診療内容から判断して保険医療機関に症状詳記を求める必要があると思われる事例

〇明らかに傷病名の記載が漏れており、診療行為の大部分が査定となる事例

〇包括点数による算定事例で、算定すると出来高部分の算定が発生する事例

⇒返戻されたレセプトは確実に「再請求」することが重要。「査定」は請求額の一部が減額されるものだが、「返戻」はレセプトの全請求額が請求額から全額差引かれるため、再請求を怠るとレセプト１枚分の全額が支払われないことになる。

(4) 重点審査を受ける医療機関

　審査機関における審査は、医療機関をランク付けして行う「重点審査」を実施している。

〇ランクＡ：これまでの審査結果の実績から判断し、診療内容が医学的良識に沿っていないと判断される傾向の強い医療機関

〇ランクＢ：これまでの審査結果から、審査上留意する必要があると思われる医療機関

〇ランクＣ：審査所見上、格別問題とする点のない医療機関

　重点審査を行ううえで、以下のような傾向のある医療機関は、ランクが悪くなり、重点審査の対象となる。

○診療内容に、認められている例外を除いて、予防を目的とした傾向がある
○健康診断とみなされる請求がある
○今日的医学水準から逸脱し、研究的内容の請求がある
○レセプト1件当たりの平均点数が異常に高い
○病名、疑い病名が極端に多い
○時間外加算が際立って多い
○点数表の算定誤りが多い
○診療内容が異常に濃厚である
○毎月減点が多いにもかかわらず、診療内容の改善も再審査の請求もない
○審査委員会の改善要請を無視する
○自家診療（職員の診療）の件数が異常に多く、診療内容が過剰である

(5) 重点審査対象レセプト

① 高点数〔10万点以上〕のレセプト
  ＊ただし、手術および材料を除く
  ＊点数とは関係なく、およそ注射点数が全体の30％以上の場合⇒コメント必要
  ＊手術・材料を除き日当点が6,000点以上
② 誤請求の多い医療機関のレセプト
③ 病名と診療内容の不一致
④ 検査項目と回数が多い
⑤ 同系検査の同時実施
⑥ 画像診断のない腫瘍マーカーによるスクリーニング
⑦ 投与期間の限定がある抗精神薬投与
⑧ 条件付き薬剤の適応と期間（カルバペネム系、VCM等）
⑨ 成分輸血の適応、量、期間
⑩ 血液製剤の適応、量、期間
⑪ アルブミン製剤（低張・高張）の投与
⑫ 重症感染症に対するガンマグロブリンは15ｇ／日
⑬ 体外循環時のヘパリン以外の抗凝固剤
⑭ PET施行

(6) 不正請求

診療内容および診療報酬請求に不正または著しい不当があったことを疑うに足りる理由がある時に、監査が行われ、場合によっては行政処分が行われる。

不正請求と見なされるものは、次の種類に大別される。

① 架空請求：診療の事実がないものを診療したこととして請求すること。
② 付増請求：実際に行った診療に行っていない診療を付増して（回数や数量を水増しする）請求すること。
③ 振替請求：実際に行った診療を保険点数の高い別の診療に振替えて請求、または保険適用外の診療を保険適用項目に置き換えて請求すること。
④ 二重請求：患者がすでに自費で支払った診療についてさらに保険請求、または保険請求している内容の一部を患者に自費で請求すること。

行政処分には、「戒告」「注意」等があるが、中でも保険医療機関にとって致命的なのは「保険医療機関および保険医の指定・登録取消」である。これは「故意による不正請求」や「重大な過失による不正請求をしばしば行った場合」に指定取消の場合がある。場合によってはさらに医道審議会において「医業の停止」「医師免許の取消」の可能性もある。

医療の多くが保険診療として行われている現在、保険医療機関の指定や保険医の登録を取り消されると、医療機関の経営は成り立たなくなり、医療サービスがほとんどできなくなるので、十分に注意する必要がある。

(7) 査定率を下げるための対策　＊保険診療委員会での対策（医事課の基本）

査定率を下げるためには診療現場における保険診療の理解が重要となる。保険診療の意識を高めるには保険診療委員会等を開催し、その内容の周知および理解を深めていく活動を継続的に行っていく必要がある。

また、減点査定として連絡通知があった項目については、その内容を分析し原因を特定したうえで、その是正対策に取り組む必要がある。減点発生事由には、保険診療の認識不足以外にもシステム上の問題や運用上の問題もあるため、発生原因については十分に分析し、可能な是正は直ちに行う必要がある。

(注) 減点に対し納得がいかない場合は、積極的に異議申請を行い、その結果に基づき保険診療に反映させること。

≪診療現場および医事課における留意事項≫
① 傷病名：病名もれ・症状詳記と薬剤・検査内容等の一致
② 投　薬：薬剤に対応した病名もれの防止と適正量および期間
③ 注　射：適応に注意し適正量を適性期間
④ 検　査：ア．病名もれの防止および念のための検査は止める
　　　　　　イ．検査での疑い病名の羅列
⑤ 画　像：CT・MRI検査の適正頻度およびPETの適応遵守
⑥ 手　術：外科系複数手術「(同一視野および同一皮切)・遠隔部位」での点数算定の理解
⑦ 麻　酔：困難・肺換気などの麻酔手技の理解
⑧ 材　料：血管形成術および心カテーテル検査での手術材料・造影剤量の適正化

≪医事課における課題等≫
① 院内講習会（医師参加型：2月に1回）
② 他医療機関と情報交換／合同研究会等（6月に1回）
　　※保険診療委員会は、他医療機関もオープン参加とする。＜保険診療委員会規定＞

＊別添資料　　近畿厚生局資料（大阪府の例）　　平成25年度

平成26年度　大阪府内の保険医療機関（医科）の診療科別平均点数一覧表
(1)病院

（レセプト1件当たり）

病　院　区　分	平均点数
一般病院	50,398
精神病院	35,591
臨床研修指定病院・大学附属病院・特定機能病院	59,524

(2)診療所

(レセプト１件当たり)

診療科区分	平均点数	補正点数※ 一般	補正点数※ 後期高齢者
内科（人工透析有以外）その他	1,374	308	336
内科（人工透析有以外）在宅	1,624	308	336
内科（人工透析あり）	10,553	290	0
精神・神経科	1,480	574	568
小児科	1,028	17	436
外科	1,577	214	428
整形外科	1,497	160	334
皮膚科	698	199	198
泌尿器科	2,948	0	0
産婦人科	1,138	146	353
眼科	742	0	6
耳鼻咽喉科	920	176	193

※ 院内処方を行っている医科診療所の補正点数については、院内処方と院外処方を行っている保険医療機関の平均点数の調整を行った点数。

☆実際に選定に使われる平均点数は何月分なのかは非公開である。

☆保険診療の遵守→ただし、平均点にとらわれず萎縮した医療にならないように心掛ける。

1．集団的個別指導の選定基準
　○各区分で過去２年間に集団的個別指導、個別指導を受けた施設を除く。
　○各区分の平均点数の1.2倍以上である。
　○類型区分（診療科）ごとの平均点数が上位８％以内である。

2．指導方法
　○すべて集団講義方式
　○大阪府をブロックに分け、計３回行う

3．各医療機関へ文書による通知

4．正当な理由なく欠席するとペナルティー（個別指導等）がある場合がある
　○出席者：管理者（必ず出席）、請求事務担当者等　※管理者を含め２名まで

10　医師事務作業補助者の活用

(1) 医師事務作業補助者の定義

院内計画に基づき、診療科間の業務の実情を踏まえ、医師の事務作業を補助する専従者（以下「医師事務作業補助者」という）。

(2) 病院勤務医の負担軽減および処遇改善に対する体制（増収効果の期待）

医師の事務作業を取り除くことで、医療安全にもつながり、また専門的な医療に専念できる環境体制が整う。

（増収効果の期待）
① 医療の充実
② 医師の勤務時間の短縮
③ 医師募集時のアピール

(3) 医師事務作業補助者の主な業務内容

① 診断書の作成
② 診療録への代行入力
③ 医療の質の向上に資する事務作業
・診療に関するデータ整理
・院内がん登録時の統計・調査／
・医師の教育や臨床研修のカンファレンスのための準備作業等
④ 行政上の業務
・救急医療情報システムの入力
・感染症サーベイランス事業に係る入力等

＊今後の課題として、慢性期の医療機関でも算定が可能になることを期待する。

11　医療法第1章「総則」第1条

◇　病院幹部職員は、病院運営に必要な法文等の知識を「知らない」では通用しない。
　医療法・健康保険法・保険診療・療養担当規則・施設基準および医療に関係する民法・刑法等を理解し、遵法精神を守り、患者に安心と安全を提供するとともに病院運営に寄与することが必要不可欠である。

⑴　信頼関係および良質な医療の提供
　医療は、生命の尊重と個人の尊厳の保持を旨とし医師、看護師と医療を受ける者との信頼関係に基づき、心身の状況に応じ、良質かつ適切なものでなければならない。

⑵　説明と同意（インフォームド・コンセント）　　＊同意（自己決定権）
　㈱　手術・輸血・検査（心カテ・内視鏡・HIV）など
　　医師、看護師（中略）医療を提供するに当たり、適切な説明を行い、医療を受ける者の理解を得るように努めなければならない。

⑶　医療の安全確保
　　病院、（中略）管理者は、厚生労働省令で…医療の安全を確保する（中略）指針の策定、従業者に対する研修の実施（中略）医療の安全を確保するための措置を講じなければならない。
　　　　　　　　　　　　　　　　　　　　　　　　　　　　　　　　医療法第6条の10
　【具体的な措置】：①医療安全　②院内感染対策　③医薬品安全管理　④医療機器安全管理
　　　　　　　　　　　　　　　　　　　　　　　　　　　　　医療法施行規則第1条の11

⑷　診療報酬の入院料算定の要件が医療法の規定と異なる主な点
　【医療安全管理】
　　①　職員研修の実施計画を立案する必要がある。
　　②　職員研修は、医療機関以外の研修の受講でよい。　　　（医療法では院内研修）
　【院内感染対策】
　　①　「感染レポート」が週1回程度作成されており、当該レポートが院内感染防止対策委員会
　　　　において十分に活用される体制が取られている。
　　②　各病室への水道または速乾式手洗い液などの消毒液を設置する必要がある。
　【その他】
　　①　褥瘡対策、栄養管理体制を実施する必要がある。
　　②　日帰りなどの入院でも入院診療計画を策定する必要がある。
　　③　退院療養計画の策定についての定めはない。

12 医療行為と法的解釈

◇ 保険診療は「契約診療」 ⇒ 「知らなかった」は通用しない！（健康保険法第63条・療担第1条）
◇ 保険診療は約束に従った契約診療（公法上の契約）

各種法令と厚生労働大臣あるいは、厚生労働省が定めたもの
〈民法上の「請負契約」なのか、それとも「準委任契約」なのか ⇒ 準委任契約〉

(1) 請負契約（民法第632条）

　　請負契約：当事者の一方がある仕事を完成することを約し、相手方がその仕事の結果に対してその報酬を支払うことを約することによって、その効力を生ずる。

(2) 委任契約「準委任契約」（民法第643、656条）

　　準委任契約：委任は、当事者の一方が法律行為をすることを相手方に委託し、相手方がこれを承諾することによって、その効力を生じる。つまり、医療契約とは、行為においてベストを尽くすことを約束するものだが病気やけがを治すという結果まで保証していない。患者自身がどんなにがんばっても、医療機関がどんなに適切な医療を行っても、後遺症が残ることもあれば死亡することもある。以上から、医療契約とは、民法上の「請負契約」でなく「準委任契約」と言える。

(3) 診療契約と消費者契約

　　消費者契約法が医療の分野で適用される場面は、かなり限られている。これは、通常の保険診療においては、患者さんが窓口で診療を申し込んだ時点で、大まかに診療契約がすでに成立しているものと考えられ、さらに実施する治療法にかかる費用などは、あらかじめ公定されており、消費者（患者）に不利な診療契約を無理に結ばせるということもあり得ないからです。また、医療行為の過程で発生する事故や、いわゆるインフォームド・コンセントの不十分なども、契約が結ばれた後の問題ですので、これらに伴って損害賠償請求を受けることはあっても、基本的に消費者契約法とは関係がありません（日本医師会「医療と『消費者契約法』解説」平成12年）。

13 医療に関する法律

　医療法：病院の開設許可、医療施設の人的構成、構造設備、管理体制を定めるほか、病院の運営管理に対する監督、広告の制限、公的医療機関の役割などについて規制し、一定水準の維持向上について制定。　「医療機関が絶対に遵守しなければならない最低限度の基準」
　病院運営に携わる担当者としては、この法文は必ず熟知しておく必要がある。

14 医師法・看護師法等

◇ 医師法・看護師法等

　医療機関で医療・診療補助行為等を行う診療に協力する部門の有資格者の業務を規制する法律。
[医療行為]：医師でなければ医業をしてはならない（医師法第17条）。
○検査結果の判定のみであれば「医療行為」には属さないが、結果に基づいて患者に対する診断、投薬を行うことは「医療行為」である。

・**絶対的医療行為**：医師自ら行わなくてはならない行為（例）診断、投薬、手術等
・**相対的医療行為**：医師の指示（監視）の下で有資格者が行う行為（例）注射、処置、栄養指導等の各種指導、リハビリ等　＊今後は在宅等において、無資格者でも行える行為が増える傾向である。

〈相対的医療行為での注意例〉
（超音波エコーの例）
　臨床検査技師が医師の指示の下でエコーを実施するにあたり、医師は検査の目的や部位、疑われる疾患などを具体的に指示して精度の高い診断が得られるよう注意する必要がある（技師が所見を記載するのは問題なし）。また、技師の検査所見で明らかながんの見落としがあった場合、検査を指示した医師が免責されることはない。

〈相対的医療行為での注意例〉
（リハビリの例）
　理学療法士がリハビリ中の患者が骨折に至った場合、理学療法士は民法709条（不法行為）、病院は民法415条（債務不履行責任）または民法715条（使用者責任）に基づいて、患者に対して損害賠償を負う。具体的には骨折の治療のための医療費、慰謝料、休業損害、後遺症が残存した場合には後遺症慰謝料、後遺障害による逸失利益などの賠償責任を負う。

15 保険医療機関および療養担当規則（療担）

◇　保険医療機関において診療に従事する保険医は、厚生労働省令の定められているところにより、健康保険の診療に当たらなければならない（健康保険法第72条）。

療養担当規則および保険医の診療方針等
(1) 診療に関する照会（2条の2）
(2) 診療録等の保存（9条）
(3) 特定薬局への誘導の禁止（2条の5,19条の3）
(4) 特殊療法の禁止（18条、19条、20条）
(5) 診療の方針（20条）
(6) 診療録の記載（22条）など

16　医師の義務（保険医の診療方針等）：療担第12〜20条

(1) インフォームド・コンセント
(2) 最善の方法をもって治療を行わなければならない
(3) 医師自ら診療を行わなければならない
(4) 専門医への診療の委託
(5) 診療についての患者への報告義務

17　患者の義務：療担第5条

(1) 診療費の支払い：健康保険法第74条　国民保険法第42条
(2) 病状の告知…直近3月の入退院歴等
(3) 医師・看護師等への従順（＊現代において、このような条文を改正しないのはなぜか＝著者の疑問）
(4) 療養規則の遵守

療担第10条：療養に関する指揮に患者が従わない場合、「医療機関は全国健康保険協会または当該健康保険組合に通知する」

健康保険法第119条：保険者は患者が正当な理由なしに療養に関する指示に従わないときは、保険給付の一部を行わないことができる。

患者指導　⇒　従わない場合、保険者に通知　⇒　保険者は保険給付を制限

18　保険診療における禁止行為（一部給付制限）および不正請求・不当請求とみなされる行為

(1) 無診察治療等の禁止　　　　　　　　　　（療担第12条・医師法第20条）
(2) 濃厚（過剰）診療の禁止　　　　　　　　（療担第20条）
(3) 特殊療法・研究的診療等の禁止　　　　　（療担第18条、19条、20条）
(4) 健康診断の禁止　　　　　　　　　　　　（療担第20条）
(5) 特定の保険薬局への患者誘導の禁止　　　（療担第2条の5、19条の3）
(6) 混合診療の禁止

◎　不正請求：診療行為の実態がないにもかかわらず診療報酬を請求（架空・付増・振替）
◎　不当請求：診療録に必要な記載がないなど、算定用件を満たさない診療報酬を請求

19 無診察治療等の禁止：(医師法第20条、歯科医師法第20条、療担第12条)

　医師は、自ら診察しないで治療、もしくは診断書・処方せんを交付し、自ら出産に立ち会わないで出生証明・死産証明書を交付し、または、自ら検案しないで、検案書を交付してはならない。
　ただし、診察中の患者が受診後＊24時間以内に死亡した場合に交付する死亡診断書については、この限りではない。＊在宅等はその限りでない（図表）

図表　死亡診断書の流れ

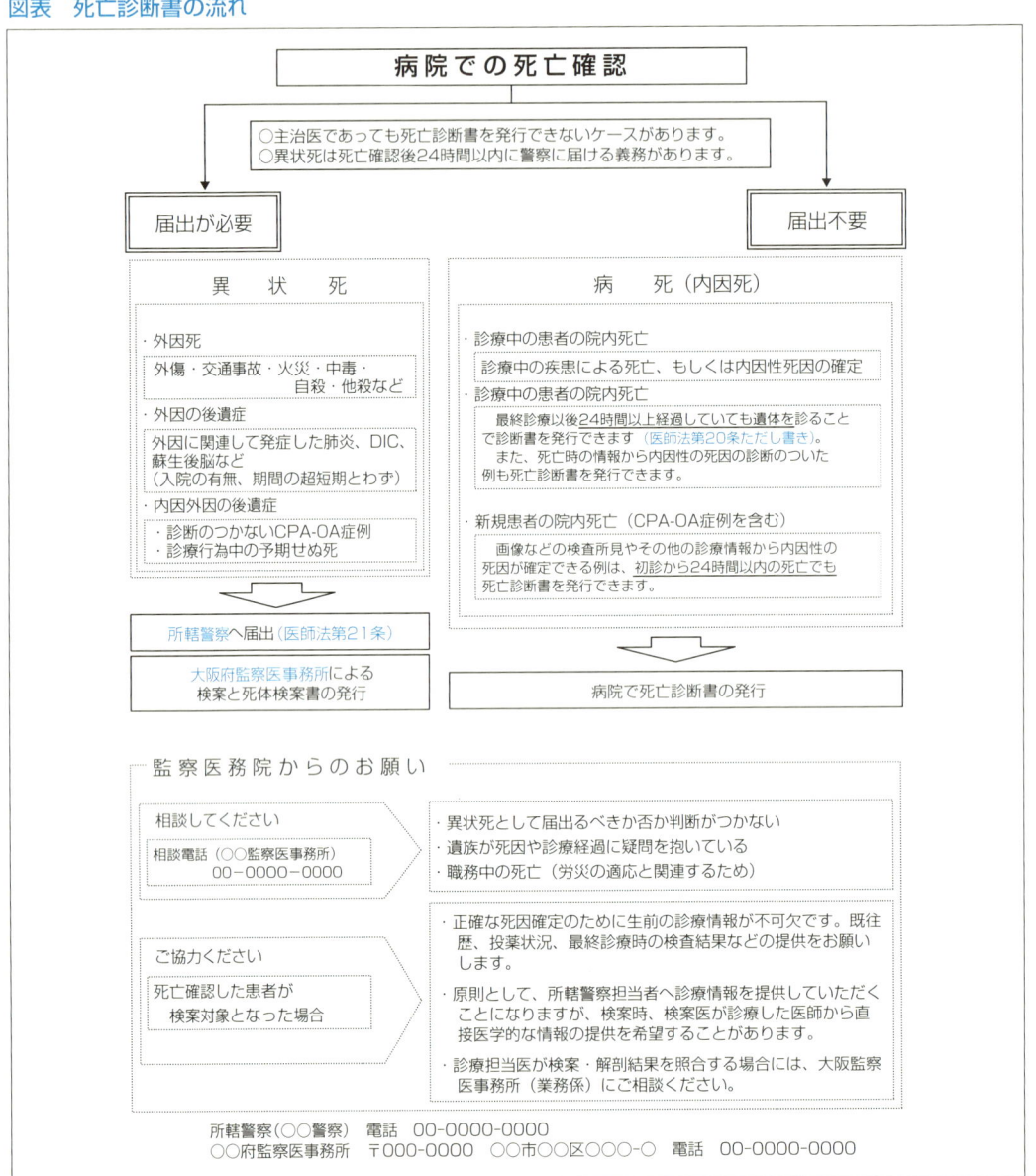

病院での死亡確認

○主治医であっても死亡診断書を発行できないケースがあります。
○異状死は死亡確認後24時間以内に警察に届ける義務があります。

届出が必要

異状死
- 外因死
  外傷・交通事故・火災・中毒・自殺・他殺など
- 外因の後遺症
  外因に関連して発症した肺炎、DIC、蘇生後脳など
  （入院の有無、期間の超短期とわず）
- 内因外因の後遺症
  ・診断のつかないCPA-OA症例
  ・診療行為中の予期せぬ死

→ 所轄警察へ届出（医師法第21条）
→ 大阪府監察医事務所による検案と死体検案書の発行

届出不要

病死（内因死）
- 診療中の患者の院内死亡
  診療中の疾患による死亡、もしくは内因性死因の確定
- 診療中の患者の院内死亡
  最終診療以後24時間以上経過していても遺体を診ることで診断書を発行できます（医師法第20条ただし書き）。
  また、死亡時の情報から内因性の死因の診断のついた例も死亡診断書を発行できます。
- 新規患者の院内死亡（CPA-OA症例を含む）
  画像などの検査所見やその他の診療情報から内因性の死因が確定できる例は、初診から24時間以内の死亡でも死亡診断書を発行できます。

→ 病院で死亡診断書の発行

監察医務院からのお願い

相談してください
相談電話（○○監察医事務所）
00-0000-0000

- 異状死として届出るべきか否か判断がつかない
- 遺族が死因や診療経過に疑問を抱いている
- 職務中の死亡（労災の適応と関連するため）

ご協力ください
死亡確認した患者が検案対象となった場合

- 正確な死因確定のために生前の診療情報が不可欠です。既往歴、投薬状況、最終診療時の検査結果などの提供をお願いします。
- 原則として、所轄警察担当者へ診療情報を提供していただくことになりますが、検案時、検案医が診療した医師から直接医学的な情報の提供を希望することがあります。
- 診療担当医が検案・解剖結果を照合する場合には、大阪監察医事務所（業務係）にご相談ください。

所轄警察（○○警察）　電話　00-0000-0000
○○府監察医事務所　〒000-0000　○○市○○区○○○-○　電話　00-0000-0000

例）診察料なし　⇒　薬のみ・注射のみ

初診および急性期の疾患に対しては、原則として直接の対面診療によること。ただし、従前の診察結果、患者の要望、家族からの報告等に基づく投薬の場合で、しかも「直接の対面診療による場合と同等でないにしてもこれに代替し得る程度の患者の心身の状況に関する有用な情報が得られる場合」には必ずしも無診察診療には当たらない。（平成9.12.24健政発1075）の「留意事項」

(1) 一般診断書の作成での注意

〈本人の訴えによる外傷での診断書記載〉

(注) 医師の診察所見やその判断を証する重要な記録であり、さまざまな権利義務の証明のため使われることを念頭に置き、その記載内容の正確性および真実性には十分な留意が必要である。

(例) 外傷で受診した患者から「○月○日某から殴打されて受傷した」との診断書作成を求められた場合の対応：医師として自分が「何をどこまで診断できるか」を考え、患者に生じた傷の状態などの診察結果、これから医学的・合理的に推測できた事情（傷が殴打で生じたものか、推測される受傷時期など）はもちろん記載して支障はない。しかし、患者の言葉および問診表の記載内容しか資料がない場合、通常医学的にはその真偽の判断（診断）はできない。このため、かかる事情の記載までが医師の義務とは言い切れない。仮に記載するなら「患者本人によれば○月○日某から殴打されて受傷したとのことである」などと医師が何をもとに記載したかを分かるように配慮すべきである。

(2) 死亡診断書と死体検案書　（「医師法第20条」昭和24年4月14日保医発385）

　ア　死亡診断書：対象＝診療継続中の病気による死亡

　　A　死亡時に立会い（あり）：作成可

　　B　死亡時に立会い（なし）

　　a　原則：死亡後改めて診察しないと作成不可

（平成24年8月31日　医政発0831第1号）

医師法第20条のただし書きの適切な運用について（通知）

　　（注1）医師が死亡の際に立ち会っておらず、生前の診察後24時間を経過した場合であっても、死亡後改めて診察を行い、生前に診療していた傷病に関連する死亡であると判定できる場合には、死亡診断書を交付することができる。

　　（注2）診療中の患者が死亡した後、改めて診察し、生前に診療していた傷病に関連する死亡であると判定できない場合には、死体の検案を行うこととなる。この場合において、死体に異状がある（ª異状死）と認められた場合には、警察署へ届け出なければならない。

　　b　例外：受診後24時間以内なら改めて診察不要で作成可

　イ　死体検案書

　　A　診療中の患者以外の者が死亡した場合

　　B　診療中の患者でも診療中の疾患と全く別の原因で死亡した場合

(3) 司法解剖、行政解剖、病理解剖の違い
　ア　**司法解剖**[b]：犯罪に関係ある死体もしくはその疑いのある死体について、死因などを究明し、刑事事件の処理をするための解剖。
　イ　**行政解剖**[c]：犯罪とは関係のない伝染病、中毒または災害により死亡した疑いのある死体およびその他死因の明らかでない死体について、その死因を明らかにするための解剖。
　＊監察医制度施行地域（東京23区、横浜市、名古屋市、大阪市、神戸市）
　　ただし、導入時は京都市、福岡市にも存在した。
　ウ　**病理解剖**：一般に行われている解剖で、病死体を対象とし、死因の解明、疾病の進行の確認、治療効果の判定などを目的として行われる。
　　(注)　死体解剖保存法第7条を根拠とし、遺族の承認が必要である。
(4) その他の解剖
　ア　食品衛生法第59条による解剖
　　食中毒による死の原因を究明するために行う解剖
　　遺族の承諾は重大な危険が予想される場合には不要（死体解剖保存法第7条）
　イ　検疫法第13条による解剖
　　感染症による死の原因を究明するために行う解剖
　　遺族と連絡が取れない場合は承諾は不要（死体解剖保存法第7条）

20　レセプトへの医師の関与

◇　適正な費用の請求の確保（療担第23条の2）
　レセプトは、医事課員が単独で作成するものでなく、誤請求・不適切な請求を未然に防ぐためにも保険医自らレセプトの点検作業等に参加し、レセプト作成に積極的にかかわる必要がある。

---

[a]異状死の定義
　① 外因死
　② 死因不明（診療継続中でない疾病による病死の場合も死因と疾病の関係が不明確なので含む）
　③ 死亡前後の状況に異常がある
　※参考：変死体とは警察用語では「犯罪との関係が不明の死体」で異状死体とニュアンスが異なる
　(注)　異状死は24時間以内に届出義務：医師法第21条
[b]司法解剖：犯罪の疑いがある場合（刑事訴訟法第129、168条）
　① 検察官、司法警察官が学識経験者に嘱託 ⇒ 鑑定嘱託書を発行
　② 裁判官による鑑定処分許可状が必要
　③ 遺族の承諾は不要（死体解剖保存法第7条）
[c]行政解剖：犯罪と無関係で原因が不明確
　① 監察医による解剖（死体解剖保存法第8条）
　　遺族の承諾は不要（死体解剖保存法第7条）
　② 承諾解剖：監察医制度がない地域で行われている
　　遺族の承諾が必要（死体解剖保存法第7条）
　③ 解剖で異状（犯罪との関連）が発覚すれば司法解剖に変わる（死体解剖保存法第11条）

〈傷病名〉
⑴ 主病名が分かるように記載（以下、入力）する。また、傷病名（疑い含む「多数あると、審査委員の印象が悪い」）、は少なくし、**品格のあるレセプトを作成する。**
⑵ **レセプトの傷病名は、診療録の傷病名と一致していなければならない。**
⑶ 転帰（治癒・中止）および疑い病名について、診察時、診断がつかず、疑い病名や症状、状態名を入力しているが、適宜、終了年月日とともに転帰（治癒・中止）を入力する。
⑷ 急性・慢性の別、部位・左右の別を入力する。
　A　急性・慢性の別：薬剤の投与期間、検査の回数等が異なる。
　B　部位・左右の別：部位および対称器官（左右または両側の区別）に係る病名は必ず入力する。＊点数算定が異なる場合が多々ある。

21　応招義務（医師法第19条）の解釈および「選定療養費」「未収金」との関係

◇　診療に従事する医師は、診察治療の求めがあった場合には、正当な事由がなければ、これを拒んではならない。
⑴　「正当な事由」に該当するもの
　ア　患者の状態に緊急性がない
　イ　医師本人の不在・病気などによる診療の不能
　ウ　自己の専門外で、専門医による診療が時間的、距離的に可能の場合　　など

〈問題点〉
このように社会通念上、妥当と認められる場合に限られる。本条文の中に診療をしなかったために生じた患者の病状の悪化や死亡についての責任、また医師はいかなる場合にも患者の診療の求めに応じなければならないなど難しい問題も含んでおり、「患者のたらい回し」の場合のように社会的に批判を受けるケースも生じる。しかしながら因果関係の立証は難しく救急医療機関の崩壊につながっていると思われる（著者）。

⑵　200床以上の初診料にかかる「選定療養費の徴収」と応招義務
200床以上の病院における紹介状なし等の初診は選定対象となる。
ただし、患者からの特別料金の徴収は患者への十分な情報提供を前提として「患者の自由な選択および特別な料金を支払うという同意に基づく」場合に限られる。　［平成18年保医発0313003］

■　支払いに同意せずに診療を求めた場合、拒否することは応招義務違反になるのか。
　平成24年6月国会での質問
■　同意を得ないで徴収していることが判明した場合は、関係機関（○○厚生局）等による指導対象と考える。なお、応招義務違反については個々の事例に即して具体的に検討する必要があり、一概にお答えすることは困難である。　平成24年7月国会での答弁

(3) 応招義務の解釈と「未収金」

■ 厚生労働省は、未払いについて、診療を拒む「正当な事由」に該当するかについては、社会通念に基づき、個々のケースに即して、診療の必要性を基本に判断すべきであり、これを理由に診療を拒むことはできないとの見解。

■ 未収金の滞納者に対しては明確な基準等を再考する時期ではないかと思う。また、医師・患者間の信頼関係破綻が明白で、診療義務を医師に課するのは信義・公平の観念から不条理を強いることであり、いかがなものか。特に、今国会での回答は現場の医療機関を困惑させるとともに未収金増加の原因になる（著者）。

(4) 未成年者（精神障害・高齢者）の患者の承諾で行える医療行為

　ア　緊急に手術が必要な未成年者の行為能力

　　15歳以上であれば、未成年者であっても十分に説明を理解することにより同意のもとで行うことは可能と考える。ただし、両親の親権に服すので、両親からも同意を取っておくほうが無難である。未成年者の法定代理人とは親権者であり、通常は両親である。　（民法第818条）

　　それゆえ、民法の原則でいえば、手術の説明は両親に対して行い、両親がそろって同意することが必要である。ただし、実際には同意書をもらう際、母親に父親の氏名を書いてもらう方法もある。

　民法第825条：父母の一方が共同の名義で行った行為は、他の一方の意思に反したときであっても、そのためにその効力が妨げられることはない。ただし、担当医師が父親の不同意を知っていた場合はこの限りでない。

　(注)　日本医師会の倫理指針：手術の同意に民法の規定が形式的に適用されるべきでない。判断能力のある未成年者については、診療内容によっては本人の同意だけでよいとする見解が有力であるが、親権者の同意が不可欠な診療内容もあるので、慎重に対応する必要がある。（平成16年）

　イ　精神障害者・高齢者および判断能力に疑いがある者

　　患者が成人で、かつ判断能力がない精神障害・高齢者の場合、あるいは患者の正常な判断能力に疑いがある場合には、両親や後見人などの法定代理人、患者の保護・世話に当り患者の利益を擁護しているしかるべき家族などに対して、病状や治療内容を説明し同意を得ておくべきである。ただし、救急救命処置を要し、患者などの同意を得ることが不可能な場合には、同意なしに手術など必要な診療を行うことも許される。(注)　日本医師会の倫理指針　（平成16年）。

同意書の記載について

　身体的理由、身内不在等の理由により、当院で行う医療行為に対する「説明と同意」において、説明ができなく、同意が得られない場合の同意書の記載は、医療法・刑法等をもとに下記のとおりとする。

1．カルテ記載事項
　① 「説明と同意」を行った日時
　② 同意書の記入が得られない理由
　③ 代筆者名

2．代筆者は説明者以外の院内職員で可
〈代筆者の優先順位〉
　① 説明者が担当主治医以外の場合、担当主治医
　② 医師事務作業補助者
　③ 院長
　④ 副院長
　⑤ 診療科部長
　⑥ 入院病棟師長
　⑦ 医事課管理職
　⑧ その他（時間外の場合）：当直または管理当直医師、管理当直看護師長
　㊟　後日、本人・身内・入所施設管理者等の同意書記入が可能な場合は必ずその時点で記載してもらう

3．参考資料：医療法・刑法より抜粋
　1）**医療法**第1章「総則」第1条の4第2項
　　医師、…看護師…医療を提供するに当たり、適切な説明を行い、医療を受ける者の理解を得るよう努めなければならない。　「説明と同意」
　2）**医療法と刑法**第7章（犯罪の不成立および刑の減免）と「説明と同意」の関係
　　＊「32　医療法と刑法」の項参照

〈医師法とカルテ記載〉
　医師法第24条：医師は診療したときは、遅滞なく診療に関する事項を診療録に記載しなければならない。（中略）完結の日から5年間これを保存しなければならない。
　医師法施行規則第23条：診療録の記載事項は次のとおりである。
　　① 診療を受けた者の住所、氏名、性別、および年齢
　　② 病名および主要症状
　　③ 治療方法（処方および処置）
　　④ 診療の年月日
　療担第8条：保険医療機関は、療担第22条の規定による診療録に療養の給付の担当に関し必要な事項を記載し、これを他の診療録と区別して整備しなければならない。

※自由診療分については原則として保険診療分と区分して、別の診療録を作成する。

療担第9条：保険医療機関は、療養の給付の担当に関する帳簿および書類その他の記録をその完結の日から3年間保存しなければならない。

22　診療録等の記録・保存に関する事項

(1)　診療録の記載義務　　　　　　　医師法第24条、歯科医師法23条、療担第22条

〈診療録の改ざん・廃棄・隠匿等の刑事責任〉

　ア　文書偽造・変造罪　　　　　　第155条・159条
　イ　虚偽公文書作成罪（公立病院等）第156条
　ウ　証拠隠滅罪　　　　　　　　　第104条　など

　㊟　訂正する場合、改ざんを疑われないように、訂正前の記載内容が分かるように修正液を使用せず、二本線で訂正前の記載を消し、訂正後の記載を記入のうえ、訂正者の氏名、日時、理由を記載すること。
　　　（「診療情報の提供等に関する指針の策定について」平成15年9月12日　医政発0912001）

(2)　診療録等の保存（療担第9条）
　ア　診療録は完結の日から5年間
　イ　他の記録は完結の日から3年間

※画像（レントゲンフィルム）について他の規則もあり
　◇　労働安全衛生規則第51条：5年間
　◇　じん肺法第17条：7年間

(3)　医療事故に関する時効
　　最高20年間であることを認識すること

23　在宅療養指導管理等における在宅患者自らが実施する行為の法的解釈

　寝たきりの状態等で家族が行う行為は、患者自身の手足としての取り扱いとなり法的には「患者本人」の行為となる。【昭和56年5月21日　医事第38号　厚生省医務局医事課長通知】
〈インスリンの自己注射の例〉
　医師が継続的なインスリン注射を必要と判断するDM患者に対し、十分な患者教育および家族教育を行ったうえで、適切な指導および管理のもと患者自身（または家族）に指示して、インスリンの自己注射をしても医師法第17条違反とならない。

24　未使用薬の返却および薬の紛失、処方せんの再発行（期限切れ）：医師法第22条

◇　処方せんの交付義務の例外として診断または、治療方法の決定してない場合の投薬、治療上必要な応急処置としての投薬など認められている。ゆえに誤診でなければ返却義務はない。
「予見することができる必要最小量の投薬」（療担第20条3）
(1)　患者個々の病状に合わせた患者固有のものであること
(2)　保存等の状況が不明であり、有効性および安全性が保証できないこと

〈薬の紛失〉
　自己責任となり、すべてが自費（診察料・処方せん料および薬）で保険適応とならない。ただし火災、地震などの天災、盗難など本人の責任でない場合は保険適応となる。

〈院外処方せんの紛失および期限切れ〉
(1)　薬剤の支給前の紛失であり、必要があって再度診療を行い、処方せんを交付した場合は、保険給付の対象である。
(2)　薬剤の支給前の紛失であっても、再度診察を行わず、処方せんの再交付のみの場合には、再発行の費用は自費である。
(3)　薬剤の支給を受けた後に薬剤を紛失した場合、処方せんの再発行費用と保険薬局での費用はすべて自費である。
㊟　自費での再交付の院外処方せん料は、紙代（10円）〜院外処方せん料○点×10円まで任意で可。なお、処方せんの再交付の場合、再交付と記載するのが望ましい。　※向精神薬など

25　備品物の破損の請求

民法第709条：責任能力があれば、器物の破損については不法行為責任を負う。
＊責任能力：違法行為によって他人に損害を与えることの意味をある程度理解できる精神的判断能力で、12〜13歳程度の判断能力とされている。
民法第713条：精神上の障害により自己の行為の責任を弁識する能力を欠く状態にある間に他人に損害を加えた者は、その賠償責任を負わない。
　主治医に判断能力の有無を確認し、判断能力があると認めた場合は請求する。ただし、主治医が判断能力なしと認めたものについても一度家族等に説明し、結果応じると回答した場合は請求してみるのも一つの方法である。
＊請求する場合：精神的疾患（一過性の術後せん妄・肝性脳症）など故意でない場合、上記にあるように民法上の問題もあり非常に難しいのが現状である。ただ退院後も在宅等で継続的に使用する物については、あらかじめ患者または家族に説明し購入してもらうのも一つの方法である。

26　領収書・保証金預かり証の紛失

領収書・保証金預かり証等紛失時の精算
(例)　第三者（拾った他人）が本人になり済まし、預かり証を精算した後に、患者が預り証を紛失したので精算してほしい。

この場合：民法第478条では「債権の準占有者に対して行った弁償は、その弁償した者が善意であり、かつ、過失がなかったときに限り、その効力を有する」（準占有者＝印鑑と預かり証を持っているなど、社会通念上債権者のように見える者）と規定しており、本来の権利者であると信じて手続きを行った場合、その返金行為は有効であり、医療機関がその本人に返金する必要はない。

27　院内での盗難：商法第593条・594条、民法第415条・709条・717条

◇　**安全配慮義務違反**（商法第593条・594条）
＊安全の配慮をすべき対象：生命・身体・財産
　ある法律関係に基づき特別な社会的接触においての当事者間において付随義務として信義則上負う義務で、民法上は、債務不履行（民法第415条）と不法行為（民法第709条・717条）との関係。
＊医療行為は、非営利目的であり、商法での[d] a 場屋営業には該当しない。よって、盗難による賠償責任を負うのは医療機関ではない。

28　院内での転倒

◇　**適切な判断をしたか否かが問題となる例**
　術後いつからトイレ歩行を可能にするかについて、実際に患者が歩行可能か否かを正確に判断することなく、クリニカルパスに従い漫然とトイレ歩行を可とした際に転倒。このような場合、患者は歩行可能であったにもかかわらず、自分のミスで転倒したのか、実際にはまだ歩行が十分にはできなかったのに、トイレ可としてしまったのかが大きな争点になることがあるので、医師は判断をしたうえで、それをカルテに記載することが重要である。

---

[d] a 場屋営業：客の来集を目的とする場所での営業（商法第594条1項）

29　宗教上の理由で輸血拒否

(1) 意思能力のある成人

待機手術等で時間的余裕がある場合、医師は患者の意思決定に他人の影響が及ばない環境で、輸血の必要性と輸血をしなかったときに生じ得る危険性について十分説明を行う必要がある。それでもなお輸血を拒否し、輸血をしないで手術を行うとの合意で行った場合、合意に反して輸血を行えば損害賠償の責任を負うこととなり（自己決定権の侵害）、逆に輸血をせずそのために患者が死亡しても、医師はその合意の存在を立証すれば、免責される可能性がある。＊免責証書に署名押印

また患者が輸血を拒否することを理由として手術という治療を拒絶する場合は、医師病院の治療拒絶には正当事由が認められ、応招義務違反に問われることはない。ただし、輸血以外に効果の期待できる代替治療法がある場合には、医師は説明し同意のうえで実施する義務があり、医師の治療方針と合致しないからといって治療拒絶が直ちに認められるものではない。

(2) 未成年者の場合

① 判断能力がある場合

未成年者でも輸血の必要性と無輸血による利害得失を理解できる能力を備える者は、独立した人格権の行使主体たり得ると考えられ、成人と同様に扱う。ただし、未成年者本人が輸血を拒否しても、未成年者の親権者である両親が輸血を希望する場合は、輸血を行う診療契約が成立すると考えられるので、本人および家族に情況を十分に説明したうえで輸血を行うべきと考える。

② 判断能力がない場合

救命のために輸血が必要であると判断される場合、未成年者は親の親権に服すので（民法第818・820条）、まずは親に輸血の同意を求めることになる。それでも親が子に対する輸血を拒否するときは、親の親権には子供の生命を危険にさらす自由までは含まれてなく親の輸血拒否は親権の乱用（民法834条）と解される。

30　医事紛争に関する法律

(1) 民事上の責任
- ア　債務不履行：（例）医師が行うべき行為をしなかった場合　　　　民法第415条
- イ　不法行為：（例）故意または過失により他人に生じた損害を賠償する責任が生ずる場合　　民法第709条

(2) 刑事および行政上の責任　⇒　業務上過失致死傷・重過失傷害　　　刑法第211条

(3) その他の知っておくべき関係法文
- ア　善良なる管理者の注意　　　　　　　　　　　　　　　　　　　　民法第400条
- イ　受任者の注意および報告義務　　　　　　　　　　　　　民法第644および645条
- ウ　使用者等の責任　　　　　　　　　　　　　　　　　　　　　　　民法第715条

31 裁判において過失判断の基準

(1) 医療水準
① 診察当時のいわゆる臨床医学の実践における [b] 医療水準をいう。
② 研修医であれ、専門医・認定医などであれ異ならない。　（同一基準による判断）
③ 医療機関の性格、所在地域などにより異なる場合がある。
④ 平均的医師が現に行っている医療慣行とは必ずしも一致しない。

(2) 過失の法的成立要件
① 注意義務違反（過失）：「過失責任の原則」
② 因果関係の有無

　医療ミスがあっても、死亡との間に「因果関係」がなければ、死亡についての責任は負いません。しかし、法律上は、「特定の事実が特定の結果発生を招来した関係を是認し得る [c] 高度の蓋然性」が「通常人が疑を差し挟まない程度に真実性の確信を持ち得る」程度まで証明された場合に、因果関係ありと判断されます。

32　医療法と刑法

　犯罪の不成立および刑の減免…緊急時における「説明と同意」

　刑法第35条「正当行為」：法令または正当な業務による行為は、罰しない。

　刑法第36条「正当防衛」：急迫不正の侵害に対して、自己または他人の権利を防衛するため、やむを得ずにした行為は、罰しない。

　刑法第37条「緊急避難」：自己または他人の生命、身体、自由または財産に対する現在の危難を避けるため、やむを得ずにした行為は、これによって生じた害が避けようとした害の程度を超えなかった場合に限り、罰しない。ただし、その程度を超えた行為は、情状により、その刑を軽減し、または免除することができる。

　刑法第38条「故意」：罪を犯す意思がない行為は、罰しない。ただし、法律に特別の規定がある場合は、この限りでない。

---

[b] 医療水準：医師の注意義務違反の規準になるのが「医療水準」である。医療機関の規模（地域性）等により異なる相対的なものであり、また実際にその知見を有していたかではなく、有することが期待されたかにより判断される。非専門分野についても、基本的な知見すら欠いてはならない。すなわち当該知見が非専門医にとって医療水準でない場合も、転医（科）または対診義務がある。
「医療水準」と「ガイドライン」の位置付け：ガイドライン記載の医学的知見は、一般的に医療水準を画するものとして重視される傾向にある。しかし、ガイドラインは医学的知見の普及度合いを示す一つの資料に過ぎず、ガイドラインが医療水準を画するわけではない。医療水準はガイドラインほか医学文献（裁判等においては臨床医の鑑定等）によって判断されるものである。
[c] 高度の蓋然性：通常人が疑を差し挟まない程度に真実性の確信を持ち得る程度、すなわち十中八九間違いないという程度である。

33　守秘義務：刑法第134条

◇　医師、看護師、助産師等は、公証人または、此等の職に在りし者故なく其業務上取り扱いたることに付き知得たる人の秘密を漏洩したるとき。

※　秘密とは、一般に知られていない事実であって患者自身が他人に知られたくないことであり、事実を公表することで客観的にみて本人が相当の不利益を有すると認められる事実。内容のいかんを問わない。

臨床検査技師等に関する法律第19条、理学療法士および作業療法士法第16条、臨床工学士法第40条、救急救命士法第40条、歯科衛生士法第13条の5

【例外】
(1)　本人の承諾がある場合
(2)　裁判所で証人として証言する場合
(3)　法令により届出の義務がある場合
(4)　患者の秘密保護による利益より第三者の利益が上回る場合等

34　公益通報者保護法　2006年4月施行

◇　組織の法令違反を内部告発した従業員を保護する法律。
　これは、内部告発者が解雇などの不利益処分を受けないように定めたもの。
(1)　適用条件の例
　告発対象の不正や犯罪が現に生じているまたは生じようとしている。ただし、過去の犯罪でその後発生する可能性がない場合などは対象外。
(2)　通報先による要件
　ア　事業者内部
　　　金品要求などの不正目的でないこと
　イ　行政機関
　　　A　金品要求などの不正目的でないこと
　　　B　客観的証拠があること
　ウ　事業者外部（メディアなど）
　　　A　金品要求などの不正目的でないこと
　　　B　客観的証拠があること
　　　C　内部通報では証拠隠滅の恐れがあること
　　　D　書面による内部通報後20日以内に調査を行う旨の通知がないこと
　　　E　人命・身体への急迫した危険があること

35　個人情報の保護と公的機関等からの問い合わせ
　　平成17年4月施行（直近の通達　平成25年3月）

◇　個人情報は、個人の人格尊重の理念の下に慎重に取り扱われる（中略）適正な取り扱いを図らなければならない。

　個人情報保護法において、本人の同意を得なくても情報提供ができる場合として「人の生命・身体・財産の保護のために必要がある場合で、本人の同意が得ることが困難なとき」と規定されている。

（院内ルールの参考事例）

　混乱を避けるために院内ルールの規定が必要だが、著者は次の要領で回答している。

Q　救急車等で搬送され、緊急処置・手術等を行っている患者の家族から電話での問い合わせがあった場合。

A　緊急処置等で本人の意思確認ができない事例に対しては、電話してきた家族の電話番号、続柄、および患者本人の生年月日など複数の確認を行った後に一旦電話を切り、再度病院から電話連絡する。その際、内容をカルテに記載し、その後、患者本人に伝える。

※患者にとって何がベストかを考えて判断する。

　例）　入通院歴・病名・薬等の問い合わせ

　他院の診療情報提供書のコピー依頼（薬・検査および画像等の結果）は、提供先医師と患者とのインフォームド・コンセント形成過程で診療情報提供書の内容が、提供先医師から患者に明らかにされることは当然のことと予測されることからも患者本人への情報開示自体は問題はないと思われる。ただし、提供先医師の患者に対する個人感情（患者の気分を害する等）、直接治療と関係ない文面があれば、提供先医療機関よりもらうべきと考える。

(1)　警察や検察官からの照会、事情聴取

　警察や検察官からの診療情報の提供の求めには、令状に基づく（強制捜査「刑事訴訟法第218条」）ものと、令状のない任意の照会（任意捜査「刑事訴訟法第197条2、刑などの執行に関する同法第507条による照会」）がある。

ア　強制捜査（裁判所が発令した令状を確認のこと）の場合には法律上の義務（強制力）があるので、本人の同意を要する例外としての「法令に基づく場合」に該当（個人情報保護法第23条①）し、これに応じてもプライバシー権の侵害にならない。

イ　任意捜査の場合には、これも「法令に基づく場合」に該当するので、照会に応じても個人情報保護法違反とはならない。しかし、強制でなく任意の協力なので無条件にてプライバシー権の侵害が免責されるわけでなく、より慎重な対応が求められる。

　　A　電話や面会による口頭の照会には原則応じないで正式な捜査関係事項照会書の送付、提出を求める。

B　急を要する場合、相手の所属官署、部署名、氏名を確認のうえ、病院より電話する。
　　C　求められた情報以外のものは提供しない。
　㊟　上記の内容と提供した情報を記録しておくことにより、照会に応じてもプライバシー権などの侵害に該当することは考え難いものと思われる。

(2)　裁判所からの文書送付嘱託・調査嘱託や弁護士法第23条の2に基づく照会

「法令に基づく場合」に該当しますが、プライバシー権の侵害を免責される意味での強制力はない。

　　ア　裁判所からの文書送付嘱託・調査嘱託の場合には、患者本人またはその相続人が訴訟当事者となっている場合を除き、患者本人またはその相続人の同意書の送付を求めてから送付または回答するほうがよい。
　　イ　弁護士法23条の2に基づく照会の場合には、申立人が患者本人またはその相続人であるときを除き、患者本人またはその相続人の同意書の送付を求めてから回答するほうがよい。

(3)　診療報酬明細書等の被保険等への開示

◇　診療報酬明細書等の被保険者への開示：【厚生労働省保険局長通知】

（平成17年3月31日保発0331009号）…一部改正：平成23年6月20日

個人情報保護法：第25条1項第1号「本人の生命（中略）権利利益を害する恐れ」がないか確認（中略）その際、（中略）主治医の判断を求めるものとする。ただし、「傷病名」「医学管理」（中略）「処置・手術」欄および症状詳記を伏せた開示を行うことについて、被保険者等の同意を得られれば、保険医療機関等に対する確認は要しない。

開示に当たって上記に基づき、保険医療機関等に対する確認を行かった場合は、開示後できるだけ速やかにその保険医療機関等に対し、その開示した旨の通知を行う。

36　民法における債権の要旨

◇　民法は個人と個人との関係を権利・義務の関係として考える。その際、現れてくる権利の中で「物権」と並んで重要なものが「債権」である。債権とは、「他人（債務者）に一定の行為を請求する権利」である。　　請求する人＝債権者　　請求される人＝債務者

37 債権の取得時効と消滅時効：民法第162条～174条の2

○ 取得時効の要旨：一定期間取得の意思をもって権利の行使をした者は、その権利を取得する。（他人の物または財産権を一定期間継続して占有または準占有する者にその権利を与える制度）
取得時効の期間（民法第162条～163条） 省略
○ 消滅時効の要旨：権利者が法律で定める一定の期間権利を行使しないと、その権利は消滅する。
○ 消滅時効の期間（民法第166条～174条の2） 1年：給与、飲食、宿泊料など、2年：弁護士などの職務に関する債権・商品の代価など、3年：医師、助産師、薬剤師、調剤に関する債権など、5年以降（省略）

(1) 診療報酬請求権の時効および起算日
　① 診療報酬請求権の時効
　　A 医療機関は3年（民法第170条1号〔3年の短期時効債権〕）、医師、助産師、または薬剤師の診療、助産または調剤に関する債権は3年、一般の債権の消滅時効は10年（民法第167条）
　　B 国公立病院は、地方自治法第225条、第236条　地方税法第1項の規定により5年とする解釈されていたが、2005年11月21日、市町村病院の診療報酬請求権の時効を争う訴訟で、最高裁において「3年とすべき」との判決がでる。
　② 時効の中断事由
　　時効の中断事由には、①請求、差押え、②仮差押えまたは仮処分、③承認がある（民法第147条）。この「①請求」とは裁判上の請求や支払督促、和解および調停の申立て、破産手続参加等のことであり（民法第149～152条）、裁判外での請求（催告）は、6カ月以内にさらにこれらの裁判の手続きをとらなければ時効中断は生じない（民法第153条）。
　　なお、他の時効中断事由と異なり「③承認」について、形式上の制限はない。債務者自身が「支払を猶予してほしい」という申込みした場合は承認となる。
　　(参考) 民事では、一定期間の経過により当然債権が消滅するのでなく、債務者の「援用」（消滅時効という制度を使うという意思表示）があって初めて債権が時効消滅する。（民法第145条）よって、時効期間が経過した後でも、消滅時効を援用して債務がなくなったと主張するか、あえてこれを援用せず自分の債務を支払うかは、債務者の意思に任されている。
　　このため、債権者の方で、「時効消滅が経過したからもはや請求できない」と決め付ける必要はなく、債務者が時効を援用しない限り支払の請求をしてよい。
　③ 診療報酬請求権の起算日
　　消滅時効の起算点は民法で「権利を行使し得るときから」（民法第166条）とされている。診療報酬は、診療月の翌月の1日、患者への一部負担金の請求は診療日の翌日、あるいは請求書を発行する場合は発行日の翌日。

ただし、保険者等の再審査請求によって減点されたレセプトに対する医療機関の再審査請求に関する時効は10年（民法第703条）であり、その起算日は、減額された診療月分にかかる診療報酬の支払いが行われた日の翌日とされる。

(2) 医療費を請求する対象者（支払義務者）

① 患者本人への請求

診療契約の当事者たる患者本人へ請求する。しかし、患者本人に対して破産手続き開始の決定がなされた場合には、破産管財人に対して破産債権の届出を行い、配当金があればそこから支払いを受けることができるが、患者に免責決定がなされると患者に支払義務がなくなり、残額については患者以外の者への請求を検討する必要がある。

② 患者以外の者への請求

A　当該診療に関する契約上の義務者

医療費について連帯保証人（保証人）と保証契約を締結していれば、保証人には支払い義務がある。

B　患者が未成年の場合の親権者である両親に対する請求

未成年者における医療機関との診療契約について、「両親が当事者である第三者のためにする契約」という考え方があり、支払義務を負うことになる。ただし、診療契約において債務不履行があった場合、患者本人が損害賠償請求の主体となるべきであるなどの配慮から、現在では医療過誤に関するほとんどの判例において、診療契約の当事者は未成年である患者自身とされている。

C　患者の配偶者に対する請求（婚姻における日常家事債務の連帯責任：民法第761条）

一般的には医療費を含むと思われるが、配偶者の一部負担金まで含むかは裁判上も明らかにされていない。

38　突合・縦覧点検による１年以上前の診療内容に対する減点および異議申請〈減点による再審査請求の申し出期間〉

　審査処理を迅速にするために【昭和60年４月　保険発第40号】の厚生省通知等により、保険医療機関および保険者はできる限り早期に行い、遅くとも６カ月以内に申し出るように合意されている。さらに、支払基金においては平成11年基金本部審査業務部長名で、都道府県支払基金幹事長宛に通知の徹底する旨の指示が行われている。また、通知等の取り扱いでは、固定点数、事務的な誤りは除かれている（紳士協定がある）。したがって、診療内容に限った減点が１年前後経ってあった場合は、この通知等を理由に保険医療機関は、積極的に異議を申し立てるべきである。

〈請求理由例〉

　審査処理を迅速にするために昭和60年４月保険発第40号の厚生省通知等および平成11年11月12日基金本部審査業務部長　堀岡俊明

　上記の理由で、１年前後経った固定点数の誤りを除く減点について、支払基金は受け付けるべきでない。（紳士協定がある）

＊国保の場合は　平成11年11月12日〜堀岡俊明を削除して同文で提出

39　減額査定通知制度および返金義務　【平成22年５月21日保発0521第４号】

　負担金が10,000円以上の査定（減額）および再審査があった場合昭和60年４月30日健康保険組合理事長宛厚生省保険局保険課長通知により、保険者より被保険者へ通知される（IT審査により今後増加傾向になると思われる）。

　患者が過払いとなっている一部負担金の返還を医療機関に請求できる。「減額査定により患者に（医療機関の不当利得の）返還請求権が生ずることになる」ゆえに患者から請求があった場合、医療機関より患者へ負担金の返還が必要。ただし、医療機関が減額等に異論があり再審査や訴訟を提起したときは、その結果が出るまでの診療報酬の額は確定しないため、直ちに返還することはない（裁判の結果に基づく民法の債権債務関係で裁判に委ねる）。

(1) **不当利得**：民法第703条の要旨：正当な理由がないのに一方が得をし、片方が損をする場合のことでこれは不公平であることから、返す義務（不当利得返還義務）があると定めている。つまり、返還請求権＝債権が発生する。

　ただし、医師が必要と判断して行った診断行為に対し、保険請求上妥当かどうかの観点から審査の結果減額されるので、一般的な不当利得とは性格が異なる（薬剤減額も薬剤は返還されない等）。また、支払いの済んだ負担金の是非まで拘束するものでないとの意見もある。

(2) 不法行為：民法第709条

病院の例：審査機関による減点等（通・保険者よりの通知）での支払い発生

不法行為の要旨：故意または過失により、他人の権利または利益を侵害して損害を与える違法な行為で、加害者は損害賠償の責任を負うことになる。債権関係で言えば、被害者の加害者に対する損害賠償請求権という債権が発生する。

治療費との関係では、治療に納得せず支払い拒否に対する請求と患者側の認識による不当行為への裁判等。

(3) 減点等の返金義務

医療行為の独自性〔裁量権〕と療養の給付になる診療行為との法的関係

【昭和61年10月17日　最高裁判例　1219号58項】

◇　下記により保険者は支払いを拒否できる。

　ア　国民健康保険：40条、36条43条１項

　イ　健康保険法：43条の９第52項の基金法１条

〈最高裁判決の具体例〉

判決では、保険医療機関が行った薬剤の使用についての診療報酬権の発生要件として、薬価基準に収載された医薬品が、その能書の「効能・効果」に従って施用ないし処方されたことが、診療報酬請求書および診療報酬明細書に記載されている必要があるとの判断を下した。

また、傷病名は、能書の効能・効果として記載されている傷病名と合致していることが原則として求められると結論づけた。

(注)　病名もれの再審査について、医療機関からの客観的な検査データ等に基づいた詳細な説明がなされ、病態等が確認できる場合であっては、これを参考に再審査決定することにしている。

＊支払基金2013年10月より（国保中央会も近く準じる予定）

〈参考意見〉

① 医療機関の請求権は診療のつど発生するもので、その請求権は審査機関の査定減点に左右されるものでない。

② 患者が窓口で支払う負担金についても、医療機関側から明らかに非を認めるもの以外、返金する義務はない。

注意：減額査定があった場合、医療機関側に患者への報告義務はなく、あくまで患者の請求に基づいて実際の返還が行われる。

（保文発第274号「健康保険組合における医療費通知の適切な実施について」）

40 モンスターペイシェント・モンスターファミリーの定義および具体例

◇ 定義：医療現場でモラルに欠けた行動をとる患者および家族

〈具体例〉
(1) 医療機関の従事者に対して、一部の不心得な自称社会的弱者がこれを悪用し理不尽な要求を押し通そうする患者（社会的依存型の個人主義）。
(2) 自己中心的で理不尽な要求、果ては暴言・暴力を繰り返す患者やその保護者等のこと（利己主義）。

〈対応する法的手段〉
(1) 不退去罪：刑法第130条
    例 入院患者の治療が終了し退院できる状態でありながら、退院を拒否し居座る。
    例 大声を出し他の患者等に迷惑をかけ退去要求に従わない場合。
(2) 脅迫罪：刑法第222条
    (注) 脅迫罪とは、相手を畏怖させること自体で成立する犯罪。
    例 医療従事者に対して身体、名誉、自由等に対して害悪する告知で職員が暴言等に対して脅迫と感じたときで、恐怖心がなくてもよい（抽象的危険犯）。
    ※具体的な暴言例…（殺す）（しばく）（どつく）（殴る）等
(3) 強要罪：刑法第223条
    例 情報伝達等が不十分で患者に迷惑をかけた場合、医療機関側の責任であるが、それに対して医師・看護師・担当者等を呼びつけ1時間以上も罵声を浴びせ土下座を強いる行為。
(4) 威力妨害罪：刑法第234条
    例 電話・ナースコール等を1日に数十回鳴らしたりし、病院の業務を著しく妨害する。
(5) 恐喝罪：刑法第236条
    例 暴力行為等で医療従事者を畏怖させて財物等を提供させた場合。

【基本対策】
    ア 一人で対応しない
    イ ボイスレコーダー
    ウ 監視カメラ
    エ 防犯ベル等の設置　など

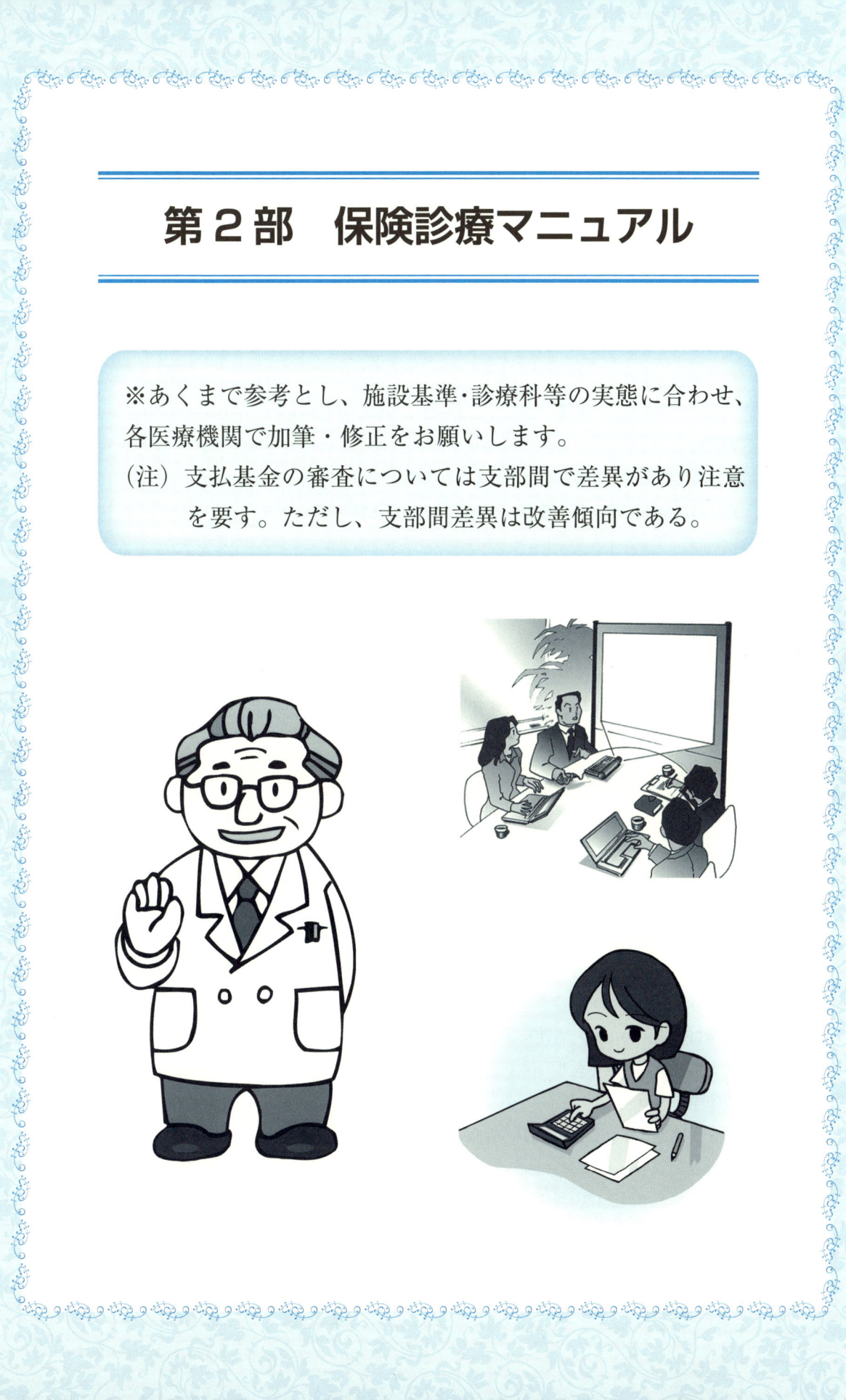

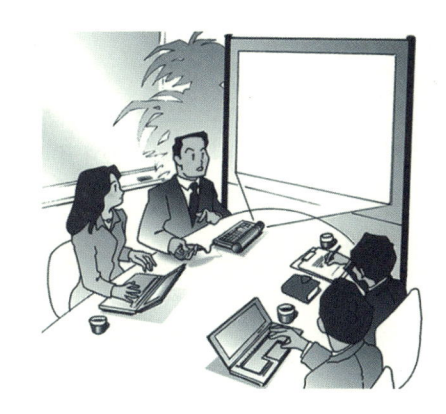

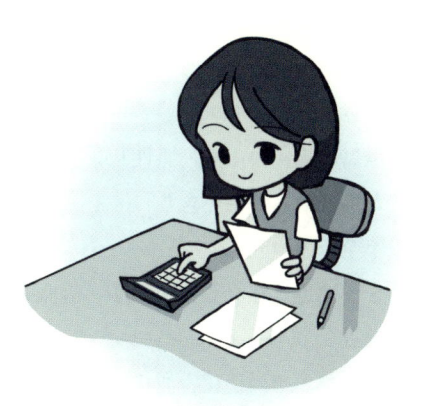

第2部　保険診療マニュアル

※あくまで参考とし、施設基準・診療科等の実態に合わせ、各医療機関で加筆・修正をお願いします。
（注）支払基金の審査については支部間で差異があり注意を要す。ただし、支部間差異は改善傾向である。

【 目 次 】

1 一般的事項 ··· 124
　保険診療とは何か ··· 124
　　(1) 担当規則の留意事項 ··· 124
　　(2) 保険診療対象外の医療 ·· 125
2 誤請求および請求もれの要因（コミュニケーションはいずこへ） ························ 125
3 病名の記載 ··· 125
4 重点的審査の対象および査定率を下げるための対策 ·· 127
5 Ａ　Ｂ　Ｃ　基本診療料等・食事・医学管理・在宅医療 ·································· 130
　基本診療料等 ··· 130
　食事 ·· 132
　医学管理・在宅医療 ··· 133
6 Ｄ　検査 ··· 141
　(1) 検査の原則 ··· 141
　(2) 腫瘍関連マーカーの保険請求上の注意点 ·· 141
　(3) 脂質の検査 ··· 142
　(4) 糖尿病に関する検査 ··· 143
　(5) 肝炎ウイルスマーカーの検査基準 ·· 143
　(6) 膠原病関連検査（自己免疫疾患） ·· 145
　(7) 甲状腺関連検査 ··· 146
　(8) 血栓性疾患と凝固・線溶系検査 ··· 146
　(9) ビタミン検査 ·· 147
　(10) 細菌学的検査 ·· 147
　(11) 抗酸菌算定マトリクス ·· 148
　(12) 悪性腫瘍組織・白血病・悪性リンパ腫関連検査 ···································· 149
　(13) 検査と関連病名（疑い含む） ··· 149
　(14) 呼吸不全時の検査 ·· 156
　(15) モニター関連（呼吸心拍・CVP・観血的動脈圧・持続的脳圧測定） ············ 156
　(16) 生体検査 ··· 157
　(17) 胸部・腹部・その他超音波検査の関係他 ··· 158
　(18) 内視鏡検査（薬剤など）・生検およびヘリコバクター・ピロリ ··················· 159
　(19) 循環器科関連 ··· 161

- ⑳　泌尿器科関連 ……………………………………………………………… 162
- ㉑　婦人科関連 ………………………………………………………………… 162
- ㉒　皮膚科における検査 ……………………………………………………… 165
- ㉓　耳鼻科における検査と病名 ……………………………………………… 165
- ㉔　眼科における検査と病名 ………………………………………………… 166
- ㉕　神経内科における検査（筋電図）……………………………………… 167

7　N　病理診断 ……………………………………………………………………… 168

8　E　画像診断 ……………………………………………………………………… 169

9　F　G　投薬と注射 ……………………………………………………………… 171
- ⑴　未使用薬の返却 …………………………………………………………… 171
- ⑵　薬剤使用時の明細書への記載事項 ……………………………………… 172
- ⑶　外来化学療法加算 ………………………………………………………… 173
- ⑷　消化管用薬（潰瘍と薬剤）：蛋白分解酵素阻害剤 …………………… 174
- ⑸　肝・胆・膵疾患と薬剤 …………………………………………………… 175
- ⑹　蛋白分解酵素阻害剤・多価酵素阻害剤（フサン・ミラクリッド・FOY）……… 176
- ⑺　循環器官用薬 ……………………………………………………………… 176
- ⑻　糖尿病用薬 ………………………………………………………………… 177
- ⑼　中枢神経用薬・その他の循環器用薬・ウロキナーゼ投与時の留意点（t-PAを含む）…… 178
- ⑽　骨粗鬆症用剤・関節機能改善薬 ………………………………………… 178
- ⑾　ビタミン剤の投与法 ……………………………………………………… 178
- ⑿　ビタミンKの適応と量 …………………………………………………… 179
- ⒀　高カロリー輸液 …………………………………………………………… 179
- ⒁　抗生物質の使用上の留意点 ……………………………………………… 179
- ⒂　意識障害改善剤（ニコリンの投与法（ヒルトニン含む））…………… 180
- ⒃　PGE1剤 …………………………………………………………………… 180
- ⒄　呼吸器官・アレルギー・代謝性用薬 …………………………………… 181
- ⒅　RA・乾癬（尋常性・関節症性・膿疱性・紅皮性）…………………… 181
- ⒆　エラスポールの適応 ……………………………………………………… 182
- ⒇　人工呼吸器使用時の薬剤投与の留意点 ………………………………… 182
- ㉑　ガンマグロブリンの使用基準 …………………………………………… 182
- ㉒　抗MRSA薬 ………………………………………………………………… 183
- ㉓　抗真菌剤 …………………………………………………………………… 183
- ㉔　抗ウイルス剤 ……………………………………………………………… 183
- ㉕　骨髄移植時の抗生剤および抗ウイルス剤の予防投与の目安 ………… 184
- ㉖　その他の特殊薬剤および漢方製剤 ……………………………………… 184

⑵⑺	抗悪性腫瘍剤の注意点 ……………………………………………………	185
⑵⑻	サイトカイン関連 …………………………………………………………	186

10　G　K　成分輸血および輸血関連 ……………………………………… 187
⑴	原則 …………………………………………………………………………	187
⑵	血液製剤使用法の改正 ……………………………………………………	187
	①赤血球（MAP）の適応 ………………………………………………	187
	②FFPの適応 ……………………………………………………………	187
	③FFPの投与量 …………………………………………………………	188
	④FFPの不適切な使用 …………………………………………………	188
	⑤アルブミン製剤の適正使用 …………………………………………	188
	⑥血小板輸血の基準 ……………………………………………………	189
	⑦輸血の指針に注意および輸血前後にする必須検査 ………………	190

11　H　リハビリテーション …………………………………………………… 190

12　J　処置 …………………………………………………………………… 191
⑴	皮膚科・形成外科関連 ……………………………………………………	192
⑵	泌尿器科および婦人科関連 ………………………………………………	192
⑶	眼科および耳鼻科関連 ……………………………………………………	194
⑷	その他の処置および救急処置関連 ………………………………………	194
⑸	鼻腔栄養と食事療養の算定の関係 ………………………………………	195
⑹	整形外科関連 ………………………………………………………………	195

13　K　手術 …………………………………………………………………… 195
⑴	原則 …………………………………………………………………………	195
⑵	手術の時間外・休日・深夜加算 …………………………………………	196
⑶	同一手術野または同一病巣の算定方法および考え方 …………………	196
⑷	手術料 ………………………………………………………………………	197
	①　皮膚・皮下組織 ………………………………………………………	197
	②　筋・骨格系・四肢・体幹 ……………………………………………	198
	③　神経系・頭蓋 …………………………………………………………	199
	④　眼科・耳鼻科 …………………………………………………………	199
	⑤　乳房・胸部（肺） ……………………………………………………	200
	⑥　心臓・血管 ……………………………………………………………	200
	⑦　消化管 …………………………………………………………………	202
	⑧　胆・肝・膵 ……………………………………………………………	204
	⑨　尿路・性器系 …………………………………………………………	204

14　L　麻酔 ………………………………………………………………………………… 205
　(1)　原則 ……………………………………………………………………………… 205
　(2)　麻酔薬 …………………………………………………………………………… 206
　(3)　低体温麻酔 ……………………………………………………………………… 207
　(4)　低体温療法 ……………………………………………………………………… 207
　(5)　低血圧麻酔 ……………………………………………………………………… 207
　(6)　麻酔料 …………………………………………………………………………… 207
　(7)　全麻時の終末呼気CO_2濃度測定の記載場所 ………………………………… 207
15　I　精神科関連 ……………………………………………………………………… 207

1 一般的事項

◎ 保険診療とは何か…契約診療である（レセプト審査請求の時効は３年）

　健康保険法等は、オーソドックスな医療はカバーしていますが、研究的な医療および普遍化してない医療はカバーしていません。したがって、各医師が医学的に必要であると思うものであっても、健康保険がカバーしている範囲に含まれてない場合もあります。

保険医および保険医療機関の責務　⇒　保険医療機関において診療に従事する保険医は、省令（療養担当規則＝療担）の定めるところにより健康保険の診療にあたらなければならない。（健康保険法第70条第１項　第72条１項）

医療契約とは、民法上の「請負契約」なのか、それとも「準委任契約」なのかという点　⇒　準委任契約である…※第１部　医療法規マニュアル「12　医療行為と法的解釈」を参照

≪医事課へのワンポイント≫

> 難解な診療報酬点数表を読み解くにあたり、点数表の基本的な「構成、約束事、用語の意味、実例」が理解できれば、全体の７割強が理解できると思われる。
> ①　基本的な約束事：「注」の原則、加算・逓減・逓増および「所定点数」の原則
> ②　用語の意味：「法律～通知～事務連絡」「区分」「１日につき」「歴週」「歴月」「一連」など

保険医療機関を取り巻く法令等

```
              ＜医療法規＞
              医療法、医師法など
                    ↓
              保険医療機関
                保険医
              ↗         ↖
   ＜基本原則＞           ＜診療報酬＞
   保険医療機関および       診療報酬点数表
   保険医療養担当規則
```

(1) **担当規則の留意事項**…【医療法　健康保険法　療養担当規則　診療報酬点数表等】

●特殊療法・研究的診療等の禁止。（療担第18条　20条）　※治験および先進医療は除く
・厚生労働大臣（以下、大臣）の定めのない医療行為はたとえ学会で常識となっていても認めない。
・診療報酬点数表に未収載の医療行為は、その時点では安全性や有効性が広く認められておらず、患者が不利益を被る可能性があるという理由で保険診療として認められない。

●健康診断の禁止（療担第12条　20条）。
・健康診断は自己負担。自覚症状のない状態でのスクリーニング検査等は禁止。

- 食事摂取ができる状態では注射薬よりも内服薬が優先される。
- 単なる疲労や通院不便などでは入院は認めない。

(2) 保険診療対象外（保険給付外）の医療

＊第1部　医療法規マニュアル　6　保険診療とは（3）参照

2　誤請求および請求もれの要因　（コミュニケーションはいずこへ）

　システム（電子カルテなど）の導入により医事課（会計担当者等）が診療現場で業務をする機会が激減した。その結果、診療現場で医療者と医事課とのコミュニケーションが減り、請求に関する会話も激減し誤請求や請求もれにつながっている。これらの問題を改善するためには、保険診療委員会を中心に医師・看護師・医事課などの円滑なコミュニケーションが重要である。

また「システムを入れたから安心」と、システム導入により「請求もれが削減できる」という安易なシステムへの過信による漏れ。システムとはあくまでも人間が構築するもので、システムを構築する者が請求業務をすべて理解しているとは限らない。システムは、その病院の特性を理解し、請求事務に精通した医事課職員がSEとともに構築、検証を行わないと、誰もエラーに気付かず、請求もれが常態化してしまう。

◎保険請求業務の課題

大病院になればなるほど医事業務の細分化が進み、全体業務を把握できる職員が育たない。
- 医事課担当者（職員）の力量が低下
  ・電算化により自動算定に頼ってしまう。
  ・カルテを見る、および実際の診療現場に立ち会う機会が少ない。
  ・算定根拠の指導および減点事由等を説明できない。
  　（先輩から教えてもらった、以前から算定しているから等）
- 医師に質問できる体制づくり
- 派遣および委託社員に対し指導できる体制づくり

3　病名の記載

＊第1部　医療法規マニュアル　8　レセプト請求業務（3）参照

★各科とも病名は最小限にし品格あるレセプト作成を心がける

★○○癌病名の術後の転帰　膀胱癌　26年8月1日　初診年月日　　手術日　26年8月7日
　例）膀胱癌　　26年8月1日　　中止（26年8月7日）
　　　膀胱癌術後　26年8月7日　（開始日）　＊泌尿器科は特に厳しい

★低薬価薬剤（175円以下）と病名の記載
・強心剤、糖尿病薬、血管拡張薬剤、血圧降下剤、副腎ホルモン剤、脂質異常症以外の薬剤は傷病名の記載がなくても審査上は問題がない。ただし、「医科点数表の解釈」および「日本医薬品集」等の薬事法上の規定が優先する。
＊第1部　医療法規マニュアル　8　レセプト請求業務（3）参照
●病名の記載および転帰に注意。　＊DPC／病名は、翌日までに！
例1　急性、慢性、増悪等を記載すること
＊「救急医療管理加算」を算定する場合の重症度判定の参考になり、DPCにおいては緊急入院も同じ

「急性」の期間の例：急性胃炎（3〜7日）　急性肝炎（1〜2カ月）
　　　　　　　　　　急性心筋梗塞（3日）　＊4日以降30日は「亜急性」

＊「急性」の期間は疾患により異なるが、DPC14桁分類の入院期間Ⅰ、Ⅱと同じ期間と考える。

「急性、慢性」の例：腎盂炎　⇒　急性腎盂炎　慢性腎盂炎
　　　　　　　　：心不全　⇒　急性心不全　慢性心不全

例2　挫創、切創、擦過創　⇒　部位（左右）を明記のこと
例3　アテローム（＝粉瘤）等で手術算定時は部位（大きさ）等　⇒　手術点数が異なる場合がある
例4　同じ（≒）病名等の整理
　①　学会での統一：高脂血症・高Ch血症・高TG血症　⇒　脂質異常症で可
　②　症状の悪化：高尿酸血症が悪化　⇒　痛風
　③　含まれる病名：肺アスペルギルス症　⇒　深在性真菌症　狭心症　⇒　虚血性心疾患
　　　　　　　　　房室ブロック　⇒　不整脈　バセドウ症　⇒　甲状腺機能亢進症　など
　④　糖尿病性腎症、糖尿病性網膜症、糖尿病性末梢神経障害は、糖尿病の三大合併症のことなので、「Ⅱ型糖尿病性トリオパチー」とすること　　トリオパチー＝3つの病気
例5　感冒・膀胱炎・気管支炎・胃腸炎・腟炎・出血性○○等が1週間〜1カ月以上続いている。
例6　古い病名の胃潰瘍（長くて1年まで）、その後GIF施行　⇒　萎縮性胃炎等へ
例7　ヘリコバクタピロリー感染症：最大1年で治癒または中止　※除菌治療参考
例8　大腸ポリープ：ポリペク後3カ月来院がない場合、一旦治癒または中止
　　※ただし、他の医療機関からの紹介の場合、そのつど転帰。
例9　肝・腎嚢胞：多くは単純性嚢胞で液体の入った袋ができる無症状⇒6カ月後に中止で可
例10　①湿疹の病名があり、さらに②○○湿疹とあれば①を中止のこと　※病名を少なく
例11　抗生物質の長期投与の場合、○○二次感染、急性増悪等をつける
例12　心身症単独病名　⇒　高血圧症（心身症）または、神経性胃炎　不安神経症等へ
例13　入院で肺炎等を再々繰り返す場合、そのつど転帰を。例）肺炎：治癒　⇒　誤嚥性肺炎再燃
例14　寝たきり患者に対する留置カテおよび膀胱洗浄での「膀胱炎・尿路感染症」等の病名は不要

4 重点的審査の対象および査定率を下げるための対策

～ 彼を知り 己を知れば 百戦危うからず ～ 「孫子の兵法」より
□ 保険診療のルール、審査委員会の査定・減点情報を知る
　■点検は主にコンピューターが担当
　■事前に支払基金の事務職員がレセプトチェックする
　「事務共助」：事務職員は過去の原審査、査定データを活用したり、特定の医薬品などをチェックしたり、査定・減点につながるレセプトを抽出し、審査委員へ回す
　突合・縦覧点検で査定率が増加したように思えるが、ＩＴ審査の強化によりそれまで見逃されていた（1,500点ルールの廃止）検査や薬剤の査定率が上昇したためである。また支払基金の中で審査事務職員が講習会等を行い、知識の向上を図っているのも査定率上昇の要因のひとつである（支払基金も点数解釈等の参考図書の充実を図っている）。
　これに対処するためには、医師をはじめとして「保険診療の理解」と医事課を中心に知識の向上が不可欠である（院内研修会の充実）。
　また、レセプトは医師と医事課の複数でチェックし、一度査定されたことについては内容を分析し納得できなければ異議申請を行い、異議申請の結果を両者で共有し次回より査定されないようにすることが大切である（レセプトはチェックは複数で行う）。
★傷病名の記載（転帰）、症状詳記については第１部　医療法規マニュアル　８　レセプト請求事務（3）および（5）参照
★入院時検査の選択：入院時検査を行う場合、手術・麻酔などの種類によって過剰と判断され査定されないようにする。
・手術なし：科別
・手術あり：科別（全身麻酔・脊椎麻酔・局麻ほか）観血手術、それ以外の手術など

［保険診療委員会等の設置］
　「保険診療のルールの理解（医師および医事課）、自院の施設基準および診療科の特徴を知る」医療行為を行う医師が「保険診療のルール」を熟知し、専門職である医事課が点数解釈を医師以上に知っていることは当然であり、査定・減点がないように「消極的増収（＝著者造語）」を目指す。
　消極的増収とは、「医師が行った正当な医療行為が査定・減点」を受けないように、医事課が積極的に病名もれや症状詳記などを医師へ提言することをいう。
　平成24年３月から始まった「縦覧点検」などを念頭に置けば、これまで以上に治療の整合性・一貫性が要求される。また、支払基金と保険者のダブルチェックを受けることになり、より正確なレセプト請求が求められる。それには医師自らレセプト点検に積極的にかかわる必要がある。
　そのためには院内で情報共有する「保険診療委員会」などを設置し、査定・減点を受けないために、次のことを理解し、実行することが重要である。

[保険診療委員会の活動]

　保険診療委員会の委員長は権限がある者（副院長等）とし、副委員長には医事の実務担当者（医事課長等）を任命する。

　保険診療についての関係部署への説明および指導等については、副委員長（医事課長などの実務責任者）の責務とし行う。

(1)　毎月開催し、また他院との合同研修会も随時行う。

　　①査定および減点分析：審査機関からの審査情報は「宝の山」審査情報は積極的に活用すべし。
≪1にも2にも、大事なのは「分析！」≫

　　　　a 査定、減点

　　　　b 過誤・過失相殺

　　　　c 返戻（症状照会・疑義含む）

　　　　d 異議申請の結果

（異議申請）

　支払基金の減点・査定額は年間数百億であり、その大半は「再審査は面倒だ」等の理由による再審査請求権の放棄によるものである。これらは、マスコミや患者には「過剰・不正請求」と誤解される可能性もあり、曖昧にすべきでない。納得がいかない場合には電話で査定・減点の医学的根拠を照会し、その結果により再審査請求を行う。

　また「審査録」に再審査請求、再審査結果が記載されるが、異議申請をしないと「減点された項目を不要と認めた」ことになり、以後の審査では一律に査定される。

（効果的な異議申請）

・減点された「真意」を正しく理解する。

・状態、減点された行為が医学的に必要であった根拠、実施した行為により得られた医学的効果を客観的なデータに基づき記載する。

　　②診療報酬の算定研修（点数表にない場合および点数表の用語の意味）

　　　　a「注」の原則

　　　　b 一日につき、歴週、歴月、一連

　　　　c 手術手技（同一手術野、複数手術などの特例手術）

　　③各科医師による研修会

　　④医療法、健康保険法、療養担当規則、労災・交通事故の法関連および請求等

(2)　異議申請のルールを決め積極的に行う（点数には関係なく）。

　保険診療の解釈についての最終判断は副委員長が行い、また異議申請の有無についても、副委員長の専権事項とする。

(3)　診療部長会、医局会で査定・減点情報を随時報告し、同じ査定・減点がないようにする。

(4)　保険診療マニュアルの作成（すべての職員が電子カルテより出力できる）

(5)　症状詳記マニュアルの作成（すべての職員が電子カルテより出力できる）

⑹ 電子カルテの有効利用

　電子カルテに「保険診療マニュアル」「症状詳記マニュアル」、査定・減点情報を掲示する。

⑺ 手術室・内視鏡室などへの自由見学

⑻ 審査機関が行っているコンピュータチェックを自院システムへ反映

☆保険請求の解釈についての最終判断は実務担当の責任者（医事課長等）とする。

★保険診療委員会等にて毎月減点資料の検討・報告および積極的な異議申請を行うこと。

★異議申請の有無については、医事課長の専権事項とする。

★症状詳記の記載および注意

　・診断根拠（症状・検査の数値等）および治療とその結果について具体的に記載する。

　・「予防のため」「保険適応はないが学会で多数の報告がある」等は認められない。

　　また「御高配よろしくお願いします」等の記載は必要ない。

　　㊟　詳記とレセプトの不一致がないように記載後、担当者は病名等を再確認する。

　・詳記マニュアルを作成し、すべての医師および医事課で共有する（特に新入職医師へ）。

※再審査請求書はExcelより　⇒　毎月８日まで医事課係長まで提出

⑴ 高点数〔８万点以上〕のレセプト　＊ただし、手術・材料を除く

⑵ 点数とは関係なく、注射点数が全体の30％および日当点（６日以上の入院）が６千点以上の場合

⑶ 病名と薬剤・検査・診療内容等の不一致および症状詳記の不一致

⑷ 投薬・注射：薬剤に対応した病名もれの防止と適正量・適正期間

⑸ 検査項目と回数が多い場合・同系検査の同時実施

⑹ 画像診断等のない腫瘍マーカーによるスクリーニング

⑺ 血液製剤・成分輸血の適応、量、期間

⑻ アルブミン製剤の大量投与（低張・高張）は疾患で適応が異なる

⑼ PET施行時は条件の遵守および適切な説明を　※医局のホルダーにコメント例があり

⑽ 画像：特にCT・MRI検査の適正頻度

⑾ 材料：特に血管形成術、血管内手術時の材料、整形外科領域の高齢者に対するオプション材料

⑿ DPC請求においてアップコーディングに注意。　病名と薬剤・検査・画像が不一致

　　例）DIC、敗血症に対する薬剤の適応量等の間違いのための病名

> 医事課は、医師に最新の審査情報を提供のこと

5 Ａ　Ｂ　Ｃ　基本診療料等・食事・医学管理・在宅医療

【基本診療料等】

★医事課員は施設基準に注意し、かつ施設基準の向上に努める。

★詳細な明細書は、原則すべて発行。ただし、がん等の未告知の場合は医師がカードにて発行を拒否できる（院内規定）。

★DPC病棟に入院中患者の他の医療機関受診：医事課は薬剤の投薬日数を把握しておくこと。
　例）他院で薬28日分投薬　入院期間15日　⇒　退院時投薬にて13日分請求する

★DPC病棟に入院中患者の他の医療機関は実施分を算定：「受診理由」「診療科」「名称、府県名、医療機関コード」を記載し「他」と記載のこと。　※第1部　医療法規マニュアル「5　入院点数算定の基本(5)入院中患者の他医療機関への受診」参照
　　㊟　入院中の他医療機関の治療費はすべて非課税である：消費税法6条

★入院の日とは、入院決定指示および病室確保、患者および家族等へ病状説明、手術等の確認の実効的な入院サービス、看護師等によるアナムネ聴取が始まった時点。〈入院の必要性〉

⑴　初診料算定に注意（転帰を確認し初診算定可を判断）※複数科の初診算定は入院中でも可

⑵　慢性疾患管理中の休日加算：急性疾患発生時のみ加算できる。

⑶　入院基本料の起算日：同一疾患の場合であっても前回退院から、いずれの医療機関にも入院することなく3カ月を経過した場合は新しく入院した日を起算日とする〔悪性腫瘍および特定疾患治療研究事業の対象となる疾患では1カ月〕。
　　＊一旦退院後、寛（緩）解状態後に急性増悪等にて入院した場合は新規入院扱いとなる。
　　＊診療科が違えば1週間以内でも新規入院になることはあり得る。

⑷　同月に2回、同じ病名で入院した場合の救急医療管理加算：初回入院時のみ算定できる。

⑸　難病等特別入院料加算は公費負担でなくても対象疾患および状態で算定する。

⑹　救急患者として受け入れた患者が処置室・手術室等で死亡した場合は入院扱いとなる。
　　※上記判断および、24時前後の時間帯の入院日の変更についても医事課長が決定し、所定の用紙にて関係部署連絡する。

⑺　在宅患者緊急入院診療加算：医学総合・在宅管理算定患者の緊急入院時加算。

⑻　救急搬送患者地域連携紹介加算および受入加算：地域連携室（地区医事研究会）等で協議し、算定できるようにする。

⑼　救急医療管理加算：状態の記載「ア〜コ」　※「コ」以外もケースにより症状詳記
　　＊医師が診察の結果、緊急に入院の必要性を認めた場合は算定する。
　　①入院経路は問わない。
　　②紹介入院は積極的に算定する。
　　③算定にあたり、重症患者算定簡易表を医師と医事課で作成し積極的に算定する。

〈参考〉 (注) 自院に合わせ追加・修正する

状　態	病名・薬剤・検査／画像・処置／手術等：状態
ア　吐血・・・全身状態不良	消化管ファイバー、H2β・PPI注、輸血（ALB含む）、貧血（Hb6.0g/dL未満）、DIC、SIRS、敗血症、髄膜炎、血液凝固低下PT-IN2.0以上、血小板減少5万/UL未満、換気障害（1秒率70％未満かつ肺活量比70未満）、高度脱水、持続点滴・IVH（食なし）等
イ　意識障害または昏睡	JCS10以上、TIA、一過性健忘、エタラボン、オザグレルNa、ウロキナーゼ等
ウ　呼吸不全または心不全で重篤な状態	ジキタリス、ドパミン、α型ヒト心房性Na利尿ポリペプチド、輸血（ALB含む）気管切開、人工呼吸器、心肺監視モニター、動脈酸素分圧60mmHg未満または動脈酸素分圧・吸入気酸素分画比300mmHg未満
エ　急性薬物中毒	胃洗浄、透析など
オ　ショック	～省　略～
カ　重篤な代謝障害（肝不全・・・重症糖尿病等）	急性増悪、肝性脳症改善アミノ酸注、重症膵炎透析、空腹時血糖値160mg/dL以上またはHbA1c8.0以上、低血糖発作、Cr4.0mg以上等
キ　広範囲熱傷	～省　略～
ク　外傷、破傷風等で重篤な状態	切断、多発外傷（骨折含む）、骨盤骨折、外傷性（気胸・腹部損傷）、開放骨折、骨髄縁、頭部外傷（出血疑い含む）　＊多発外傷
ケ　緊急手術を必要とする状態	24時間以内の手術
コ　その他「ア」から「ケ」に準ずる重篤な状態	熱中症、てんかん発作、喘息重積状態、緊急（ドレナージ・胃洗浄・イレウスチューブ・内視鏡、心カテ）点滴＋食なし等

※DPCにおいて上記算定時は、紹介入院のコメント必須

10. 保険診療において混合診療にならないように注意する。

【皮膚科・形成外科および泌尿器科における自費：診察・材料費等含む】

(皮膚科および形成外科)

① 陥入爪・巻き爪

	弾性ワイヤー	人工爪	WHO式ワイヤー
片側	12,000円	10,000円	15,000円
両側	20,000円	15,000円	30,000円

② ケミカルピーリング（ニキビ跡）：1回　7,000円

③ ピアス穴あけ（ピアス付き）　　片側：7,000円　両側：10,000円

④ マゴット（無菌ウジ他）セラピー「壊死・壊疽・褥瘡等の新治療」

　　マゴットセラピー：難治性潰瘍に対して壊死組織の除去、創部の殺菌、肉芽組織の増生等

入　院	条件：必ず個室管理（主治医より説明）　費用：個室代＋保険診療
外　来	1回につき32,400円（自費）

(泌尿器科)

① ED外来：初診における検査含む　⇒　10,000円＋処方せん料＋消費税

　　初診料＋検査（尿一般＆沈渣、一般血、生化学1、テストステロン、CRP、ECG）＝10,000円

② ED外来：上記以外はすべて　　　　（保険点数×10円）　＋　処方せん料　＋　消費税
　※上記金額は大阪回生病院の事例

【食事】

●外来栄養指導料・入院食事指導に規定する特別食の算定の可否

食事区分	条件・状態（病名）	指　導	特別食
腎臓食（減塩食）	心臓疾患（心不全、心筋梗塞、心筋症、弁膜症、心性浮腫、肺性心）、妊娠中毒症等に対する減塩食	○	○
高血圧	減塩食は1日の総量6.0ｇ未満の者に限る	○	×
肝臓食	肝庇護食、肝炎食、肝硬変食、閉鎖性黄疸食（胆石症および胆嚢炎による閉塞性黄疸含む）	○	○
糖尿食		○	○
胃潰瘍食（流動食を除く）	・マロリーワイス症候群 ・十二指腸潰瘍も胃潰瘍食として取り扱う ・侵襲の大きな消化管手術（食道・胃・大腸）の術後の2週間。ただし、高カロリー食は対象外 ・低残渣食⇒クローン病、潰瘍性大腸炎等により腸管の機能が低下している場合	○	○
貧血食（鉄欠乏貧血）	血中ヘモグロビン濃度10g/dL以下であり、原因が鉄分の欠乏に由来する場合	○	○
膵臓食		○	○
脂質異常食	空腹時におけるLDL—コレステロール値が140mg／dL以上の場合またはHDL—コレステロール値が40mg／dL未満である者もしくは中性脂肪値が150mg以上の場合 高度肥満症（肥満度が＋70％以上またはBMI35以上）	○	○
痛風食	痛風、高尿酸血症	○	○
フェニルケトン尿症食 楓糖尿症食 ホモシスチン尿症食 ガラクトース血症食	先天性代謝異常症食	○	○
治療食（治療乳）	乳児栄養障害症（離乳が終わらない者の栄養障害症）に対して、酸乳、バター穀粉乳のように直接調整するもの ＊治療乳既製品（プレミルク等）を用いる場合および添加含水炭素の選定使用等は含まない	○	○
無菌食	無菌室治療室管理加算を算定している者	○	○
小児食物アレルギー食	・9歳未満の小児（食物アレルギー検査の結果記載）	○	×
検査食	・クローン病　・潰瘍性大腸炎　・虚血性腸炎 ・特別な検査食、「潜血食」を提供した場合 ㊟外来患者への提供は、保険給付の対象外である ＊イレウスは算定不可。また単なる流動食および軟食を除く	○	○
濃厚流動食	・単なる経管栄養	×	×
	・特別食加算の対象となる食事の場合	×	○

●特別食が算定できない治療食
　①循環器疾患のうち狭心症、不整脈、②肝臓食で胆石症、胆嚢炎のみ（ただし、閉塞性黄疸は算定可）、③肥満症（ただし、高度肥満症：肥満度＋70％以上またはBMI　35以上）、④イレウス
●流動食は特別食加算が可能なので、鼻腔栄養では内容の確認が必要（薬価収載の有無）。
●術後すぐの「選択メニュー加算」は不可。
●大腸検査時等での特食加算に注意。コメント付記等　例）検査のための低残渣食等
●労災保険および交通事故（自賠責）が主で入院中に、DM等の私病に特食が出た場合：特食については実費徴収である。
　※第3部　交通事故・労災マニュアル参照
　※ただし、同意の必要がある。

【医学管理・在宅医療】
●在宅療養指導料が算定（在宅療養指導管理料を算定している患者に対して）できるように看護師、保健師に協力を求める。⇒看護部は積極的に研修会等に参加し資格取得を努める。
●退院時リハビリテーション指導料：廃用症候群を起こす症例には認める。
　注）大腸ポリープ等での1泊2日の検査入院に関しては算定不可。
　★在宅での療養を行っている患者自らが実施：法的解釈⇒寝たきりの状態等で家族が行う行為は患者自身の手足としての取り扱いとなり、法的には「患者本人」の行為となる。
　※管理指導料算定については時間および指導内容をカルテに記載する。
　※在宅指導料の算定もれに注意：在宅療養指導管理料算定および器具等使用の患者
　※医学管理および在宅指導管理が算定できない場合は点数の高いほうを選択する。
　※医学管理および在宅指導管理算定については時間および指導内容をカルテに記載する。
●在宅自己注射指導管理料と導入初期加算の算定：導入前の医師による十分な教育期間を取り、かつ十分な指導を行った場合に限り算定する。また、指導内容を詳細に記載した文書を作成し患者に交付する。　⇒　①カルテに添付したほうがよい、②教育入院を勧める
　（初期加算の注意）
　①新たに在宅自己注射を導入した場合、3カ月の間、月に1回に限り算定する。ただし、処方の内容に変更があった場合で、4カ月以降でも算定要件を満たせばさらに1回に限り算定することができる。
　②導入初期加算は保険医療機関の変更とは関係なく通算して取り扱う。
●特定薬剤治療管理料：薬の該当病名が必要〔例：不整脈〕で薬剤名および初回投与年月を記載する。
　　複数の特定薬剤治療管理料：別の疾患に対し別の薬剤および同一疾患に同一の薬剤に該当しない薬剤を投与した場合それぞれ算定可。
　例）発作性上室性頻脈　メキシチール　平成25年11月　　ジゴシン　平成26年5月

≪医事課へのワンポイント≫

薬物治療モニタリング（TDN）：血中薬物濃度測定に基づき薬物の投与量を最適化する方法

- 難病外来指導管理料：公費負担でなくても算定可。
- 心臓ペースメーカー指導管理料：3カ月以内の導入期加算に注意
- 薬剤管理指導料：病名と一致のこと（例：ドグマチール投与　①胃潰瘍＝3、②うつ病＝2）
- 医療機器安全管理料においての「補助循環装置」、「血液浄化装置」とは
  - 補助循環装置　①IABP（大動脈バルーンパンピング法）、②PCPS（経皮的心肺補助放）　など
  - 血液浄化装置　①CHF（持続緩徐式血液濾過）、②PE（血漿交換療法）　など
- 在宅酸素療法指導管理料：当該月にSpO2測定をしなかった場合は算定不可。

≪医事課へのワンポイント≫

NYHAの分類（ニューヨーク心臓協会が定めた心不全の重症度）
Ⅰ度：心疾患はあるが、身体活動に特に制限はなく、日常生活では症状がないもの
Ⅱ度：心疾患があり、身体活動は軽度の制限を受け、安静時または軽い労作時には障害がないが、日常生活で疲労、息切れ、狭心痛などの症状がある
Ⅲ度：心疾患があり、身体活動が著しく制限され、安静時には症状がないが、比較的軽い日常労作で症状がある
Ⅳ度：心疾患があり、いかなる身体活動でも不快が伴い、安静時でも心不全症状や狭心痛があり、労作によりそれらが増強するもの
　　　　　　　　　　＊人工腎臓の障害者加算および全身麻酔の加算の対象：Ⅲ度以上

チェーンストークス呼吸とは
　一回換気量が次第に増加し、次いで、次第に一回換気量が減少する呼吸が繰り返される状態で、交代性無呼吸とも呼ばれる。

- 在宅療養指導管理料に伴う材料加算が月に複数回算定可能な主なもの

在宅療養指導管理料・材料加算	算定回数
C150　血糖自己測定器加算	3月に3回
C152　間歇注入シリンジポンプ加算	2月に2回
C157　酸素ボンベ加算	2月に2回
C158　酸素濃縮装置加算	2月に2回
C159　液化酸素装置加算	2月に2回
C159-2　呼吸同調式デマンドバルブ加算	2月に2回
C165　経鼻的持続陽圧呼吸療法用治療器加算	2月に2回

※導入初期加算を算定する場合指導内容を詳細に記載した文書を交付する。
（交付文書はカルテにも添付するほうがよい）

●在宅自己導尿指導管理料：神経因性膀胱・尿路通過障害・腸管利用の尿リザーバー造設後の術後の残尿を伴う排尿困難な患者。
　注1）在宅薬剤に注意および生食等の場合コメント（在宅寝たきり患者に準ずる等）必要
　注2）留置カテーテルにより導尿管理を行っている場合、在宅自己導尿指導管理料の対象とならず、在宅寝たきり患者処置指導管理料の対象となる。
●在宅成分栄養経管栄養法指導管理料の対象として心身障害児も含む。
●特養入所中の方に在宅成分栄養経管栄養法指導管理料は請求不可。
●訪問看護指示料：外泊期間中でも算定可。ただし、退院時に1回のみ。
●在宅患者訪問看護・指導料算定患者での期間内吸引チューブの器材請求は不可。
★在宅悪性腫瘍患者指導管理料と外来化学療法は、同月においてはいずれかを算定のこと。
★携帯型ディスポーザブル注入ポンプ（一般型）：外来化学療法後に抗悪性腫瘍剤を持続注入する目的とする場合、その理由を記載。

〈往診療一覧〉

| 区　分 | 在宅療養支援診療所・在宅療養支援病院 ||| その他の医療機関 |
| | 強化型支援診療所・支援病院 || その他の支援診療所・支援病院 | |
	病床あり	病床なし		
昼　間	720	720	720	720
診療時間内緊急往診	1,570	1,470	1,370	1,045
夜　間	2,420	2,220	2,020	1,370
深　夜	3,420	3,220	3,020	2,020
患家診療時間加算	+100			
死亡診断書	+200			

〈インスリン自己注射の注入器加算・針加算の算定可否〉

注射器	注入器加算	針加算	薬剤料
万年筆型インスリン注入器　＋針＋薬剤	○	○	○
注入器一体型キット製剤　＋針	×	○	○
針付き一体型製剤	×	×	○
ディスポーザブル注入器			
針なし注入器　＋針＋薬剤	×	○	○
針付き注入器　＋薬剤	○	×	○

＊「注入器」とは自己注射適応患者（性腺刺激ホルモン放出ホルモン剤の自己注射を除く）に対するディスポーザブル注射器（注射針一体型に限る）、自動注入ポンプ、携帯用注入器または針無圧力注射器のこと。
　①注入器加算は当該器具を使用している場合であっても、新たに器具を給付しない月は算定不可。
　②処方せんによりディスポーザブル注射器を給付した場合は、注入器加算は算定不可。

③ インスリンなど製剤を処方せんにより投与せずに注射器のみ、注射針のみまたはその両者のみを処方せんにより投与することは認められない。

〈インスリン注入器の種類別算定例〉

万年筆型インスリン注入器：「薬価表示　1筒○○円」（ノボペン、ヒュペンなど）

	医 療 機 関	算定できるもの
院内処方	・自己注射指導 ・注入器（ノボペン、ヒューマペンなど） ・注射針（ペンニードル、マイクロファインプラスなど） ・薬剤（ペンフィル、ヒューマリンカートなど）	・在宅自己注射指導管理料 ・注入器加算 ・注入器用注射針加算、薬剤 ＊在宅療養指導料
院外処方	・自己注射指導 ・注入器（ノボペン、ヒューマペンなど）	・在宅自己注射指導管理料 ・注入器加算 ＊在宅療養指導料

＊万年筆型の注入器は医療機関でのみ取り扱い、薬局から出すことはできない。

●悪性腫瘍特異物質管理と生化学2の悪性腫瘍（以下、C-M）検査、算定上の注意

① 月に2回以上C-M検査を行っても、例外を除き合算が原則である。

② 悪性腫瘍特異物質管理料（以下、悪）を算定し、それ以外のC-M検査（例外検査）を行った場合、悪と別に算定できる。

　例）食道がんで治療中、急性膵炎の診断でのSCCとエラスターゼ1の算定方法

　算定例：SCC（悪）　＋　エラスターゼ1（生化学2）

③ 病名によっては生化学2で算定できる

　ア．肝硬変、HBSAg陽性の慢性肝炎またはHCVAb陽性の慢性肝炎：AFPまたはPIVKAⅡ
　※肝がんが確定しても上記の病名があれば月に1回悪とは別に算定できる。

　イ．家族性大腸腺腫症：CEA

　ウ．子宮内膜症：CA125、CA130、CA602

④ がんの疑いの場合、例外を除き画像等必須である（先に画像等あり）。

　例外：皮膚腫瘍、甲状腺腫瘍、乳腺腫瘍等の表在腫瘍や、直腸腫瘍、男女生殖器腫瘍等のように画像診断等の検査を実施しなくても、触診等で悪性を強く疑うことのできる場合は、他の検査をしなくても算定可。

　ア．がんを強く疑う場合、確定または転帰の決定までに1回を限度として算定。

　　基本：検査日が別でも一部の例外を除き合算が原則である。

　　例外：消化器科で大腸がんの疑いにて大腸ファイバーとCEA検査を実施し、後日、婦人科でエコー実施後、子宮内膜症でCA130検査を行った場合は別々の算定で可。ただし、基金支部により査定、または疑義返戻等がある（支部間差異がある）。

　イ．連月で行うC-M検査は、画像があっても原則認めない。

　　例）大腸がん疑い　26年6月1日　CEA　同月に中止で翌月に再度、大腸がん疑いでCEA実施。　（注）縦覧点検で分かる

⑤ 直接関係ないC-M検査は疑い病名が必要。
　　例）病名：前立腺がん　検査：PSA、AFP　→AFPに対する病名が必要：肝がん疑い等
⑥ NMP22（尿）：尿路上皮がんが確定しても悪でなく生2で算定。
⑦ サイトケラチン8・18（尿）：尿路上皮がんが確定しても悪でなく生2で算定。
⑧ 他医からの紹介でC-M検査を行う場合は、他医で画像等ありのコメント等が必要
⑨ 主たるもの1項目のみ算定するC-M検査
　　ア．CEA、DUPAN-2、遊離型フコース
　　イ．CA15-3、CSLEX
　　ウ．NSE、ProGRP
　　エ．CA125、CA130、CA602
　　　病名：卵巣がんの確定病名があり、子宮内膜症の診断または治療効果判定目的のCA125、
　　　　　CA130、を実施した場合の算定方法。
　　上記において悪と生化学2とし算定することはできず、一方のみで算定する。
　　（誤った例）CA125を卵巣がんの悪で算定し、CA130を子宮内膜症で算定
　　オ．NMP22、サイトケラチン8・18
　　カ．CEA（乳頭分泌液）、HER2蛋白（乳頭分泌液）

【C-M検査適応疾患の主なもの】
　紹介初診において他医でがんが確定している場合でC-M検査をして悪を算定する場合、必ず他医のC-M検査の数値をカルテに記載する。
○特異性が高いC-M検査　　●生化学2で算定可の検査C-M検査（悪と別に算定可）
例）病名：肝がん、子宮内膜症の算定例→AFP：悪（肝がん）＋CA125：生化学2（子宮内膜症）

C-M検査	適 応 疾 患
γ-Sm	○前立腺がん
AFP	○原発性肝がん　胎児性がん　悪性奇形腫　睾丸腫瘍 ●肝硬変　●HBs-Ag陽性　およびHCV-Ab陽性の慢性肝炎
AFP-L3%	○肝細胞がん
BCA225	○乳がん（転移例）
BFP	○膀胱がん　泌尿生殖器がん　肺がん　肝胆膵がん　卵巣がん　子宮がん
BTA（尿）	○膀胱がん（再発）
CA15-3	○乳がん（転移性）　卵巣がん
CA19-9	○膵がん　○大腸がん　○胆嚢・胆道がん　胃がん　卵巣がん
CA-50	○膵がん　○胆道系がん　胃がん　大腸がん　肝がん
CA54/61	○卵巣がん　肺がん　胃がん　膵がん　大腸がん　子宮がん
CA72-4	○胃がん　○卵巣がん　肺がん　膵がん　大腸がん　胆嚢・胆道がん

CA125	○卵巣がん　肺がん　膵がん　乳がん　子宮がん　●子宮内膜症
CA130	○卵巣がん　○卵管がん　肺がん　膵がん　乳がん　●子宮内膜症
CA602	○卵巣がん　子宮がん　類内膜がん　●子宮内膜症
CEA	○肺がん　○大腸がん　食道がん　胃がん　膵がん　肝がん　胆嚢・胆道がん　乳がん　子宮がん　前立腺がん　●家族性大腸腺腫
CSLEX抗原	○乳がん（転移性）　●子宮内膜症
CYFRA	○肺がん　頭頸部腫瘍　肝がん　乳がん
DUPAN-2	○膵がん　胆嚢・胆道がん
GAT	○卵巣がん　●内膜症性嚢胞
HCGβ-CF（尿）	○子宮頸がん　○子宮体がん　○卵巣がん　異所性ホルモン産生腫瘍
HER2蛋白	○再発乳がん　○胃がん　○卵巣がん　（注）左記の確定病が必要
ICTP	○骨転移　（注）肺がん、乳がん、前立腺がんの確定病が必要
NCC-ST-439	○肺がん　○膵がん　○胆嚢系がん　○乳がん　食道がん　胃がん　大腸がん　肝がん　顎下腺がん
NMP22（尿）	○尿路上皮がん　膀胱がん　腎盂がん　尿管がん
NSE	○肺がん　○神経芽細胞腫　腎細胞がん　褐色細胞種
PICP	○骨転移　（注）前立腺がんの確定病が必要
PIVKA II	○肝細胞がん
POA	○膵がん　肝がん　胆嚢・胆道がん
PSA	○前立腺がん　（3月に1回に限り3回を上度として算定）
PSA F/T比	○前立腺がん
ProGRP	○肺がん
SCC抗原	○肺がん　○子宮がん　食道がん　扁平上皮がん　頭頸部腫瘍
sIL-2R	○非ホジキンリンパ腫　○ATL
SLX抗原	○肺がん（腺がん）　○膵がん　○胆嚢・胆道がん　○卵巣がん　肝がん　子宮がん
SP1	○絨毛性腫瘍（絨毛がん）　非絨毛性腫瘍　●胞状奇胎
SPan-1	○膵がん　○胆道がん　○肝がん
STN	○胃がん　○卵巣がん　膵がん　大腸がん　子宮頸がん　各種腺がん
TPA	○肺がん　○大腸がん　○乳がん　悪性腫瘍全般
エラスターゼ1	○膵がん　乳頭部がん　十二指腸がん　●膵炎（急性・慢性）
サイトケラチン8・18（尿）	○尿路上皮がん　膀胱がん　尿管がん　尿道がん
抗P53	○食道がん　○大腸がん　乳がん
乳頭分泌液中のCEAまたはHER2蛋白	○乳がん（非腫瘤性乳がん）
遊離型フコース（尿）	膵がん　胆嚢がん　胆管がん　肝がん　乳頭部がん

★　在宅悪性腫瘍患者指導料と外来（入院）における化学療法および入院DPCの関係については以下の算定条件等を熟知すること。

在宅悪性腫瘍患者指導料と外来における化学療法の関係

C108　在宅悪性腫瘍患者指導管理料の算定基準

(1) 悪性腫瘍の鎮痛療法または化学療法を行っている入院外の末期の悪性腫瘍患者で、在宅にて自ら実施する場合

① 鎮痛療法：ブプレノルフィン製剤…塩酸モルヒネ製剤を注射または携帯型ディスポーザブル注入ポンプもしくは輸液ポンプを用いて注入する療法。

　なお、塩酸モルヒネ製剤、…複方オキシコドン製剤を使用できるのはバルーン式ディスポーザブルタイプの連続注入器等に必要に応じ生食等で希釈のうえ充填して交付した場合。

　注入機器の条件：イ．薬液が取り出せない構造。　　ロ．患者等が注入速度を変えられない。

② 化学療法：携帯型ディスポーザブル注入ポンプもしくは輸液ポンプを用いて中心静脈注射もしくは埋込型カテーテルアクセスにより抗悪性腫瘍剤を注入する療法またはINF製剤を多発性骨髄腫…腎がんに注射する療法。

　外来化学療法加算については、入院外の悪性腫瘍等の患者に対して抗悪性腫瘍剤等による注射の必要性、副作用、用法・用量、その他の留意点等を文書で説明し同意を得たうえで、外来化学療法に係る専用室において投与を行った場合に、投与された薬剤に従い、いずれかの主たる加算の所定点数を算定する。

外来化学療法A

薬効分類上の腫瘍用薬を「G100」以外により投与した場合。

外来化学療法B

ア　関節リウマチ、クローン病、ベーチェット病、強直性脊椎炎、潰瘍性大腸炎、尋常性乾癬、関節症性乾癬、膿疱性乾癬または乾癬性紅皮症に対して、インフリキシマブ製剤（レミケード）を投与した場合。

イ　関節リウマチ、多関節炎に活動性を有する若年性特発性関節炎、全身型若年性特発性関節炎またはキャッスルマン病に対して、トシリズマブ製剤（アクテムラ）を投与した場合。

ウ　関節リウマチに対してアバタセプ製剤（オレンシア）を投与した場合。

(2) 主として在宅での化学療法の場合

在宅悪性腫瘍患者指導管理料（以下、在悪）を算定する月

	在宅悪性指導管理料	携帯型ディスポーザブル注入加算	院外処方で携帯型ディスポーザブル注入ポンプセット	注射薬	無菌
在宅での化学療法	○	○	○	○	○

① 抗悪性腫瘍剤局所持続注入の費用は算定できないが注射薬は算定可。

② 外来化学療法加算は算定不可。

③ 外来で、抗悪性腫瘍剤の注射を行い、注入ポンプなどを用いてその後も連続して自宅で抗悪性腫瘍剤の注入を行う等の場合は在悪の対象に該当しない。

④ 在悪算定時は管理料に係り投与している注射薬および抗悪性腫瘍剤の費用は算定不可。ただし、当該指導料の対象薬剤以外の注射の手技料、薬剤、特定保険医療材料は算定可。

(3) 主として外来での化学療法の場合

	外来化学療法加算	注射手技	無菌	※精密	注射薬
外来での化学療法	○	○	○	○	○

① 「G003」の抗悪性腫瘍剤局所持続注入および「G005」の中心静脈注射より精密持続点滴を行った場合は加算可。
② ポンプを利用して注入する場合におけるポンプの費用および注入に必要なカテーテル等の材料は算定できない。

≪難病等特別入院料加算における「ホーエン・ヤールの重症度分類」「生活機能傷害度」≫

1. ホーエン・ヤールの重症度分類

ステージ1	一側性パーキンソニズム
ステージ2	両側性パーキンソニズム：姿勢反射障害なし
ステージ3	軽度～中等度パーキンソニズム：姿勢反射障害あり。日常生活に会場不要
ステージ4	高度傷害を示すが、かろうじて介助なしに歩行可能
ステージ5	介助がない限り寝たきりまたは車いす生活

2. 生活機能傷害度

Ⅰ	日常生活、通院にはほとんど介助を要しない
Ⅱ	日常生活、通院に部分的介助を要する
Ⅲ	日常生活、全面的介助を要し、独立では歩行起立不能

【肺血栓塞栓予防管理料のリスクレベル】

●肺血栓塞栓予防管理：15歳以上は原則認める。　　国保（整形外科）：上枝は肩関節のみ認める

リスクレベル	一 般 外 科（胸部含む）	予 防 法
低リスク	60歳未満の非大手術 40歳未満の大手術	早期離床および積極的な運動
中リスク	60歳才以上あるいは危険因子がある非大手術 40歳以上あるいは危険因子がある大手術	①弾性ストッキングあるいは ②間歇的空気圧迫法
高リスク	40歳以上のがんの手術	間歇的空気圧迫法あるいは ③低用量未分画ヘパリン
最高リスク	（静脈血栓塞栓症の既往あるいは血栓性素因）のある大手術	③と②あるいは③と①

【交付文書の写しを添付】

・診療情報提供・薬剤指導料・訪問看護指示・運動療法指導管理・入院診療計画
・手術および輸血同意書・画像診断報告書〔専門医〕等

6 D 検　　査

(1) **検査の原則**
- ○○大学方式のような慣習的診療は原則として認めない。脳死状態での頻回検査については認めない。
- 入院時の検査選択　(注) DPC算定病院は入院前に行う　⇒　入院センター等設置し徹底する
  ① 手術なし（科別）
  ② 手術あり科別（全麻・脊麻および腰麻・局麻）
    (1) 観血手術　(2) その他の手術ほか
- 生化学検査（Ⅰ）の注に規定する10項目以上の包括点数を算定する場合の入院時初回加算と入院基本料の起算日との関係：入院ごとに算定できる。
- 初診時の尿沈渣の適応：泌尿器疾患以外で糖尿病、高血圧症、脂質異常、痛風、脳血管障害、急性感染症など認める。
- 慢性疾患でのCRP適応：糖尿病、高血圧症、脂質異常症は認める（組織レベルでの炎症が関与する）。
- 初診時の心電図の適応：糖尿病、高血圧症、脂質異常症、急性腹症でも認める。
  ※糖尿病で認める理由は、冠動脈硬化症の合併などあり得るため。
- 術前検査の血液型は、必要な症例のみ：不適切な例（白内障等）
- 3カ月以内の再入院での梅毒反応、肝炎マーカー検査：原則として認めない。
  ※輸血後などは理由を付記して認める。
- 他医からのECG・病理組織標本・カメラの画像等の診断料等に注意

(2) **腫瘍関連マーカーの保険請求上の注意点**
① 腫瘍マーカーの意義
  ※医師が診察の結果等でがんの疑いを認めた場合は、画像診断等は不必要。ただし、一般的考えは診断に寄与するというよりは、治療効果と再発の監視用と考える。したがって、画像診断との併施が求められる。
② 必ずしも画像診断等を要求されない場合
・肝がん（疑いも含む）B/C型慢性肝炎および肝硬変の際のAFPおよびPIVKA　⇒　2項目算定可
  ※ただし、AFP-L3％は他と同時算定は不可。
・膵炎に対するエラスターゼ1
・子宮内膜症でのCA125、CA130またはCA602
・高齢者で侵襲度高い検査（大腸鏡検査）のない大腸がん疑いのCEA　抗p53
③ 治療中のマーカー〔管理料〕検査の間隔は、一般的に治癒手術後では3〜6カ月、非治癒的治療ではその間隔が狭められる。その際画像診断を併施すべきである。

④ 臓器別等の腫瘍マーカーの選択に注意が必要である。
⑤ その他、一般的な検査回数

- ・末梢血液検査：投薬の副作用検査チェックは月1回まで
- ・肝機能検査：投薬の副作用検査チェックは月1回まで
- ・生化学検査：継続診療での月2回の検査は新規薬剤ほか他の疾患発生時のみ
- ・疑い疾患での同一検査：特別な場合を除き認めない

・外来化学療法中の検査：CRP、WBC、凝固系等検査は外来受診数認める。
・肺がんでのAFP、CA19-9：認めない。
・CEAとDUPAN-2：一方のみ認める。
・子宮内膜症での腫瘍マーカー：術前後2回認める。
・胃および大腸の早期がんでの腫瘍マーカー測定：認めない。
・精巣腫瘍疑いでB-HCβ検査：病名が良性腫瘍と判断されるので、精巣がん疑いとする。

⑥ 平成28年3月31日までに限り算定できる検査項目（経過措置）

＊検査を行う場合、他の検査で代替できない理由をレセプトに記載する。

検　査　名	他の検査で代替えできない理由のレセプト記載要否
CAP:シスチンアミノペプチラーゼ	○
LEテスト定性	○
RFリウマトイド因子半定量	○
TIBC:総鉄結合能（RIA法）	○
UIBC:不飽和鉄結合能（RIA法）	○
エステル型コレステロール	○
カタラーゼ	○
前立腺酸ホスファターゼ	○
肺サーファクタント蛋白（SPA）羊水	○
遊離脂肪酸	○
溶連菌エステラーゼ抗体（ASE）	○

(3) 脂質の検査

① 基本検査

　Tch、TG、HDL-C、LDL-C

② 電気泳動法

　TchとTGがともに高い場合、特にⅢ型の確診に必須。

③ アポ蛋白測定

・家系的に著しい血清脂質異常がある時。
・Tch＞300mg／dℓ、TG＞500mg／dℓの場合。

・原発性高脂質血症の疑いが強い場合。
・動脈硬化が強い場合。
④ リポ蛋白 a：脂質異常症および虚血性心疾患で3カ月に1回
⑤ 脂質異常症での心電図：初診または経過観察中でも認める。

(4) **糖尿病に関する検査**
① 診断のための検査は日本糖尿病学会の基準による。
　＊血糖管理マーカーについて：Ⅰ型DM、経口血糖降下剤の投与開始、insulin治療開始いずれも6カ月以内に限り、月2回の実施か2項目の同時算定可。
　例1）初回：BS＋HbA1c　2回目：BS＋GAまたは1.5AG
　例2）初回：BS＋HbA1c＋GAまたは1.5AG
② 腎症早期発見のために尿中アルブミン測定は3カ月に1回認める。ただし、すでに腎症が発症している例では認めない。
③ インスリン（IRI）とCPR精密：一方のみ算定
④ インスリン（IRI）：原則、インスリン治療中は認めない。ただし、必要がある場合はコメント付記
⑤ CPRを血中、尿中の両方で測定した場合：一方のみの算定で血中が優先。
⑥ 耐糖能検査：初診月では糖尿病疑いでも認める。
⑦ 入院においてBS検査の回数：90回を超える場合はコメント対応のこと

(5) **肝炎ウイルスマーカーの検査基準**
（下線は必須）　★自治体が行う肝炎検査に注意

≪医事課へのワンポイント≫

<免疫抑制剤・化学療法剤の使用時における「B型肝炎ウィルス検査」について>
厚生労働省研究班のB型肝炎対策ガイドライン（2013年9月改訂版）
1．免疫抑制剤または化学療法剤を使用する対象疾患の診断が確定していることが必須である。
2．免疫抑制剤または化学療法剤の使用前あるいは使用中である。
3．まず、HBs抗原（精密な検査も可）を測定し、抗原の有無を確認する。
　この場合、傷病名欄には、「B型肝炎疑い」を記載する。
4．HBs抗原陰性の場合には、HBs抗体ならびにHBc抗体の測定を要する。
　この場合、診療報酬明細書の摘要欄に「HBs抗原陰性」および「免疫抑制剤または化学療法剤の使用直前あるいは使用中」である旨を記載する。
　なお、免疫抑制剤または化学療法剤の投与前検査は、薬剤投与の直前に施行する。
5．HBs抗原陽性の場合には、HBVキャリアーとして適切な検査と対応が必要である。
(注)　平成25年10月分以降より、上記で減点があれば異議申請可能

① 急性肝炎
・型別診断：IgM-HAAb、HBsAg、IgM-HBcAb、HCVAb
・経過観察：
　B型：HBsAg、HBeAg、HBeAb
　C型：HCV NSAb、HCVコアAb、HCV-RNA　※HCV核酸定量
・治癒判定：
　B型：HBAg、HBsAb
　C型：HCVコアAb、HCV-RNA
② 慢性肝疾患
・型別診断：HBeAg、HBsAg、HBcAb、HCVAb、HCV NSAb、HCVコアAb、HCV-RNA
・急性増悪期：IgM-HAAb、HBsAg、IgM-HBcAb、HBeAb、HBV DNA/DNA-P、HCVAb、HCV-RNA
③ 慢性肝炎
・経過観察
　B型：HBeAg、HBeAb、HBsAg、HBV DNA/DNA-P（2～4週に1度）
　C型：HCVAb、HCVNS-Ab、HCV-RNA（3～4カ月に1度）※HCV核酸定量
・抗ウイルス剤の適応判定
　B型：HBsAg、HBeAg、HBeAb、HBV DNA/DNA-P
　C型：HCVコアAb、HCV-RNA、HCVNS-Ab　※HCV核酸定量
④ 無症候性キャリアーの経過観察
　B型：HBsAg、HBeAg、HBeAb
⑤ HBワクチン接種者の選別
　HBsAg、HBsAb、HBcAb
⑥ その他
・HCV核酸同定と同核酸定量の同時算定：認めない。
・血清線維化マーカーの重複に注意：肝線維化のみ適応。
・肝機能障害疑いで、胆汁酸（TBA）、グアナーゼ（GU）は認めない。
　理由：必要性により段階的に実施する。TBAは肝実質障害、胆汁うっ滞マーカーであり、GUは肝細胞破壊マーカーである。
・B／C型慢性肝炎に対してIFNα製剤投与の場合、亢進・低下が交互に現れる場合がありコメントが必要である。＊例）（C型慢性肝炎）／IFN＋リバビリン治療を行っているが甲状腺機能異常は必発であり治療を適切に行ううえで、甲状腺検査を複数回行う必要がある。本例は、甲状腺機能制御下にIFN治療を慎重に行っている。　★IFN療法：各自治体独自の補助金制度等に注意

（B型肝炎ウイルス検査）　平成25年9月社会保険診療報酬請求審査委員会より

「免疫抑制剤・化学療法により発症するＢ型肝炎対策ガイドライン」を厚生労働省研究班が示したことにより変更になった。
① 免疫抑制剤または化学療法剤を使用する対象疾患の診断が確定していることが必須である。
② 免疫抑制剤または化学療法剤の使用直前あるいは使用中である。
③ まず、ＨＢｓ抗原（精密検査も可）を測定し、抗原の有無を確認する必要がある。
④ ＨＢｓ抗原陰性の場合には、ＨＢｓ抗体ならびにＨＢｓ抗体の測定を要す。
　㊟　レセプトの記載要綱に注意
・HA抗体：Ａ型肝炎のみ認める。
・HBc抗体：Ｂ型肝炎のみ認める。
・HBe抗体：Ｂ型肝炎（疑い不可）以外での算定不可。抗ウイルス療法のない算定（６月に１回）
・HBe抗原：Ｂ型肝炎（疑い不可）以外での算定不可。抗ウイルス療法のない算定（６月に１回）
・HA-IgM抗体：Ａ型肝炎のみ認める。
・HBc-IgM抗体：Ｂ型肝炎のみ認める。
・ヒアルロン酸：慢性肝炎、原発性胆汁性肝硬変で認める。悪性中皮腫、肝硬変、肝細胞がんでは不可。
　㊟　悪性中皮腫：平成25年９月　事務連絡　＊一部の支部で胸・腹水で認めていた例あり
・LEtest：自己免疫性肝炎
・EBウイルス：EBウイルス感染　伝染性単核症
・サイトメガロウイルス：サイトメガロウイルス感染
・RA検査：初診時のみ認める（自己免疫性肝炎除外のため）
・アミノ酸分析：DM肝および腎などの基礎疾患があれば⇒アミノ酸代謝異常
　㊟　輸血の指針に注意・輸血前後にする必須検査　※「GK成分輸血および輸血関連」の項参照

(6) 膠原病関連検査（自己免疫疾患）　＊多くの膠原病（難病）が公費負担の対象となる。
① 不明熱、膠原病疑い、RA疑い：一時検査としてRA、CH50、ANA、蛋白分画（以上検査Ａ）を認める。
② SLE疑い：検査Ａ＋抗DNA抗体
③ 補体算定の上限：週１回まで。
④ ANCA：C-ANCAはウェゲナー肉芽腫症、P-ANCAは急速進行性腎炎症候群
⑤ MPO-ANCAは血管炎症候群の病名があれば認める。
⑥ 抗RNPAb／原則として初診時に「膠原病疑い」では認めない。
⑦ 抗核抗体と抗DNA抗体価併施／原則として初診時に「膠原病疑い」では認めない。SLEを疑う場合は、必要な場合もある（コメント必要）。
⑧ 抗シトルリン化ペプチドを関節リウマチの薬剤選択で用いる場合、治療薬の変更ごとではない。
⑨ 関節リウマチの患者（ウイルス性肝炎の病名がない）に対しメトトキセートや生物学的製剤投与にかかる投与前検査としてHBSAgおよびHBcAbは認める。
⑩ C1q結合免疫複合体：自己免疫疾患のみ認める。

⑪ C3、C4：自己免疫疾患（疑い不可）のみ認める。単なる腎炎不可（糸球体腎炎は可）。
⑫ 抗DNA抗体：SLE算定可、膠原病疑い（不適切）。
⑬ 抗Jo-抗体：多発性筋炎、皮膚筋炎で認める。
⑭ 抗RNP抗体：SLE、シェーグレン症候群で認める。膠原病疑い（不適切）。
⑮ 抗SS-A/Ro、抗SS-A/La：シェーグレン症候群で認める。
⑯ 抗Sm抗体：自己免疫疾患の診断（特にSLE）で認める。
⑰ 抗ScL—70抗体：強皮症で認める。

(7) 甲状腺関連検査

甲状腺検査は月1回が原則：2回以上は必ずコメント

●甲状腺機能亢進症・バセドウ病（疑いは39歳以下）
① 初診：①FT3＋FT4＋TSH　②甲状腺自己抗体2種　③TRAbまたはTSAb（疑いは不可）
② 治療：①FT3＋FT4＋TSH　②甲状腺自己抗体1種　③TRAbまたはTSAb
③ その他：甲状腺ラジオアイソトープ、甲状腺シンチ

●甲状腺機能低下症（疑いは40歳以上）
① 初診：①FT3＋FT4＋TSH　②甲状腺自己抗体1種
② 甲状腺機能低下症でのTSHR-Ab検査（刺激型）：適当でない。
③ 甲状腺機能低下症：初診月にてはFT4（T4）、FT3（T3）TSH認める。経過観察および疑いはTSHといずれか1つ。

●橋本病
① 初診：①FT3＋FT4＋TSH　②甲状腺自己抗体2種
② 治療：①FT3＋FT4＋TSH　②甲状腺自己抗体1種

●甲状腺機能異常症の経過観察：TSH精密とFT4（T4）あるいはFT3（T3）のみで十分。

●甲状腺腫瘍・甲状腺がん
① 初診：①FT3＋FT4＋TSH　②（TRAbまたはTSAbの1種のみ）　③サイログロリン　④Echo　⑤CEA＋カルシトニン
② その他：甲状腺シンチ
③ 甲状腺分化がんの手術後：FT4＋TSHレセプターAbの測定。

●その他
① サイログロブリン：甲状腺がん、甲状腺腫、亜急性甲状腺炎、バセドウ病で認める。
② LEテスト（抗核抗体の一種）：抗核抗体と同時は原則不可。
③ TSAb：原則3月に1回。
④ TRAB：バセドウ病、慢性甲状腺以外の場合は3月に1回。

(8) 血栓性疾患と凝固・線溶系検査

① DIC（播種性血管内凝固）：血小板、FDP、PT、Fibrinogenを最初の週は1回／1〜2日、その後は1回／週。

② TAT（トロンビン・アンチトロンビン複合体）：DIC、血栓症、敗血症、脳梗塞、急性心筋梗塞
   (注) 脳梗塞疑いおよび頭部外傷等のスクリーニング検査としては認めない。
③ トロンボモジュリン：DIC、多臓器不全、膠原病
④ フィブリンモノマー複合体またはフィブリノペプタイド：DIC、血栓・塞栓症
⑤ D-Dダイマー：DIC、悪性腫瘍、静脈血栓症では初回のみ認める。＊ワーファリン等の治療は算定可。深部静脈血栓症（DVT）等の疑いでも算定可。ただし、傾向的算定は不可＊
⑥ PIC：DIC、血栓症、肝硬変
⑦ 血小板第4因子（PF4）またはβトロンボグロブリン（β-TG）：DIC、血小板減少症、血栓症、心筋梗塞、脳梗塞
   (注) フィブリノゲン分解産物検査は、FDP（フィブリン分解産物）が異常値のみ認める。
   (注) 出血凝固検査は原則、低い点数より3項目を限度としている。

(9) ビタミン検査

① ビタミンB1：ビタミンB1欠乏症（脚気）で認める。
② ビタミンB2：ビタミンB2欠乏症（脂漏性皮膚炎、舌炎、視力障害等）で認める。
③ ビタミンB12：悪性貧血、吸収不良症候群で認める。

(10) 細菌学的検査

① 原則として必要なものに絞る。特に嫌気性培養、鼻腔培養、結核菌培養等は病名、理由などを記載。
   ・嫌気性培養：呼吸器では胸水、膿胸等の病名が必要
   ・急性胃腸炎で「カンピロバクター腸炎の疑い」：認める
   (注) 嫌気性培養加算の対象外検体：尿、喀痰、便、胃液、開放的分泌物（眼、鼻、耳、口腔、皮膚など）、鼻咽頭拭い液、腟、気管支鏡での採取材料（Protected Brush使用以外）
② 実日数1日で薬剤感受性検査：培養陽性菌と2度目に患者が来院しなかったことを付記する。翌月請求の時は実日数0として前記の注または、菌名を付記。
③ 初診月の結核菌同定検査はあり得ないので注記を。
④ 細菌培養は週に1回を目途とする。ただし、○△疑いで培養同定は算定不可。
⑤ 血液培養時の血液塗抹標本、細菌顕微鏡検査は別に算定できない。ただし、マラリア、アメーバ赤痢、劇症連鎖球菌症などは認める。
⑥ 大手術前のMRSAの咽頭培養：院内感染防止対策に含まれると理解される。
⑦ 病原性大腸菌O-157の検査手順マラリア、アメーバ赤痢、劇症連鎖球菌症などは認める。
   まず便培養 → 血清抗体法によるO抗原またはH抗原の同定 → ベロトキシン検出の3段階で行う。
⑧ ツ反応と結核菌核酸同定検査：結核（疑い）病名が必要。

⑨ 治療開始後の結核菌核酸同定精密検査および結核菌群核酸増幅同定検査：リファンピシンを含む治療開始後、前者は死菌でも陽性となるので治療開始後は用いない。
⑩ 同一検査で結核菌核酸同定検査と核酸増幅同定検査：後者のみ算定。
⑪ 肺結核で咽頭粘液、胃液、骨髄液で核酸増幅同定検査：一連として扱う。
⑫ 結核菌核酸同定精密検査、好酸菌群核酸同定精密検査の同時算定について：原則として前者その他で結核が否定された後に後者を施行する。試料採取が困難な場合で、両者の疑いがあるときは後者による。
⑬ 結核菌あるいは抗酸菌群核酸同定検査の施行回数：同一目的の場合は治療開始前1回のみ。肺と髄液のように病巣が異なる場合は、病名欄にその病名を掲げて別に算定できる。治療開始後の核酸同定検査は菌の生死が区別できないので不可。
⑭ 抗酸菌分離培養検査の場合、検体の採取部位が異なる場合でも、同時または一連として検体を採取した場合には所定点数の算定は1回のみ。
⑮ マイコバクテリウム（非定型抗酸菌核酸同定）：他の検査にてTB菌（−）時に実施可であるため他の検査と同時不可。
⑯ 結核菌分離培養の算定法：同一臓器では3回まで認める。複数場所よりの採取は、それぞれの病名のない限り一連とする。結核菌核酸同定は1回のみ。
⑰ 症状等から同一起因菌によると判断された場合、異なった部位または同一部位の数カ所から検体を採取した場合は主たる部位または1部位のみ所定点数を算定する。例えば、肺炎の起因菌同定のために痰、咽頭液あるいは気管支鏡による採痰、肺胞洗浄液の細菌培養を行った場合はD108「細菌培養同定検査」口腔、気道、または呼吸器からの検体の点数のみの算定となる。気管支鏡などの技術料は算定できる。
⑱ 小児のインフルエンザ診断は臨床診断で可、ただし、成人ではインフルエンザ抗原検査は必須。
⑲ 淋菌およびクラミジアPCRと培養同定・感受性同時算定不可

(11) **抗酸菌算定マトリクス**

検査名	初診月（確定診断前）結核疑	初診月（確定診断前）非結抗	抗酸菌分離培養陽性時 結核症	抗酸菌分離培養陽性時 非結抗
塗抹染色顕微鏡	◎3回	◎3回		
抗酸菌分離培養	◎3回	◎3回		
抗酸菌同定			※◎1回	
結核菌群核酸同定	※○2回			
結核菌特異蛋白刺激遊離IFN-γ	※○2回			
抗酸菌群核酸同定			※○1回	
MAC核酸同定			※○1回	
抗酸菌薬剤感受性			※○1回	◎1回

◆ 表の見方
* ◎は必須項目
* ○は必要に応じて
* 数字は最大回数
* ※は同時不可
* ※は同時不可
* ※は同時不可

⑿ 悪性腫瘍組織・白血病・悪性リンパ腫関連検査

① 悪性腫瘍遺伝子および抗悪性腫瘍剤感受性検査
- 肺がんおよび大腸がんにおけるEGFR遺伝子またはK-ras遺伝子検査
- 消化管系腫瘍におけるC-kit遺伝子検査
- 家族性非ポリポージスにおけるマイクロサテライト不安定検査
- 悪性黒色腫センチネルリンパ節生検かかる遺伝子検査
- 胃悪性腫瘍の手術の検体（日本胃がん学会の規約：根治度C）においてHDRA法またはCD-DST法を用いて、抗悪性腫瘍剤による治療法の選択を目的に行った場合

※大腸がんでEGFR遺伝子検査とK-ras遺伝子検査を同時に行った場合：どちらか一方のみ算定
※肺がんにEGFR遺伝子検査、大腸がんにK-ras遺伝子検査を同時に行った場合：両方とも算定可
※肺がんにEGFR遺伝子検査、大腸がんにK-ras遺伝子検査を別日に行った場合：両方とも算定可

② モノクローナル抗体法：白血病または悪性リンパ種等
③ 染色体分析は原則として初回1回のみ。それ以外の場合は理由を付記。
④ HTLV-1はリンパ系悪性疾患例で算定できる。

⒀ 検査と関連病名（疑い含む）＝審査適応病名とは限らない

検 査 名	病 名 お よ び 関 連 疾 患 等
<尿・糞便検査>	
Ⅳ型コラーゲン（尿）	糖尿病性腎症　肝硬変　肝細胞癌
IgE定性（涙液）	アレルギー性結膜炎　巨大乳頭性結膜炎
MBP：ミエリンベーシック蛋白	多発性硬化症　ベーチェット病　脳血管障害急性期
VMA定性（尿）	褐色細胞腫　神経芽腫
アルブミン定量（尿）	糖尿病性腎症　糸球体腎炎　ネフローゼ症候群　妊娠中毒症
オリゴクローナルバンド	多発性硬化症　脳炎（硬化性・ヘルペス）
トランスフェリン（尿）	糖尿病性腎症　腎不全　ネフローゼ症候群　糖尿病
ベンスジョーンズ蛋白（尿）	多発性骨髄腫　マクログロブリン血症　アミロイドーシス
ポリアミン（尿）	白血病　胃癌　食道癌　大腸癌　肺癌　乳癌
マイクロトランスフェリン（尿）	糖尿病性腎症　腎不全　ネフローゼ症候群
子宮頚管粘液顆粒球エラスターゼ	頚管炎　腟炎　絨毛羊膜炎
肺サーファクタント蛋白-A（羊水）	新生児呼吸窮迫症候群（IRDS）　肺虚脱
<血液学的検査>	
α1-AT：α1-アンチトリプシン	炎症性疾患　膠原病　肺気腫　ネフローゼ症候群　肝硬変
α2MG：α2-マイクログロブリン	ネフローゼ症候群　DIC　造血器腫瘍
β-TG　血小板第4因子	DIC　血栓症　血小板減少症　骨髄増殖性疾患　心筋梗塞
AT-Ⅲ：アンチトロンビンⅢ活性	アンチトロンビンⅢ異常症　DIC　重症肝障害
CCR4 タンパク	成人T細胞白血病　リンパ腫

D-Dダイマー	DIC　血栓症　凝固亢進状態　敗血症　動脈瘤
FMテスト	DIC　血栓症　凝固亢進状態
PIC	DIC　血栓溶解療法時　肝硬変
TAT	DIC　深部静脈血栓症　急性心筋梗塞　大動脈瘤
t-PA	DIC　深部静脈血栓症　心筋梗塞　脳梗塞　肺梗塞
トロンボモジュリン	DIC　MOF　膠原病　劇症肝炎　非代謝性肝硬変
フォン・ヴィレブランド因子	フォン・ヴィレブランド病　川崎病　肝硬変　腎疾患
プラスミノゲン活性	プラスミノーゲン異常症　DIC　重症肝障害　血栓症
プロテインC	プロテインC欠乏症　DIC　抗ビタミンK投与時　血栓症
プロテインS	プロテインS欠乏症　DIC　抗ビタミンK投与時　血栓症
プロトロンビン フラグメントF1+2	DIC　静脈血栓症　心筋梗塞　脳梗塞　膠原病
悪性リンパ腫解析検査 細胞質内検査	白血病　悪性リンパ腫などの造血器悪性腫瘍の分類
凝固第Ⅱ因子	プロトロンビン欠乏症　ワーファリン投与　ビタミンK欠乏症　DIC　肝不全
凝固第Ⅴ因子	第Ⅴ因子欠乏症　DIC　肝不全
凝固第Ⅶ因子	第Ⅶ因子欠乏症　ワーファリン投与　ビタミンK欠乏症DIC　肝不全
凝固第Ⅷ因子	血友病A　DIC　フォン・ヴィレブランド病
凝固第Ⅸ因子	血友病B　DIC　フォン・ヴィレブランド病　ワーファリン投与　ビタミンK欠乏症
凝固第Ⅹ因子	第Ⅹ因子欠乏症　ワーファリン投与　ビタミンK欠乏症　DIC　肝不全
凝固第ⅩⅠ因子	ⅩⅠ因子欠乏症　DIC　肝硬変
凝固第ⅩⅡ因子	ⅩⅡ因子欠乏症　DIC　肝不全　ネフローゼ症候群
凝固ⅩⅢ因子	ⅩⅢ因子欠乏症　DIC　肝硬変
骨髄像	貧血　白血病　骨髄腫　癌の骨転移　悪性リンパ腫
免疫グロブリンκ/λ	高免疫ガンマグロブリ血症　多発性骨髄腫
<生化学的検査（Ⅰ）>	
1, 5アンドロ-D-グルシトール	耐糖能異常　糖尿病　腎不全　腎性糖尿
ALPアイソザイム	骨・胆嚢・肝臓・甲状腺・自己免疫性疾患　潰瘍性大腸炎　腎不全
ALPアイソザイム	肝胆疾患　腎不全　甲状腺機能亢進症　転移性骨腫瘍　潰瘍性大腸炎
ALPザイム	骨転移　甲状腺疾患」卵巣癌　潰瘍性大腸炎　黄疸　肝障害
Ai：アルミニウム	アルミニウム中毒　腎不全　尿毒症
CK-MB	急性心筋梗塞　心筋炎　急性冠症候群　筋炎
CKアイソフォーム	心筋梗塞　心筋炎　急性冠症候群　筋炎　挫滅症候群

KL-6 SP-D SP-A	間質性肺炎（特発性・膠原病性） 過敏性肺炎
LDアイソザイム	心筋梗塞 悪性リンパ腫 悪性貧血 筋炎 肺梗塞
Mb：ミオグロビン	心筋傷害 菌ジストロフィー症 骨格筋疾患
Mn：マンガン	マンガン中毒 腎不全（透析） 肝炎 肝硬変
P-Ⅲ-P・Ⅳ型コラーゲン7-S	ウイルス性肝炎 肝疾患
PLA2	膵疾患
PST1	膵疾患
RLP-C	脂質異常症
TnT：心筋トロポニンT	急性心筋梗塞 心筋炎 狭心症 急性冠症候群
Zn：亜鉛	味覚・嗅覚障害 好酸球増多症 溶血性貧血 甲状腺機能亢進症
アセトアミノフェン	肝不全 腎不全
アミラーゼアイソザイム	膵疾患 唾液腺疾患 肺癌
アルブミン非結合型ビリルビン	新生児の黄疸
アンモニア	肝性脳症 肝硬変 劇症肝炎 尿毒症 ショック 高アンモニア血症
イヌリン	腎疾患 心不全
エタノール	アルコール中毒（依存）
ガラクトース	黄疸 肝疾患
ケトン体分画	糖尿病 嘔吐下痢 脱水 甲状腺機能亢進症
コレステロール分画	脂質異常症
シスチンアミノペプチダーゼ	切迫早産 多胎妊娠 妊娠高血圧症候群 子宮内胎児発育遅延
ビタミンB1	ビタミンB1欠乏症 脚気 ウェルニッケ脳症
ビタミンB2	ビタミンB2欠乏症 舌炎 口内炎
ビタミンB12	ビタミンB12欠乏症 悪性貧血 骨髄性白血病 慢性膵炎
ビタミンC	ビタミンC欠乏症 壊血病 アルコール依存症
ビタミンD・1.25-OH2ビタミンD	慢性腎不全 副甲状腺機能低下症 くる病（小児） 骨粗鬆症（成人）
プロリルヒドロキシラーゼ	肝硬変
リポ蛋白分（α）	動脈硬化疾患 脂質異常症 糖尿病 急性肝炎 肝硬変 腎透析
レシチン・コレステロール:L-CAT	L-CAT欠損症 無β-リポ蛋白血症 脂質異常症
γ-GTアイソザイム	肝胆疾患 胆管閉塞症
Ⅳ型コラーゲン	肝硬変
心室筋ミオシン軽鎖Ⅰ	心筋梗塞 心筋炎
赤血球コプロポルフィリン	コプロポルフィリン症 鉛中毒
胆汁酸	急性肝炎 慢性肝疾患 胆汁鬱帯 黄疸 胆管閉塞症
葉酸	葉酸欠乏症 巨赤芽球性貧血

<生化学的検査（Ⅱ）>	
5-HIAA	カルチノイド　脳性麻痺　ダンピング-sy　フェニルケトン尿症
17-KGS　17KS分画	多嚢胞性卵巣症候群　副腎皮質過形成　クッシング病　異所性ACTH産生腫瘍
17-KGS　11-OHCS　コルチゾール　DHEA-S	クッシング病　異所性ACTH産生腫瘍　アジソン病　下垂体機能異常
ACTH副腎皮質刺激ホルモン	アジソン病　クッシング病　異所性GH産生腫瘍　脳腫瘍
ADH：抗利尿ホルモン	尿崩症　下垂体機能低下症　肝硬変　腎不全　アジソン病　うっ血性心不全　心因性多飲症
ALD：アルドステロン	アルドステロン症　腎性高血圧症　褐色細胞腫　間質性腎炎
ANP：心房性Na利尿ペプチド	うっ血性心不全　慢性腎不全　本態性高血圧症　急性冠症候群
CT：カルシトニン	甲状腺髄様癌　悪性腫瘍　甲状腺全摘後
DHEA-S	クッシング病　アジソン病　思春期早発症　副腎腫瘍　下垂体異常症
DPD：デオキシピリジノリン	副甲状腺機能亢進症　骨粗鬆症
E2：エストラジオール	副腎皮質過形成　卵巣機能不全　閉経
E3：エストリオール	胎盤機能不全　胎児発育不全　副腎皮質過形成　胞状奇胎
FSH：卵胞刺激ホルモン	ターナー症候群　下垂体腫瘍　更年期症候群　思春期早発症　シーハン症候群
FT3（T3）FT4（T4）TSH TBG	甲状腺疾患　下垂体腫瘍
GH：成長ホルモン	先端肥大症　低身長症　異所性GH産生腫瘍　下垂体前葉機能低下症
HCG-βサブユニット	HCG産生腫瘍　絨毛性疾患　奇形腫
HGC：ヒト絨毛性ゴナトロビン	妊娠（多胎・子宮外・流産）　絨毛性疾患　HCG産生腫瘍
HPL：ヒト胎盤性ラクトーゲン	妊娠（多胎・子宮外・流産）　胞状奇胎　胎盤機能不全
HVA：ホモバニリン酸	神経芽細胞腫　褐色細胞腫　アルツハイマー病　パーキンソン症候群
Intact PINP	骨粗鬆症
LH：黄体ホルモン	卵巣機能低下症　無月経　ターナー症候群　下垂体機能低下症
PRL：プロラクチン	下垂体腫瘍　松果体腫　頭蓋咽頭腫　原発性甲状腺機能低下症
PTH：副甲状腺ホルモン	副甲状腺疾患　高カルシウム血症　ビタミンD欠乏症　骨粗鬆症
SM-C：ソマトメジン	下垂体性疾患　思春期遅早症　成長ホルモン分泌不全　腎不全
TBC：サイロキシン	TBG異常症　甲状腺疾患
VMA定量：バニリルマンデル酸　メタネフリン	神経芽細胞腫　褐色細胞腫
cAMP：サイクリックAMP	甲状腺疾患　心筋梗塞　高カルシウム血症　肝腎症候群
アミノ酸	肝性脳症　劇症肝炎　肝硬変　アミノ酸代謝異常症　糖尿病性昏睡
エストロゲン	卵巣腫瘍　睾丸腫瘍　副腎腫瘍　卵巣機能不全　胞状奇胎

カテコールアミン分画	神経芽細胞腫　褐色細胞腫　本態性高血圧　甲状腺疾患　副腎髄質過形成
ガストリン	ゾリンジャー・エリソン症候群　萎縮性胃炎　悪性貧血
コルチゾール	アジソン病　クッシング病症候群　異所性GH産生腫瘍
サイログロブリン	甲状腺腫瘍　甲状腺疾患
セクレチン	糖尿病　膵疾患　悪性貧血　ゾリンジャー・エリソン症候群　萎縮性胃炎
チロシン	チロシン血症
テストステロン　遊離テストステロン	エストロジェン産生腫瘍　性腺機能低下症　卵巣症候群　副腎過形成
プレグナンジオール	副腎皮質過形成　クッシング病　下垂体機能不全　副腎性腺機能低下
プロゲストロン	副腎皮質過形成　卵巣機能不全　アルツハイマー病　無月経・無排卵
メタネフリン　ノルメタネフリン	神経芽細胞腫　褐色細胞腫
レニン活性および定量	高血圧症（レニン性・悪性・腎性）　褐色細胞腫　アルドステロン症
抗IA-2抗体	糖尿病
脂肪酸分画	脳血栓症　脂質異常症
総分岐鎖アミノ酸/チロシンモル比	肝硬変　肝不全　肝性脳症　劇症肝炎　肝細胞癌
<免疫学的検査>	
α1-M：α1-マイクログロブリン	糸球体腎炎　腎機能不全　ネフローゼ症候群　肝機能障害
α1-M（尿）	尿崩症　腎尿細管障害
β2マイクログロブリン	腎機能不全　多発性骨髄症　悪性リンパ腫　悪性腫瘍　自己免疫性疾患
C1-インアクチベーター	血管神経浮腫　肝硬変　劇症肝炎
AMA：抗ミトコンドリア抗体	原発性胆汁性肝硬変　クレスト症候群　自己免疫性疾患
ANA（抗核抗体） LEテスト	SLE　混合性結合組織病　シェーグレン症候群　クレスト症候群　原発性胆汁性肝硬変　多発性筋炎・皮膚筋炎　全身性硬化症
APRスコア	新生児の細菌性感染症
ASO：抗ストレプトリジン	リウマチ熱　糸球体腎炎　溶連菌感染症　皮膚化膿症　膿痂疹
Bence Jones蛋白同定	多発性骨髄腫　原発性（マクログロブリン・アミロイドーシス）
B細胞表面免疫グロブリン	重症複合免疫不全　リンパ性白血病　悪性リンパ腫　非ホジキンリンパ腫
C3	免疫不全症候群　SLE　糸球体腎炎　リウマチ
C3プロアクチベータ	糸球体腎炎　SLE　自己免疫性溶血性貧血
C4	免疫不全症候群　SLE　糸球体腎炎　リウマチ　DIC　血管神経性浮腫
HE-IgA抗体	E型肝炎

HRT：アレルゲン刺激性ヒスタミン	アトピー性（皮膚炎・鼻炎・結膜炎）　蕁麻疹　気管支喘息
HTLV-I抗体	成人T細胞白血病リンパ腫　HTLV-I関連脊髄症（HAM）
Hib：ヘモフィルス・インフルエンザB型	髄膜炎（細菌性・インフルエンザ菌性）　敗血症　菌血症
IEP：免疫電気泳動法（血・尿）	M蛋白血症　多発性骨髄腫マクログロブリン血症　アミロイドーシス
IgA	膠原病　慢性肝炎　感染症　IgG型多発性骨髄腫　IgG腎症
IgD	高IgED型血症　IgD型多発性骨随症
IgE（非特異的）	アレルギー性疾患　SLE　関節リウマチ
IgG	膠原病　活動性肝疾患　感染症　IgG型多発性骨髄腫
IgG-RF	関節リウマチ　SLE
IgG4	自己免疫性膵炎　胆管病変　ミッケル病
IgM	膠原病　肝疾患　マクログロブリン血症
LST：リンパ球刺激試験	免疫不全症候群　薬疹　リンパ性白血病　悪性腫瘍　膠原病　自己免疫性疾患
MMP-3	関節リウマチ　SLE　強皮症
PR3-ANCA	ウェゲナー肉芽腫症　進行性糸球体腎炎
RBP：レチノール結合蛋白	ビタミンA欠乏症　急性肝炎　腎不全　甲状腺機能障害
SAA：血清アミロイドA蛋白	ウイルス感染症　悪性腫瘍　心筋梗塞　呼吸器感染症
STS：梅毒血清反応	梅毒　自己免疫性疾患　手術前　内視鏡検査等前
TARC	アトピー性皮膚炎の重症度評価
TRAb：抗TSHレセプター抗体	バセドウ病　甲状腺機能（亢進症および低下症）
TSAb：甲状腺刺激抗体	バセドウ病　甲状腺機能亢進症　甲状腺眼症
Tf：トランスフェリン	肝硬変　膠原病　ネフローゼ症候群　蛋白漏出性胃腸炎
T細胞・B細胞百分率	免疫不全症　サイトロメガウイルス感染症　伝染性単核症　成人T細胞白血病
T細胞サブセット	免疫不全症　HIV感染症　伝染性単核症　成人T細胞白血病
Weil-Felix反応	発疹熱　ツツガムシ病　チフス　紅斑熱
アデノウイルス抗原	胃腸炎（急性・ウイルス性）急性出血性膀胱炎　乳児嘔吐下痢症
エンドトキシン	エンドトキシン血症　敗血症
クラミドフィラ・ニューモニエIgG/IgA	クラジミア肺炎　クラジミア感染症
クリオグロブリン	多発性骨髄腫　マクログロブリン血症　悪性リンパ腫　自己免疫性疾患
クロストリジウム・ディフィシル抗原	下痢症　偽膜性大腸炎
セルロプラスミン	Wilson病　メンケス症候群　肝胆疾患　吸収不良症候群
デルタ肝炎ウイルス抗体	デルタ肝炎　B型肝炎　肝硬変　劇症肝炎
トキソプラズマ抗体	トキソプラズマ症　網脈絡膜炎　皮膚発疹型
トランスサイレチン：プレアルブミン	栄養失調症　摂食障害

ハプトグロビン	自己免疫性溶血性疾患　ネフローゼ症候群　肝疾患
ブルセラ抗体	ブルセラ症　不明熱
ヘモペキシン	溶血性貧血　肝硬変
モノクローナルRF結合免疫複合体	関節リウマチ　膠原病　糸球体腎炎　シェーグレン症候群　多発動脈炎
レプトスピラ抗体	レプトスピラ症　黄疸性出血性レプトスピラ症　ワイル病
ロタウイルス抗原	胃腸炎（急性・ウイルス性）乳児嘔吐下痢症
顆粒球機能・顆粒球スクリーニング	多核好中球機能障害　原発性免疫不全症候群　肉芽腫　白血球機能障害
抗ARS抗体	多発性筋炎　皮膚筋炎
抗DNA抗体	SLE　膠原病　強皮症
抗ds-DNA抗体	SLE
抗LKM-1抗体	II型自己免疫性肝疾患
抗RNP抗体	混合性結合組織病　多発性筋炎・皮膚筋炎　Sjoegren症候群　SLE
抗Jo-1抗体	多発性筋炎・皮膚筋炎
抗Scl-70抗体	強皮症
抗Sm抗体	SLE
抗SS-A/o抗体	シェーグレン症候群　SLE　強皮症　多発性筋炎・皮膚筋炎
抗SS-B/La抗体	シェーグレン症候群　SLE
抗ss-DNA抗体	SLE　膠原病　自己免疫性疾患
抗カルジオリピン抗体	抗リン脂質抗体症候群　SLE
抗セントロメア抗体	レイノー病　強皮症　CREST症候群
抗デスモグレイン3抗体	天疱瘡
抗ミトコンドリア抗体	原発性胆汁性肝硬変
抗血小板抗体	特発性血小板減少性紫斑病　輸血後紫斑病　SLE
抗甲状腺マイクロゾーム	バセドウ病　橋本病　特発性甲状腺機能低下症　甲状腺炎
赤血球コプロポルフィリン	鉛中毒　ポルフィリン症　白血病　肝疾患
赤血球プロトポルフィリン	鉛中毒　ポルフィリン症　鉄欠乏性貧血
大腸菌O157抗体	出血性腸炎　腸管出血性大腸菌感染症　溶血性尿毒症
特異的IgE	アレルギー性疾患（原因アレルギーの検査）
肺炎球菌抗原	肺炎球菌感染症　細菌性髄膜炎
梅毒トレポネーマ抗体	梅毒　手術前　内視鏡検査等前
<微生物学的>	
MAC/マイコバクテリウム・アビウム	非結核性抗酸菌症
レジオネラ核酸検出	レジオネラ症
細菌核酸検出	敗血症　菌血症

<負荷試験・その他の機能テスト>	
ICG・BSP：肝機能テスト	肝炎　肝硬変　＊全麻等での外科系手術前
PFD：膵機能テスト	慢性膵炎　膵癌
PSP：肝・腎クリアランステスト	肝疾患　腎疾患　尿路系（閉塞・障害）　心不全

⑭　呼吸不全時の検査

≪医事課へのワンポイント≫

> １血液ガス分析：酸・塩基平衡障害の判定に必要である。
> 適応疾患として呼吸性アシドーシス（低換気症候群、気管支喘息、肺気腫）、呼吸性アルカローシス（過換気症候群）、代謝性アシドーシス（慢性腎不全、糖尿病）、代謝性アルカローシス（利尿、嘔吐）

血液ガスでの静脈採血：小児科領域は認める方向。なお、救急学会では代謝性および呼吸性アシドーシスにパルスオキシメーターと併用でも認める方向である（平成24年支払基金）。

① 血液ガスと電解質測定：急性期４日間は４〜６回／日、以後１週間は２〜３回／日、２週間以後は必要に応じて１回／日以内を目安。慢性期は必要に応じて１回／日とする。これを超えたら病状説明を。

② 血液ガスと動脈血採血の算定：別に算定。動脈血採血点数は１日につきである。血液回路から採取した場合は算定できない。

③ 手術中の観血的動脈圧測定とSpO２測定の同時施行：心不全などのリスクのある症例で全身麻酔でのみ認める。

⑮　モニター関連（呼吸心拍・CVP・観血的動脈圧・持続的脳圧測定）

① 呼吸心拍監視以外は14日を限度（救命センター、ICU、CCU含む）

② 呼吸心拍監視算定上の留意事項他

・算定開始日を記載。＊装着と休止を繰り返した場合の算定開始日は最初の日。

・全身麻酔当日は算定不可。

・がんを含む死亡直前の監視や単なる不整脈の監視では短期間とする。

・ペースメーカー設置時は３日以内。

・人工呼吸時の呼吸心拍監視：算定不可、人工呼吸管理料に含まれる。

③ SpO2測定

・SpO2測定と動脈血酸素濃度測定の同時施行：前者は14日まで。後者は必要最小限度に抑える。

・酸素投与のない例では算定不可。

・人工呼吸時には算定できない。

・内頸動脈経皮的酸素飽和度測定：まだ認められない。

④ 深部体温測定関連：体腔内温度（食道、直腸内、膀胱内、鼓膜など）、肺動脈内血液温度の測定
　適応疾患：悪性高熱、頭蓋内病変、ショック症状、体外循環、全身麻酔中、開会術中
・ただし、直腸内、膀胱内、全身麻酔時は算定できない。
・術後3日くらいは適応があれば認める。
⑤ その他
・経皮的動脈血酸素飽和度の回数：医学的判断による（原則14日以内の急性期）。ただし、算定回数（日数）を超えて行った場合は詳記によって判断する。
・トノメトリー法による非観血的連続血圧測定と麻酔：麻酔時に限り認める。
・末梢血行動態検査の適応：ASOの診断と病態把握の場合のみ適応。
・脳死判定時の聴性誘発反応は、脳幹障害時に1回のみ認める。
・特定入院料と一般入院料のある場合のモニター日数：合計14日とする。
・脳波検査：てんかん慢性期では年に1～2回。抗痙攣剤減量中では月2回。統合失調症、心身症では不可。

⑯ **生体検査**
① ECG：(注) 他医のECGの診断料算定に注意
・ECG／負荷ECG：負荷ECGのみ算定
・負荷ECG：心疾患リハの場合、週2回で発症後1月は認める。
・ECG病名：心筋梗塞、不整脈、心筋症、狭心症、高血圧症など
　＊初診においては、高血圧症、脂質異常症、糖尿病、急性腹症で認める。その後は医学的判断による（糖尿病で認める理由は、冠動脈硬化症の合併などがあり得るため）。
② ホルターECG
・ホルターECG（入院時）…入院時は減点対象となりやすいので下記のコメント付記
　※抗不整脈の薬剤判定、心疾患の退院前検査等
　ホルターECGの病名：不整脈、狭心症、虚血性心疾患など
③ 埋込型ECG：失神発作を繰り返し不整脈を疑うがUCGおよび他のECG検査等によりその原因が特定できない場合。
④ トレッドミル負荷心肺機能・サイクルエルゴメーター心肺機能検査：
　注）連続呼気ガス分析加算：重症度の判定、治療方針の決定等で行った場合
　注）スパイロおよびECG同時算定不可
⑤ リアルタイム解析ECG：8時間以上記録した場合。
⑥ 携帯型発作時ECG：2日間以上記録した場合。
⑦ 心機図検査：各種脈波図とECG、心音図等の2以上記録し、循環機能の解析を行う。
⑧ 脈波図・心機図・ポリグラフ：虚血性心疾患、閉塞性動脈硬化症等の血管疾患、下肢静脈血栓症、血管炎症症候群など（6月に1回）※動脈硬化症、脂質異常症、糖尿病、高血圧症などの単独病名では認めない。

⑨ 脈波図（3～4検査）：動脈硬化症疑いの場合、2検査に査定する傾向である。
⑩ 体液量測定：浮腫性疾患（浮腫、ネフローゼ、粘液水腫）で認める。
⑪ 血管伸展性検査：大動脈弓狭窄、末梢性血管障害、脈なし病、で認める。
⑫ 重心動揺計：標準検査があり、平衡障害、めまい、メニエル病で認める。
⑬ 心拍出量測定：1日に3回で5日間の15回まで認める。
⑭ 尿流測定：心因性膀胱、脊損、パーキンソン病、糖尿病性末梢神経障害で認める。
⑮ 膀胱内圧測定：心因性膀胱、脊損、パーキンソン病、糖尿病性末梢神経障害で認める。
⑯ 角膜曲率半径計測：角膜乱視、コンタクト装着で認める。また手術前後は2回まで認める。
⑰ 角膜内皮細胞顕微鏡検査：眼内手術、角膜手術前後で認める。
⑱ 眼筋機能精密検査：斜視、弱視で認める。
⑲ 精密眼圧測定：屈折異常の初診時、緑内障、ステロイド剤投与で認める。
⑳ 精密眼底検査：高血圧症、眼科疾患（主に網膜、神経）で認める。古い脳梗塞での頻回な検査および高血圧での眼底カメラと同時は過剰。
㉑ 静的量的視野検査：緑内障、視神経、網膜疾患で認める。
㉒ 両眼視機能精密検査および立体視検査：斜視、弱視で認める。

⒄ 胸部・腹部・その他超音波検査の関係他　※胸部UCGと腹部断層撮影は「別部位・別の撮影」

・確定病名がない場合の超音波検査の算定は1回。また、複数回行う場合はコメント付記

【同時に複数の撮影を行った場合】

撮影部位・撮影方法	算定方法
同一部位・別の撮影方法	主たるもの算定
同一部位・同一撮影方法	同　上
別の部位・別の撮影方法	それぞれ算定

【同月の2回目以降の算定】

撮影部位・撮影方法	算定方法
同一部位・別の撮影方法	2回目以降は90/100
別の部位・同一撮影方法	同　上
別の部位・別の撮影方法	2回目以降も100/100

① 胸部超音波検査：経胸壁心エコー
　・造影剤加算（注射）：心筋虚血の診断目的で行った場合
　・同時に記録した脈波図とECG、心音図は算定不可
　・該当病名のない術前検査は認めない
　主な病名：心臓弁膜症・僧帽弁膜狭窄＆閉鎖不全症・大動脈弁狭窄＆閉鎖不全症・肺動脈弁狭窄など

② 肝エコー時のパルスドプラ加算：毎月は認められない。
③ 肝がん、婦人科の悪性腫瘍、腎がん、精巣静脈瘤および精巣捻転症でのパルスドプラ法加算は認める。
④ 超音波内視鏡下穿刺吸引生検法（EUS-FNA）：経消化管的生検を行った場合。
⑤ 頸部超音波検査（パルスドプラ法）：頸動脈閉塞が疑われた場合に算定。
　ただし、脂質異常症、高血圧症、動脈硬化症では、パルスドプラ法は認めない。

⑥ パルスドプラ法加算について以下の病名で認められるか：国保と基金の相違
　a）頚動脈硬化症　b）慢性閉塞性動脈硬化症　c）深部静脈血栓症
　◇国保：a）認めない　b）認める：腹部大動脈から腸管動脈などの狭窄が考えられるので
　　　　　c）認める：特に下肢静脈瘤の検査として有用である。
　◇基金：a）〜c）認める
⑦ ASOでパルスドプラ：月に1回算定可。
⑧ 人工透析シャント閉塞
　・手術の適応の決定には断層撮影（ロ：350点）＋パルスドプラ法加算（200点）
　　ただし、一律、頻回でなければ血流量、狭窄度、仮性動脈瘤の有無などで認める。
　・単なるシャント管理にはドプラ法の（イ：20点）

⑱ **内視鏡検査（薬剤など）・生検およびヘリコバクター・ピロリ**
※内視鏡検査における時間外等加算等の追加
　同一患者に同一月に同一検査を2回以降実施した場合の100分の90逓減の算定について、内視鏡検査の通則に追加された。「乳幼児加算」または内視鏡検査の通則5に掲げる「時間外等加算」を行う場合は、所定点数にそれぞれの割合を乗じたうえで、端数が生じた場合には、これを四捨五入した点数により算定する。
　＊指定点数とは、当該検査点数および注の加算を合算した点数のことである。
　※他医の内視鏡、画像、病理の診断料等に注意
① 内視鏡の使用薬剤
　● 胃ファイバーの一般的な前処置薬剤の標準的使用量と許容量

薬　剤	標準使用量	許容量
(1) キシロカインビスカス	5mL	10mLまで
(2) キシロカインゼリー		5mLまで
(3) キシロカインポンプスプレー	0.1g〜0.2g	1gまで
(4) ガスコンドロップ	2mL〜5mL	10mLまで
(5) プリビナ液	0.5mL	2mLまで
(6) バロス消泡内用液2％	5mL	10mLまで

　● 胃ファイバー時に認める薬剤例
　　・サイレース、セルシン、ドルミカム等　　＊ソルラクト等（コメント必要）
　● 胃ファイバー時に原則不適切な薬剤例
　　・ディプリバン、オピスタン、ヘパリン、デトキソール、オリブ油、洗浄用生食、ラクトリンゲル、入院時のアネキセート、酸素等
　● 大腸ファイバーにおけるキシロカインゼリー
　　・キシロカインゼリー30mLまで

● 大腸ファイバー時に認める薬剤
・オピスタン、塩酸ナロキソン（コメント必要）、ソルラクト（コメント必要）
● 内視鏡的手術

薬　　剤	標　準　使　用　量	許　容　量
(1) キシロカインポンプスプレー	1gまで	
(2) キシロカインゼリー	胃10mLまで	大腸30mLまで

② 上部消化管内視鏡時の麻酔導入剤、拮抗剤等の使用および算定
●セルシンまたはホリゾン（マイナートランキライザー）：認める
●サイレース（麻酔導入剤）またはドルミカム（催眠鎮静剤）：サイレースは原則認めないがコメントがあれば認めている。ドルミカムは認める。
●オピスタン（合成麻薬）：原則として認めない。ただし、コメントがある場合には認めることもある（鎮静剤としてはペンタジンが保険適応である）。
●ディプリバン（全身麻酔、鎮静用剤）：原則として認めない。ごく一部の症例に使用したり、コメントがあれば認めている。
●アネキセート（ベンゾジアゼピン受容体拮抗剤）および塩酸ナロキソン（麻酔拮抗剤）：画一的でない場合や必要とするコメントがあれば認める。
●グルカゴンまたはグルカゴンGノボ：心疾患、前立腺肥大症、緑内障などのため使用できない症例や70歳以上の高齢者には認めている。　㊟　全例使用は不可（注記が望ましい）
③ GIF施行時、逆流性食道炎の病名では食道ファイバーでの算定になるため胃炎等必要。
④ GIF施行時、食道の病名がない場合、食道の病理は算定不可。
⑤ 複数の臓器より生検を行った場合、各臓器ごとに生検法算定。ただし、臓器名記載。
⑥ 痔等で直腸鏡を用い肛門部のみ観察した場合、肛門鏡検査で算定。
◎狭帯域光強調加算：拡大内視鏡を用いて／NBI方法、光学拡大scopeと「FICE」の組み合せ
⑦ 膀胱尿道ファイバー：尿道結石　尿道腫瘍　膀胱結石　膀胱腫瘍
※インジゴカルミン等使用の場合：D289（その他の膵機能テスト「2」を併せて算定）
※尿管カテーテル法：膀胱尿道ファイバー等を用いて尿管の通過障害、結石等で行った場合。
⑧ 腎盂尿管ファイバー：腎盂、尿管腫瘍、結石
⑨ 食道色素内視鏡時のデトキソール注：適応外であり認めない（点墨加算で評価のため）。
⑩ ヘリコバクター・ピロリ
※ヘリコバクター・ピロリ感染の検査とGIF/UGI他
※a）迅速ウレアーゼ　b）鏡検法　c）培養法　d）抗体法　e）尿素呼気法　f）糞便中抗原測定
★ 検査の結果、陰性の場合異なる検査法に限り1回算定可。また、c）を除く検査を初回に同時にした場合、2項目に限り算定可

★ 除菌後感染診断（除菌判定）d）e）f）に限り2項目に限り算定可

㊟ オピスタン＝ブスコパン＋ドルミカム＋スタドール：EF-大腸では認めるが、GIFでのオピスタンは原則認めない。

⒆ 循環器科関連

●心臓カテーテル法による諸検査の目的

・右心カテーテル：先天性心疾患、弁異常、心不全、肺動脈の異常、不整脈などの診断
・左心カテーテル：先天性心疾患、左心室の異常、心拍出量の測定、僧房弁および大動脈弁の異常 冠状動脈血流などの診断

① 心筋TnT：古い発症の狭心症、胸痛では算定不可（理由：心筋梗塞が疑われるが、心電図による所見のみでは診断がつかない場合に、心筋梗塞の確定または転帰の決定までに1回に限り算定可。
② PCI翌日の心筋TnT測定：認められない。
③ BNP：心不全をきたす明らかな原因疾患（心房細動、心筋梗塞、心弁膜症、心筋症など）の確定病名がある場合には心不全の病名なしでも算定可。
④ ANP測定：心不全のある場合のみ。
⑤ CPKアイソザイムは原則として2回、心筋ミオシンⅠ鎖測定は発症月のみ2回まで。
⑥ PTCA前後のANP測定：2回まで。
⑦ 血清酵素活性と心電図：発症当日は3～6回ごと、その後安定後、1回／日、1回3～7日とする。
⑧ 心拍出量は1週間くらい認める。
⑨ 呼吸心拍監視：観察した呼吸曲線、心電曲線、心拍数のそれぞれの結果の要点をカルテに記載しなければ算定不可。
⑩ PTCA終了後、あらためて右心カテ：認められる。
⑪ 心筋症に対する心筋生検：検査の組織採取、切採法
⑫ スワンガンツカテ挿入による血行動態検査と右心カテ：従来区別していたが後者の点数を認める。
⑬ UCG、胸部X-PのないBNP/HANPの検査は認められない。
⑭ ホルターECG（入院時）：入院時は減点対象となりやすいので下記のコメント付記
　※抗不整脈の薬剤判定、心疾患の退院前検査等
⑮ 負荷ECG：心疾患リハの場合、週2回で発症後1月は認める。
⑯ UCGは、循環器疾患治療がないと術前検査での算定不可。
⑰ 心カテと同一日のペースメーカー移植術：認める　①右心：種類の決定　②左心：病名により判断

●経皮的冠動脈形成術およびステント留置術での手術医療材料・造影剤の量

① 冠動脈撮影およびPTCA…300mL以下。

② カテーテル等、定数以上の使用時は詳記および画像添付し紙レセで提出。

	通常使用	基　　金	国　　保
①ガイドワイヤー	1～2本	◇3本以上は詳記対応 ※症例により3本まで認める	◇3本以上は詳記対応 ※特に決まっていない
②バルンカテーテル	1本	◇2本以上は詳記対応 ※同サイズは算定不可	◇2本以上は詳記対応 ※特に決まっていない
③ステント	1本	◇2本以上は詳記対応 ※狭窄部位、病変の長さ等	◇3本以上は詳記対応 ※症例により3本まで認める

③ 画像診断（血管造影等）時の局所消毒は算定可なるもイソジン10mLを基準。

④ 循環器の異議申請は、材料（造影剤含む）等が高額なのですべて面談にて対応、その際に画像（CDR）も持参している。

⑳ **泌尿器科関連**

① 尿沈渣の適応：泌尿器系以外で、糖尿病、高血圧症、痛風、脂質異常症、脳血管障害、急性感染症などで認める。

② 前立腺マッサージ前後の尿沈渣：実日数1日で2回認める（詳記必要）。
　理由：治療上、前立腺炎の薬が必要かを判断するため

③ テストロン：副腎過形成、精巣機能不全症、性腺機能低下症で認める。

④ FSH・LH：性腺機能異常、下垂体機能低下症で認める。

⑤ 尿流測定：心因性膀胱、脊損、パーキンソン病、糖尿病性末梢神経障害で認める。

⑥ 残尿測定／Echoを用いて：BPH　前立腺癌　膀胱腫瘍　神経因性膀胱　遺尿症

⑦ 膀胱内圧測定：心因性膀胱、脊損、パーキンソン病、糖尿病性末梢神経障害で認める。

⑧ エコー、KUB-xp、CTは実日数を超えない。また、エコー、KUB-xp、CTを同時はCTを査定。

⑨ 慢性腎炎・＊神経因性膀胱・＊過活動膀胱でのエコーは算定不可。ただし、＊コメントがあれば可

⑩ 淋菌核酸同定・クラミジアトラコマチス：同時算定不可

㉑ **婦人科関連：※産婦人科部会発行資料参照のこと**

① クラミジアトラコマチス抗原は頸管炎等の病名が必要。また卵管炎、腹膜炎などは抗体検査も認める。淋菌およびクラミジアトラコマチス同時核酸増幅同定精密検査は、子宮頸管炎にて算定でき、細菌性膣炎の病名にて同時に細菌培養検査も算定可である。

　　ただし、クラミジアトラコマチス抗原およびクラミジアトラコマチス核酸同定精密検査は、複数の部位からの検体により検査を行っても、主たる検査のみの算定。

② 分泌物の細菌顕微鏡検査は、同一被検物につき染色、無染色のいかんにかかわらず、同時に何種類行っても1回の算定である。

③ 膣分泌物培養同定検査は、同定検査を予定して培養したものであれば、たとえ菌が陰性でも算定できる。ただし、カンジタまたはトリコモナス膣炎の場合には2回目以降は簡易培養により請求する。採取料については炎症部位が子宮頸部より上位で（頸管炎、子宮内膜炎等）ある場合のみ子宮頸管粘液採取料が認められる。

④ 同一起炎菌によると判断される場合に、異なった部位または同一部位の数カ所から採取を行い検査しても、1部位だけの所定点数である。腟・外陰は同一部位とみなし、糞便と尿は別に算定する。

⑤ 腟炎での細菌培養同定検査の際、細菌感受性検査および嫌気性培養の加算は認められないが、頸管および子宮内の炎症があれば認める。

⑥ 細菌感受性検査は薬剤系統の数にかかわらず、菌数の数により算定する。また結果として菌が検出できず実施できなかった場合には算定しない。したがって、実日数1日での同定と感受性検査は認められない。

※菌が検出された場合は、翌月に実日数0で菌名を明記して算定すること。

⑦ 不妊症等での精液検査（精液量・精子数・奇型の有無・運動能）は妻の明細書で請求できない。

⑧ 精液検査および頸管粘液検査を実施した場合は、尿、糞便等検査判断料を算定する。

⑨ 頸管粘液検査には量、粘稠度、色調、塗抹乾燥標本による顕微鏡検査（結晶・細菌・血球・腟上皮細胞等）が含まれる。

⑩ 排卵誘発法、卵胞発育のモニタリング、卵採取など、いわゆる体外受精を目的とした治療、検査はすべて給付外である。

⑪ 内分泌負荷試験は各々一連として月1回算定するものであるが、下垂体前葉負荷試験については測定するホルモンの種類により個々に算定できる。負荷試験に伴って行った注射手術料、採血および検体測定の費用は、採血回数、測定回数、ホルモンの種類にかかわらず所定点数に含まれる。ただし、薬剤料は別に算定できる。

⑫ 尿LH定性検査は排卵時期の決定のために1日2回1周期6回まで認められる。

⑬ HCG定性および定量の適応は、「子宮外妊娠の診断および経過観察」「切迫流産の予後判定」「絨毛性疾患診断および経過観察」等であり、単なる妊娠の有無は認めない。

⑭ HCGβは絨毛性疾患や悪性腫瘍の場合のみ認める。ただし、HCG定性および定量と同時検査は不可。

⑮ サイトケラチン19フラグメントは肺腫瘍が適応で子宮頸がんでは認めない。

⑯ 子宮内膜症の場合CA125、CA130、CA602、CA19-9のいずれかを診断時および治療前、治療後の各1回は認める。

⑰ 腟部・頸部細胞診と内膜細胞診検査の同日算定は症例を厳選し、両者の検査をする必要がある時は経日的に行う。

⑱ 子宮内膜細胞診検査を行った場合は、子宮内膜組織採取料が算定できる。

⑲ 子宮内膜組織検査と同一日に必要があって子宮内膜細胞診検査を行った場合は、採取料は1回。

⑳ 子宮腟部と子宮内膜の病理組織検査を同一日に行った場合は、1臓器のみである。

㉑ 病理組織検査の目的で組織採取の場合は、子宮腟部、子宮腔内、腟壁（肛門ポリープ切除準用）、外陰部（皮膚、筋肉切除準用）よりそれぞれ採取料を算定できる。

㉒ 卵巣機能不全：排卵障害がある場合はFSH、LH、E2、プロジェステロンは算定可。

㉓ 更年期障害：FSH、LH、E2、は算定可。ただし、年齢は60歳まで。

㉔ 該当病名なしでのガンジタ抗原は認めない。
㉕ HPV核酸同定：細胞診の結果、異型扁平上皮と判定されハイリスク型HPV検査を行った場合。ただし、細胞診と同時は算定不可。※参考：子宮頸がんワクチンの予防注射（サーバリックスなど）
㉖ E2：卵巣機能低下症、胎盤機能低下症で認める。
㉗ E3：胎盤機能不全で認める。

◇ 婦人科での超音波および内視鏡検査の主な病名／検査回数の目安

① 良性腫瘍：3カ月に1回程度
② 悪性腫瘍：診断時、経過観察時　月に1回
③ 腹水、腹腔内出血有無：原疾患診断のため1回
④ 子宮内膜症：診断のため1回、治療中1回
⑤ 卵巣機能不全（多嚢胞性卵巣）：初診時に限り1回
⑥ 子宮卵管（造影剤：レボビスト）：月に1回
⑦ 子宮筋腫（ブセリン等使用）：治療中は月に1回。経過観察は3カ月に1回
⑧ 産婦人科：「腹部腫瘤」に対する超音波検査は、月1回、「不妊症」では月3回認めている。
　ドプラ加算：子宮内胎児発育遅延、妊娠中毒症、多胎妊娠、Rh不適合妊娠、羊水異常症
⑨ ヒステロスコピー：子宮の異常を硬性内視鏡使用／子宮頸管がん、子宮頸管筋腫、子宮内膜ポリープ
⑩ コルポスコピー：肉眼で把握できない腟部上皮内病変を顕微鏡にて拡大観察／子宮がん、腟部の病変
⑪ 子宮ファイバースコピー：内視鏡にて子宮内腔の観察／子宮筋腫、子宮がん、子宮内膜ポリープ等
　(注)　子宮ファイバーで子宮腔内の内膜掻爬による子宮内膜組織採取の算定は内視鏡下生検法で算定。

⑵ 皮膚科における検査

≪医事課へのワンポイント≫

① アレルギー検査：RIST：アレルギーの有無　　RAST：個々のアレルギーの有無

> ① IgE：喘息やアレルギー、蕁麻疹などのⅠ型アレルギーにかかる免疫グロブリン。Ⅰ型はIgE抗体が各種の特異抗原と反応してヒスタミン等を分泌して喘息、鼻炎等の発作を引き起こす。※花粉症は、レセプトではアレルギー性（鼻炎・結膜炎）へ
> ② 免疫グロブリン：血液中に存在する免疫物質で、IgG、IgA、IgM、IgE等の種類があり、種々の毒素、細菌、ウィルス等に対する抗体。
> ③ 非特異的IgE：アレルゲン（抗原）を試薬として、血清中の総IgE量を定量測定。
> 　※抗原に対する特異性を有しないため、非特異的IgEと称す（疑いで可）。
> ④ 特異的IgE：Ⅰ型アレルギーの原因となる各種アレルゲン（抗原）を試薬としてこれに反応血清中の各IgEを定量測定。※各抗原に対する特異性を有するため、特異的IgEと称す。（確定病要）

② 膠原病関連（不明熱、膠原病疑い、RA疑い）を参考のこと
　一次検査として：検査A：RA、CH50、ANA、蛋白分画
③ SLE疑い：検査A＋抗DNA抗体

・細菌検査　S-M、細菌検査　⇒　○○二次感染、感染性皮膚炎等
・病理検査：皮膚科における病理検査は必ずしも悪性の病名がなくても良い場合がある。
　※リンパ腫、アミロイドーシス、サルコイドーシス、色素性母斑、乾癬、結節性紅斑、表皮水胞症、掌蹠膿疱症、再発性皮下脂肪織炎（ウェーバー・クリスチャン病）、びまん性筋膜炎、多発性皮膚筋炎、SLE等
④ 病理組織検査の目的で組織採取の場合は皮膚、筋肉切除等によりそれぞれ採取料を算定できる。
　・脂肪腫の場合、筋層等のコメント明記
　　※ただし、病理を提出した場合　○○tumor疑い等があれば減点を防げる
⑤ 負荷試験等
　・　皮内反応、薬物光線貼布試験、最小紅斑量（MED）等
　★　皮内反応の薬剤は1種類当り0.05mL以内とする。また、同一日のIgERASTの併用は不可。
　・　内服・点滴誘発試験の算定回数：1年以内および前回算定日記載。

⑵ 耳鼻科における検査と病名

① Zn：亜鉛欠乏症・味覚障害・舌炎
② フェリチン、UIBC：味覚障害・亜鉛欠乏症3．SCC：上顎洞がん疑
③ SCC：上顎洞癌疑
④ 音響分析・音声機能：声帯炎・嗄声
⑤ 標準聴力：突発性難聴・中耳炎・外耳炎・耳鳴・眩暈（メニエル等）

⑥　チパンメトリー：滲出性中耳炎・難聴
⑦　EF-鼻：嗅覚障害・鼻出血・嚥下障害・アデノイド増殖症
⑧　EF-喉頭＋ストロボ：声帯萎縮・発声障害・声帯炎（結節）・反回神経麻痺・咽喉頭神経症
　　　　　　　　　　嗄声・逆流性食道炎・軟口蓋閉鎖不全
⑨　CT：真珠性中耳炎・顎下腺炎・正中頸囊胞・滲出性中耳炎・内リンパ水腫・反回神経麻痺・
　　　　上顎洞・耳科腺腫様・副鼻腔炎・頸部リンパ節炎
⑩　MRI：聴神経腫瘍

㉔　眼科における検査と病名

①　11-OHCSおよびコルチゾール：ステロイド使用の場合は ⇒ ステロイド離脱目的のコメント必要
②　ERG：角膜病変・網膜色素性変性・水晶体・硝子体病変・白内障術前および術後
③　スリットM（初診時）：網膜病変・近視性乱視・白内障・術前および術後
④　フイブリノーゲン定量：網膜循環障害・網膜静脈分枝閉塞症
⑤　角膜曲率半径計測：初診時・乱視・コンタクトレンズ処方時・眼内レンズ挿入眼
⑥　角膜内皮細胞顕微鏡：角膜病変・白内障術前および術後・網膜術前および術後・眼内レンズ移植
⑦　活性化PTT：網膜中心静脈閉塞症・網膜静脈分枝閉塞症・高血圧性網膜症
⑧　眼筋機能精密：眼筋麻痺・眼球障害・斜視・重症筋無力症・顔面神経麻痺・内分泌性ミオパチー
⑨　眼底カメラ（初診時）：黄斑変性・眼内レンズ挿入眼・脈絡膜病変・網膜病変・硝子体出血
⑩　眼底三次元画像解析：脈絡膜病変・網膜病変・緑内障・低眼圧
⑪　眼底三次元画像解析の緑内障で連月：認める
⑫　屈折検査と調節検査の算定法：屈折異常のない場合は、屈折検査のみとし、前月以前に屈折異
　　常の病名がある例は調節検査のみとする。ただし、白内障手術時は別とする（申し合わせ事項）。
⑬　精密眼圧（初診時）：近視・乱視・緑内障・狭隅角・高眼圧・術前および術後
⑭　精密眼底（初診時）：近視・乱視・○○糖尿病
⑮　精密視野：視野異常・緑内障・黄斑変性・中心性網脈絡膜炎
⑯　静的量的視野：緑内障・視神経乳頭陥凹・視野異常・網膜病変・高眼圧
⑰　前房隅角：狭隅角・緑内障・サルコイドーシス
⑱　中心フリッカー：視神経疾患・視力障害・弱視・眼球打撲・末梢神経障害
⑲　超音波（Aモード）：硝子体出血・眼内レンズ挿入眼・網膜病変・白内障の術前および術後
⑳　超音波（断層）：一過性黒内障・虚血性視神経症
㉑　動的量的視野：視神経疾患・緑内障・視野異常・眼内レンズ挿入眼・網膜病変・核性白内障
㉒　免疫グロブリン（IgG・IgG4）：ミクリッツ病
㉓　両眼視野機能精密：複視・斜視・DM性網膜症
㉔　涙管通水：鼻涙管病変・涙管及び涙道病変・涙腺炎・涙囊炎

　※角膜曲率半径計測：1回の測定のみ。ただし手術前後は認める。

㉕ CT：サルコイドーシス
㉖ MRI：視野異常（脳腫瘍）・外転神経麻痺・眼窩腫瘍・動眼神経麻痺・内斜視

㉕ 神経内科における検査（筋電図）

体制感覚誘発電位および誘発筋電図

　　＊誘発電位検査：末梢に刺激を与え、大脳に伝わる速度を見る検査

　　＊誘発筋電図検査：末梢に刺激を与えた際の筋や神経の機能を測定する検査

① 脳誘発電位検査：上肢または下枝の感覚神経に電気的あるいは機械的な刺激を与えることによって誘発される電位で、末梢神経から脳幹、大脳脂質に至る長い神経路の機能障害を検査する。

② 体制感覚誘発電位（SEP）
　　・上枝刺激検査では正中神経を検査することが多い。
　　・下肢刺激検査では脛骨神経または腓骨神経を検査することが多い。

〈主な病名〉多発性硬化症・脳血管障害・OA（Th/LV）・椎間板ヘルニア・脊柱管狭窄症
　その他の脊髄疾患・糖尿病性ニューロパチー・末梢神経疾患・意識障害・視床疾患

③ 筋電図検査（EMG）
　　・筋電図〈1肢につき（針電極は1筋につき）〉。
　　・顔面および躯幹は、左右、腹背を問わず、それぞれ1肢として扱う。
　　・針電極での1筋とは：解剖学的に筋とされる単位　⇒　Drが実施神経記載。
　算定例）筋電図を左右上枝に行った場合：×2

④ 誘発筋電図検査（運動神経伝導速度＝MCV・知覚神経伝達速度＝SCV）
　・感覚神経および運動神経は別々に1神経として数える。
　注1）2神経以上に対して行う場合には、1神経を増すごとに加算する。
　　　ただし、加算点数は1,050点を超えない。
　注2）「摘要」欄に検査を行った神経を記載のこと。
　算定例）両正中神経は2神経として算定

〈主な病名〉筋萎縮性疾患・頚椎症・腕神経叢障害・腰椎間板ヘルニア・脊柱管狭窄症
　ニューロパチー・筋および神経疾患・パーキンソン症候群

神経系ほか	検査基本			算定例）原則：左右検査	
	運動	知覚	感覚誘発	算定点数	
（顔面） ①顔面神経	MCV			150点×2	
（顔面） ②三叉神経		SCV			
③（上肢）正中神経	MCV	SCV		150点×2	150点×2
④（上肢）尺骨神経	MCV	SCV	SEP	150点×2	150点×2
⑤（上肢）橈骨神経	MCV	SCV		150点×2	150点×2
⑥正中神経セット	MCV	SCV	SEP	150点×2	150点×2
⑦下肢および下肢セット	MCV	SCV	SEP	150点＋150点×7	
（下肢神経）	後脛骨	腓腹	腓骨	（150点×6）	
⑧上肢および下肢	MCV	SCV	SEP	150点＋150点×7	
				（150点×8）	
⑨針筋電図（Dr施行）	※Drが実施神経記載				

（レセプの記載例）　A：⑦を行った場合　B：正中神経を右側にMCV・SCV・SEPを行った場合
A後脛骨神経（両側150点×2）腓腹神経（両側150点×2）腓骨神経（両側150点×2）＝900点×1回
B正中神経（右側）：運動150点×1　知覚150点×1　誘発150点×1　450点×1回　など

7　N　病理診断

① 腹部大動脈・総腸骨動脈の血管移植術に際しての病理検査：1臓器のみ。
② 尿路感染症での病理検査：認められない。
③ CFの際、ポリープを切除した場合の生検回数：3臓器（限度）。
④ 胃がんで食道浸潤のある場合の内視鏡生検：2臓器ではなく1臓器である。浸潤以外の病名必要。
⑤ 胃がん手術に際しての胃、リンパ節、膵臓（病変なし）の病理検査：2臓器。
⑥ 肺がん切除試料で電子顕微鏡加算：paraneoplastic syndrome例でのみ認める。
⑦ 肺がん診断のための細胞診回数：最高6回まで認める。
⑧ <u>内視鏡施行時の細胞診、病理組織学的検査：後者のみ認める。</u>
⑨ S状結腸・直腸がん手術時の病理組織学的検査は2臓器とする。
⑩ 経皮的血栓除去時の血栓の病理検査および<u>下肢PTAでの組織採取・病理診断</u>：認めない。
⑪ 心臓カテーテル法で右心および左心カテーテルを同時に行い右心および左心の心筋生検：片側1回。

　※心筋症に対する心筋生検：検査の組織採取、切採法

⑫ アテローム、ガングリオンの病理組織検査：認めない。
⑬ 整形外科の関節置換術等での壊死骨の病理組織検査は算定不可。

⑭　虫垂切除時の病理組織検査：算定できない。ただし、20才以上では認める方向である。腫瘍疑い等の病名を。なお全例では問題である。

　※胆石も同様で全例では認めない：○○tumor疑い必要

⑮　前立腺疑いでの病理組織＋免疫染色病理組織は過剰　※病理医のコメント付記

⑯　病理組織顕微鏡検査における免疫染色（免疫抗体）検査加算の適応：鑑別および確定診断に必要な場合に認める。※確定診断のため4種類以上の抗体を用いた場合：4免と表示、疾患名と染色抗体数を記載する。

⑰　病理組織顕微鏡検査では臓器名を明記。

　※すべて病理を提出した場合　○○ul疑い　○○tumor疑い　○○ca疑いが必要

⑱　HER2遺伝子標本作成：治癒切除不能な進行または再発の胃がん患者に対して行う場合は、乳がん患者に準じる。　平成23年3月10日「保医発0310第1号」

8　E　画像診断

> 手技料（撮影・診断料）
> 別々…それぞれ100/100算定
> 同時…2回目以降50/10算定
> 一連…2回目算定不可
> ※6枚目以降は算定不可
> 正確には枚数でなく撮影回数

●画像診断の電子媒体保存はプリントアウトした場合、フィルム料は算定できない。
●植物状態の濃密な診療：認められない。
●門脈造影時のプロスタグランディン製剤使用：リプル、パルクスは認める。
●イレウス管を用いた腸管造影：造影剤撮影で算定。
●画像診断（血管造影等）時の局所消毒は算定可なるもイソジン10mLを基準。
●造影剤注入手術：嚥下造影（VF）

画像診断における算定上の注意　※撮影部位記載

●一般撮影
① 位置確認のための透視および病巣診断を目的としない透視は算定不可。
② 胃透視後、2時間以上間隔をおいての腸透視は別算定。ただし、別々の病名を要す。
③ 透視診断料（原則として動きが確認できる臓器であること。※伏針摘出時は認める）
　・ERCP時胆石があり、SPを行った場合は算定可
　・DIP時は算定不可
　・ミエログラフィーは、管腔狭窄部位の選択目的とする場合は算定可
　・A/Gは選択的A/Gを行い、動脈相、静脈相、各部位の造影目的の場合は算定可
④ 頭蓋単純撮影：外傷時のみ
⑤ 頭部・頚椎、腰椎・骨盤・股関節はそれぞれ病名がないと一連。
⑥ 健側と患側、および近接部位は同時
　(例)：肺・肋骨（胸部）・胸椎はそれぞれ病名がないと同時
⑦ 両側の病名があれば手技は別々算定（例：B-KJ-OA等）

⑧　骨折徒手整復術の前後は別々算定
⑨　他医のフィルム診断料（読影料）は撮影部位、方法別にそれぞれ１回算定可

- 単純撮影　イ）頭部、胸部、腹部または脊椎…85点　ロ）その他…43点
- 特殊撮影（一連）…96点
- 造影剤使用撮影……72点
- 乳房撮影（一連）…306点
- CT・MRI（初診料算定時のみ）…450点
- 読影例（例／単純X-P：胸部・腹部・右膝…診断料３回　85×２＋43⇒213点）

　　　　　　　（例／胃透視：腹部単純・胃造影・Spot…診断料３回　85＋72＋96⇒253点）

> 地域医療連携室で受付した分は　判読できるもののみ同室にてオーダーしますが、内容確認、カルテ記載は担当医が行ってください。
> ※診断料不明の分は医事課長まで

●CTとMRI PET-CT　　※部位記載

① 同日のCTとMRI：撮影部位にかかわらず、MRIのみ算定
② 単純CTと造影CT同日施行：造影CTのみ算定
③ １ルートで行った冠動脈造影と脳血管造影：両者の手技料を認める。
④ 回復不能が明らかな"がん"の胸腰椎等の多発骨転移でのCT、MRI頻回検査：認めない。
⑤ 冠動脈造影と下肢閉塞性動脈硬化症での四肢の造影は、原則として前者のみ認める。
⑥ 脳血管障害時のCT：１～２週間後に２回目、３～４週間後に３回目まで（入院時）
⑦ 脳手術後のCT、MRI：一般に４回まで、MRIを含めて７回まで
⑧ 脳血管障害時のCTの回数：入院時、１～２週間後、３～４週間後の３回。
⑨ 脳槽造影CTの算定法（特殊な水頭症等に施行する）一般に、３、６、24、48時間に撮影：一連。
⑩ 脳血管造影を１回で３血管に行い別々に請求：１回のみとする。
⑪ 脳血管系とCAG：主たるもののみ。
⑫ マルチスライスCT後のCAG：マルチスライスCT後にCAGが必要であった理由を記載。
⑬ 心膜炎時のCT、MRI:CTのみ認める。
⑭ PTCA翌日の確認造影：認めない。
⑮ 心臓と胸部大動脈のMRI：一連とする。
⑯ 虚血性心疾患：造影マルチスライス認める。ただし、心房細動などの不整脈の合併がない場合。
⑰ 直腸がんで、転移巣検索目的で肝臓・骨盤等のCTは撮影日が別々でも一連
⑱ 尿管結石での最初の検査でのCTは不可。
⑲ A/G（IVR）-CTにて腹部A/Gを行った直後にCT撮影：A/GとCT（造影加算不可）は別々算定可。
⑳ 変形性関節症のMRI：関節病名があれば認める。
㉑ 脛骨近位骨折疑いでのCT：関節内骨折の疑いとして認める。
㉒ 末梢動脈血流障害に対するMRI：条件を満たせば認められる。
㉓ 髄膜腫の術前でPET：原則認めない。
㉔ PET、PET-CTは時系列にて他検査等施行の内容を含むコメント必要。

> 連日のＣＴ・ＭＲＩおよび複数回は症状詳記が必要！

●造影剤の量・その他
① 脳血管撮影…椎骨静脈では20mL以下、上腕からの逆行性は200mL以下。
② 冠動脈撮影およびPTCA…300mL以下。　※300mL以上はコメント付記
③ 膵頭部がんでの選択造影：250mLを限度とし造影血管を付記する。
④ カテーテル…定数以上の使用時はコメント必要。
⑤ 画像診断（血管造影等）時の局所消毒は算定可なるもイソジン10mLを基準。
⑥ 腹部CT時のa）ブスコパン、b）グルカゴンGノボ注：a）認める。b）認めている。（a）が禁忌の場合）

9　F　G　投薬と注射

◎医薬品副作用被害救済制度：独立行政法人　医薬品医療機器総合機構　健康被害救済部
　電話：0120-149-931　受付時間　平日：9時〜17時30分

(1)　未使用薬の返却
医師法22条：処方せんの交付義務の例外として診断または、治療方法の決定してない場合の投薬、治療上必要な応急処置としての投薬など認められている。ゆえに誤診でなければ返却義務はない。ただし、診断または、治療方法の決定してない場合の投薬は最低日数の投薬とする。（療担第20条3）
【医薬品の適応外でも認めるケース】　※薬理作用による有効性を明記
昭和55年9月4日付　保険発通知第69号により"承認された効能・用法以外であっても、有効性・安全性の確認された医薬品について薬理作用に基づいて処方した場合は審査において適正に取り扱う"
◇医薬品の適応外使用にかかる保険診療上の取り扱いについて
　（平成19年9月〜平成26年2月　支払基金）
　上記を踏まえ、適応外使用の事例について、社会保険診療報酬支払基金が設置している「審査情報提供検討委員会」において検討され、適応外使用例で認めるものについては支払基金のホームページで公開、診療点数早見表および薬効・薬価リストで確認のこと。
　例1）　メコバラミン錠：末梢神経障害　⇒　「ベル麻痺、突発性難聴、反回転神経麻痺、帯状疱疹、帯状疱疹後神経痛」を認める。
　例2）　アルプロスタジル注（PGE1製剤）：ASO、SLE・DMにおける皮膚潰瘍など　⇒　「突発性難聴、血行再建後の血液維持」を認める。
原則：患者の病態に応じた期間処方できることが可能となった。
◇薬剤およびクリニカルパス等を見直し、後発医薬品の促進を図り、後発医薬品使用体制加算の上位を算定する。
　㊟　薬剤部は新規採用薬情報の提供をするとともに、特にレセプトへの記載を必要とする薬剤については医師、医事課へ連絡する。

(2) 薬剤使用時の明細書への記載事項

薬剤名または製剤	明細書への記載事項
ザルティア錠	前立腺肥大を確定診断した主な検査および実施年月日
血液凝固系製剤	インヒビター力価の測定年月日およびその力価
ファイバ注射用500、1000 注射用ノボセブン1.2mgおよび同4.8mg ノボセンHi静注用1mg、2mg、5mg	
B型肝炎用製剤	傷病名欄に「B型肝炎疑い」。HBs抗原陽性から出生した乳児に対する投与の場合、摘要欄に「HBs抗原陽性妊婦から出生」など記載
沈降B型肝炎ワクチン 組換え沈降B型肝炎ワクチン（酵母由来およびチャイニーズ・ハムスター）	
ヒトエリスロポエチン製剤	貯血量、本剤を投与する前の患者の体重およびHb濃度を記載
エポジン注（1,500、3,000、6,000：貯血量が800mL以上で1週間以上の貯血期間を予定する手術施行患者の自己血貯血に使用する場合） エスポ皮下用（6,000、9,000、12,000、24,000：貯血量が800mL以上で1週間以上の貯血期間を予定する手術施行患者の自己血貯血に使用する場合）	
ハーセプチン注（60、150）	HER2過剰発現を確認した検査の実施年月日を記載
リッキサン注10mg/mL	CD20陽性を確認した検査の実施年月日を記載

◇突合、縦覧点検が平成24年2月分レセプト（3月提出分）より開始

・薬の適応および禁忌、1日および1月量について、電算レセプトシステムによる自動チェックが始まり、薬の適応・禁忌などについてより厳しい審査に変わります。

① 同一患者に同時に院内・院外処方せんは、原則不可。
② 患者のミスで薬を紛失した場合：再投薬分は保険適用とならない。処方せん料も同じ※例外あり 紙代（10円）～処方せん交付料○点×10円まで任意で可。ただし、薬剤は調剤薬局に委ねる。なお、処方せんの再交付の場合、再交付と記載することが望ましい。　※向精神薬等の関係上

例1）薬を紛失した場合：自己責任となり、すべて自費（診察料・処方せん交付料）ただし、火災、地震などの天災など、本人の責任でない場合は保険適用となる。

例2）院外処方せんの紛失および期限切れ：
・必要があって再度診療を行い、処方せんを交付した場合は保険給付の対象である。
・再度診療を行わず、処方せんの再発行のみの場合には、再発行の費用は自費である。

例3）保険薬局で薬剤の支給を受けた後に薬剤を紛失：
・医療機関での処方せん料の再発行および保険薬局での薬剤・調剤費用は自費である。

③ 薬剤の適応と量：能書記載の範囲。小児の最高薬用量は成人量を超えない。
　　例）ヒルドイドソフト；125 g以上の場合は全身性○○へ。または詳記を記載。
　　例）ミノファーゲンCを2A使用の場合は、急性増悪等。
④ 原則、適応外使用は認められない（例：注射液　→　外用）。
⑤ 禁忌無視：査定および査定の対象となる。　※禁忌を処方した場合は、コメント付記
　例1：抗炎症剤（NSAIDs）：消化性潰瘍（胃潰瘍にボルタレン等）、喘息、出血を伴う血小板異常重篤な肝腎障害、重篤な高血圧、直腸炎（坐薬）
　例2：緑内障・前立腺肥大に抗コリン剤　例3：ロペミン：偽膜性腸炎、静菌性下痢、潰瘍性大腸炎
　例3：ベザトールSR：人工透析者、腎不全（血清クレアチニン＞2.5mg／dℓ）、高齢者
　例4：静注用脂肪乳剤：血栓症・DIC、重篤な肝障害、出血傾向
　例5：脳出血（異常HT）等に対してのペルジピン注とガスター注
⑥ 処方過多：服用回数・時期の同じものは1処方として薬価計算。一般に4剤を超えるか、150単位を超える多剤処方は返戻されることがある。
⑦ 頓服の出し方：1回量を基準として、5単位以内、月3回、12単位まで。
⑧ 低容量で多数のアンプルを使用した場合：高容量に換算する。
　　（例：フサン10mg／Aを10A使用　→　50mg／Aを2Aへ）
⑨ 入院中に食なし28日で内服30日処方の場合：処方を7日分とする（入院時の慣例）。
⑩ 注射薬残量破棄の取り扱い：70％以上使用と保存不能な場合は全量の算定を認める。
⑪ 作用機序の同じもの、効果の同じものの併用
⑫ 抗生物質：重症例でも常用量とし、骨髄抑制を伴った重症感染症でも常用量の50％増しとする。
⑬ 脳血流増進剤：内服・注射を含めて一方とする。
⑭ 蛋白分解酵素阻害剤：一方にまとめる。
⑮ 抗アレルギー薬：一方のみとする。※複数処方の皮膚科のコメント。
　＊コメント例）激しい光線過敏症で掻痒感が著明で併用することで日常生活（仕事）ができる
⑯ 数回の手術に対する点滴など：手術後ごとに時系列的に内容を説明。
⑰ 多発性骨髄腫でデカドロン注射3.3mg10Aの大量投与を外来化学療法で認めるか：腫瘍への直接効果が期待できるEBMがあるので認める。
⑱ 腟坐薬は、医師が挿入するのを原則とする。医師の直接処置が困難な事情にある場合、これを投薬することはやむを得ないが、14日までの投与が望ましい。ただし、マイリス腟坐薬の投与は不可。
⑲ 抗真菌剤の内服投与は、腟炎、外陰炎では認めない。

(3) **外来化学療法加算**　＊**在宅悪性腫瘍患者指導料の項参照**
㊟ 抗悪性腫瘍剤について：先進医療、公知申請等により適用か早く、また適用が拡大されているので最新の情報に注意する。

(外来化学療法加算A)

「悪性腫瘍の患者に対して、悪性腫瘍の治療を目的として抗悪性腫瘍剤が投与された場合に算定する」と定義づけられ、「薬効分類上の腫瘍用薬」のみとされた。

(外来化学療法加算B)

① インフリキシマブ製剤（レミケードなど）：関節リウマチ、クローン病、潰瘍性大腸炎、ベーチェット病、強直性脊髄炎、尋常性乾癬、関節症性乾癬、膿疱性乾癬、乾癬性紅皮症

② トシリズマブ製剤（アクテムラなど）：関節リウマチ、若年性特発性関節炎（多関節に活動を有する）、全身型若年性特発性関節炎、キャルスマン病

③ アバタセプト（オレンシアなど）：関節リウマチ

㊟ 同月内に外来で化学療法（AまたはB）を実施した患者に対し、同じ薬剤を用いた在宅自己注射に係る指導管理を行った場合は、在宅自己注射指導管理料は算定できない。

(4) 消化管用薬（潰瘍と薬剤）：蛋白分解酵素阻害剤

注) H2β・PPI注の外来での使用：GIFがない場合、原則認めない方向。

① プロトンポンプ阻害薬（PPI）：オメプラール・タケプロン・パリエット等

・逆流性食道炎の難治・再発例のみ維持療法が認められる。※維持療法の投与量に注意
・低用量アスピリン投与時におけるGUおよびDUの再発抑制が追加。⇒低用量のみ：タケプロン15mg
・NSAIDs（ロキソニン等）投与におけるGUおよびDUの再発抑制が追加。⇒低用量のみ：タケプロン15mg

《支払基金の考え方》　平成24年5月

① 胃潰瘍、吻合部潰瘍、十二指腸潰瘍等
(1) PPI製剤の投与開始日が記載されている場合：期間超過分は査定
(2) PPI製剤の投与開始日が記載されている場合でPPI製剤を途中で変更 　例　パリエットを8週間投与後にタケプロンに変更して8週間投与：タケプロンはすべて査定
(3) アスペリンまたはNSAIDとの併用について 　A　アスピリンまたはNSAID薬はあるが、「胃・十二指腸潰瘍再発予防等」のコメント記載がない場合：すべて査定 　B　アスピリンまたはNSAID薬はないが、「胃・十二指腸潰瘍再発予防等」のコメント記載がある場合：認める
② 逆流性食道炎
(1) 再発・再燃を繰り返す場合の取り扱いについて病名欄または摘要欄に「難治性」「維持療法」等の記載を必要とするのか：必要としない　＊ICD-10コードにないため
(2) 投与期限に制限がない場合の投与量：維持療法の用法用量で認める
③ 胃潰瘍等と逆流性食道炎の病名が併存記載の場合
(1) 投与開始日が記載されている場合：期間超過分は、逆流性食道炎の維持療法の用法用量で認める
(2) 投与開始が不明な場合：期間超過分は、逆流性食道炎の維持療法の用法用量で認める
④ 休薬期間（再投与までの期間）：当面の間、定めない。ただし、コメント、GIFの有無で判断

※フオイパン：術後の逆流性食道炎　300mg
※パリエット：逆流性食道炎については、1回10mgまたは1回20mgを1日2回、さらに8週間投与可能
・PPI、H₂ブロッカーの併用：認められない。
・PPI注射薬は1週間を限度に認める。
・ガスター注とPPI注併用は後者のみ。
・再投与の要件は少なくとも3カ月の休薬期間後再発が確認された場合。
・胃全摘後患者にPPI：認められない。
② H₂ブロッカー（ガスター・ザンタック等）およびフオイパン
●注射は消化性潰瘍、ストレス潰瘍、出血性胃炎による「上部消化管出血」と麻酔前
●ガスター注の適応条件：侵襲的ストレスによる上部消化管出血の抑制
　　・術後ICUへ入室する例　・呼吸、循環管理を要するもの　・全身麻酔2時間以上に及ぶもの
　　・脳血管障害　・多臓器不全　・意識レベル30以上の頭部外傷　・広範囲熱傷（指数10以上）
　　以上の状況での予防的投与は3日間程度。
●胃ポリープでのポリペクトミー後潰瘍：術後ストレス潰瘍として3日間認める。
●胃がんのストリップバイオプシー施行後のH₂ブロッカー：3日の注射を含む2週間は認める。
●胃切除のない逆流性食道炎ではフオイパンは認められない。
※　ガスター40mgおよびザンタック300mgの投与期間は6カ月が原則、以後半減のこと。
●DICの病名のある症例で上部消化管出血に対してH2blockerなどの注射は注記がなければ査定。
●腎不全時のガスター注：20mg×2A／日は7日まで。以後は1A／日に減量。
●再発年月日の書き換えは必ず行う。　※入退院を繰り返す場合は、そのつど転帰する。
③ トロンビン内服：一般に1回2万単位、重症例は10万単位で30万単位まで。
④ サイトテックとPPIまたはH₂ブロッカー剤の併用：認める。

(5) **肝・胆・膵疾患と薬剤**
① 強力ミノC
・肝機能障害で強ミノCは認められないが「薬物性肝炎」は認る。適応は「慢性活動性肝炎に伴う肝障害」
・強ミノC 40～60mg／日、100mg／日を超えない。14日間で漸減。
・インターフェロン治療中の強ミノC併用は認めるか：認めない。
② 慢性肝炎に小紫胡湯エキス：長期投与を認める。
③ アミノ酸製剤
・アミノレバンの適応は「肝性脳症」であって、肝硬変ではない。
・アミノレバンの用量：2～4瓶、6瓶まで。
・キドミンの用量は腎不全でも急性と慢性では異なる。
・肝腎不全のアミノ酸：適応

④　B型慢性肝炎にゼフィクス錠投与：
・ウイルスの増殖を確認した年月日および結果をレセプトに記載
・２週間ごとにHBV-DNA ALT検査が必須である。
⑤　C型慢性肝炎にインターフェロン使用：薬剤開始年月日を必ず記載。
・IFNα2b（イントロンA等）およびペグIFNα2b（ペグイントロン）は、内服薬：リバビリン（レベトール）との併用が必須。
　※当月にレベトール投与ない場合はコメント必須。　例）先月に４週間投与あり
⑥　肝硬変のGI療法：劇症肝炎の記載がなければ認められない。
⑦　食道静脈瘤出血時のピトレシン：5Aまで認める。

(6)　**蛋白分解酵素阻害剤・多価酵素阻害剤**（フサン・ミラクリッド・FOY）
　※使用薬剤の単位に注意　※DIC治療（14日間が限度）
・膵炎：フサン：10mg　ミラクリット：50,000U　DIC：フサン：50mg
・急性循環不全：ミラクリット：100,000U
・膵炎に対するフサン注の投与期間：術後膵炎では１週間とする。
・フサン透析時の膵炎にフサン全身投与：透析日数を差し引いた日数とする。
・急性心不全と膵炎にミラクリッドとフサンの同日投与：重複と考える。
・重症潰瘍性大腸炎に文献にしたがいミラクリッド投与：認めない。
・FOY、レミナロン：膵炎も適応だが※mgで適応が違うので注意必要。DICは24本まで（それ以上は体重を付記）。
・維持透析とDICの合併ではFOYとフサン同時は不可。
・DIC：①ノイアートとFOY（レミナロン・フサン）同時は不可／FOYを査定。　FOYとフサン同時は不可。

≪医事課へのワンポイント≫

> 抗血栓薬の選択
> 抗血栓療法は抗血小板療法、抗凝固療法、血栓溶解療法に分類され、一般的には下記のように選択する。
> ①　動脈血栓症：抗血小板薬（アスピリン、パナルジン、プラビックス、プレタール）など
> ②　静脈血栓症：抗凝固薬（エリキュース、リクシナ、ワーファリン、スロノン、リコモジュリン）など
> ③　超急性期血栓症：血栓溶解薬（アクチバシン、ウロキナーゼ、クリアクター）など

(7)　**循環器官用薬：血圧降下・血管拡張等・抗血栓薬等**
・ワーファリン：心房細動や心臓由来の血栓塞栓症は凝固因子が活性化して血栓が形成されるのを防ぐために「抗凝固薬」を使用。脳梗塞や心筋梗塞など動脈硬化が原因の血栓には、血小板血栓が起因であるので「抗血小板薬＝アスピリン・パナルジン・プレタール・プビックスなど」選択

- 術中高血圧剤の使用（術後2日まで認める）
- ペルジピン：はじめ毎分2—10μg／kg、緊急時10—30μg／kg。ペルジピン注：10mg×25A／日まで。
- ペルジピン注を解離性大動脈瘤に使用：不可。高血圧性緊急症が適応。
- 高血圧緊急症にヘルベッサー注：7日間まで認める。
- シグマート注：12A／日までとする。7日間まで認める。
- ミリスロール投与量：100mg／日まで。
- メキシチール注：6A／日まで。
- シグマート注射液：心原性ショックでは禁忌。急性心筋梗塞では4日間まで認める。
- ミラクリッドの使用法：急性循環不全（出血性、細菌性、外傷性および熱傷性ショック）には1回10万単位、1日1〜3回、3日間認める。心原性ショックは不可。
- イノバン、ドブトレックス：両者併せて24A／日まで。
- ハンプの投与期間および量：投与期間の制限はない。一般的には10V×7日間を目安としているが必要時は1日に20Vを限度。
- ドパミン塩酸塩（イノバン等）は、全麻時の急性循環不全の前状態で認める。
- タナドーパ：外来は原則1カ月、正当な理由があれば3カ月認める。
- 急性心不全時のミリスロール：1発作7日間まで認める。
- HANP注の量と期間：1日20本を限度とする。血行動態モニターし7日間まで認める。
- ワソラン：5A／日まで認める。
- ショック時のアドレナリン、ノルアドレナリン注の上限：100管／日まで認める。
- チクロピジン塩酸塩（パナルジン）を「冠動脈ステント留置後の血栓予防」に投与した場合は認める。
- PTCA後のプレタールは適応外。
- 肺梗塞にプロスタグランディン：適応なし。
- 開心術後のトランジロール注：100万単位／日、1日だけ認める。
- CABG例にプロスタンディン注、アンプラーク錠：両者とも不可。

(8) **糖尿病用薬** ＊国保と基金の相違点

- アクトス錠の適応および禁忌（心不全・1型糖尿病）について：平成23年9月15日（審査委員会）
  ◇国保：1型ではアクトス錠の併用は認めない。
  　　　：心不全、その既往が禁忌となっており、原則認めない。
  ◇基金：インスリン需要の節約、血糖コントロールの安定化の可能性などの報告が多数で、インスリン使用中の1型でも、アクトス錠の算定を認める。
  　　　：アクトスは、冠動脈合併症例の生命予後改善のエビデンスもあり、浮腫の治療が必要でないアクトスの投与は臨床上有用と考えるため、認める（ただし、再検討課題）。

(9) 中枢神経用薬・その他の循環器用薬・ウロキナーゼ投与時の留意点（t-PAを含む）
・脳梗塞にウロキナーゼ：発症5日以内。6万単位／日×7日。
・脳梗塞で選択的にウロキナーゼを注入する際の量：冠動脈内血栓融解法に準じて96万単位を限度。
・高齢者の脳血栓症にウロキナーゼとキサンボン併用：安全性が確立されていないので不可。
・脳室洗浄にウロキナーゼ：6万単位／日まで。
・動脈血栓除去術とウロキナーゼ併用：後者は査定。
・肺梗塞にウロキナーゼ：24万単位×7日間。300万単位まで。
・心筋梗塞にウロキナーゼ：24万単位製剤を96万単位、30分で点滴。冠動脈内注入は12万単位×8まで。
・末梢動脈閉塞にウロキナーゼ：発症10日以内。初期6万−24万単位／日、漸減7日間まで。
・くも膜下出血血管攣縮にラジカット：不可。脳梗塞の病名が必須。
・未破裂脳動脈瘤クリッピング後にアルガトロバン：算定不可
・t-PA（発症後4.5時間以内の虚血性脳血管障害および6時間以内の急性心筋梗塞が適応）：静注用（グルトパ、アクチバシン）なお冠動脈内投与は160万単位（1ビン）1回。必要時4回（最大640万単位まで）。　※超急性期脳卒中加算に注意
・スロンノンの冠動脈注入：認められない。
・くも膜下出血でアルチバ投与：1時間2本が目安。
・MCLS、バージャー病にウロキナーゼ：適応なし

(10) 骨粗鬆症用剤・関節機能改善薬
・骨粗鬆症の治療は、腰椎のX-Pで骨塩定量によって確定した例のみ。
・カルシトニン（骨痛に対して）：週2〜3回、3月くらい。　※6月休薬し再投与。
・カルシトニン・エストロゲンとオステンの併用は不可。V.D$_3$との併用は可。
・アルツの変形性膝関節症での投与：1週間ごとに5週連続投与し、その後の維持療法は2〜4週間で投与。
・薬剤の併用は注射も含め3剤まで。

(11) ビタミン剤の投与法
●原　則：ビタミン剤使用についての日本医師会・厚生労働省合意事項
・漫然とした投与は査定の対象となる。
・V.B$_{12}$の漫然たる使用およびニューロパチーに対する14日まで、それ以上は査定。
・食有りでV.B、C剤併用は査定。　＊使用時はコメント必要。
・ビタミン剤注と食事：五分粥以下の日数を付記。
・メコバラミンを「Bell麻痺・突発性難聴・反回神経麻痺」「帯状疱疹・帯状疱疹後神経痛」に処方した場合は、認める。
・レセプトに注記する必要性のないもの
　ウェルニッケ脳症、脚気心、V.B$_1$欠乏症、末梢神経炎、中枢神経障害、術後腸管麻痺、神経痛、関節痛、筋肉痛

⑫ ビタミンKの適応と量

・重症肝障害に基づく凝固因子欠乏ではV.Kの適応はない。

・長期IVHのV.Kの必要量は2mg／日。

⑬ 高カロリー輸液

・IVHには必ずMVIを併用。

・1,000～1,500CaL／日の輸液と食有りの場合：食事の質と摂取カロリーを付記して併用理由を記載。

・イントラリピッドの量：10％500mLまたは20％250mLを1日量とする。2g／kg／日以内とする。

・慢性動脈閉塞症にイントラリポス：禁忌で全査定。

⑭ 抗生物質の使用上の留意点

① 原則

●抗生剤の使用・併用は必要最小限とし、濫用しない。　　※薬剤・期間等クリニカルパスの見直し

●術後の感染症予防：常用量とする。

≪医事課へのワンポイント≫：「緑膿菌・嫌気性菌・真菌」による感染

> 　緑膿菌・嫌気性菌・真菌は、いずれも日和見感染（普通の健康な人には感染症を起こさない弱毒微生物または非病原微生物などが原因となって、免疫力低下などの理由で感染しやすい状態にある人に起こる感染症）の原因となる微生物。
> （主な抗生剤の種類と特徴）
> 「セフェム系」：第1世代から第4世代まであり、世代が進むにつれ抗菌スペクトルが広くなる。
> ①軽症：第1世代から第2世代　②重症：第3世代から第4世代
> 「カルバペネム系」：グラム陽性球菌からグラム陰性棹菌まで、平均して強力な抗菌力を有し、重症感染症に用いる。
> 「アミノグリコシド系」：緑膿菌をはじめとしたグラム陰性菌に幅広い抗菌力を有す。
> 「ニューキノロン系」：合成抗菌薬で、細菌の核酸合成酵素を阻害することで幅広いスペクトルに殺菌作用を示し、重症感染症に用いる。

② 一般抗生剤

・細菌性腸炎では内服薬のみ認める。

・泌尿器科：尿路感染症で抗生剤・抗菌剤の使用は認めない。※具体的な感染部位が必要

・泌尿器科：急性細菌性前立腺にセフメタゾンの適応なし。

・泌尿器科：急性膀胱炎に対する投与期間：一般には1週間以内

　(注) 平成26年より、5日間までとする　⇒　支部あり

・泌尿器科：急性細菌性前立炎に対する投与期間：一般には2週間以内

・ABPC静注製剤ではアミペニックス2g／日まで。骨髄炎では単独12g／日、併用6g／日まで。

・骨髄炎時の投与量：PCGは単独2,000万単位／日、併用1,000万単位／日まで。セフォタックスは単独8g／日まで。

- 細菌性心内膜炎のPCGとCEZの併用：CEZ5g／日とする。
- 投与期間14日と明示されているもの：マキシピーム、メロペン、ファーストシン等。
- ペントシリン注：一般には4g／日、最高8g／日まで。
- GM注は一般に120mg／日まで。2週間。
- ペースメーカー設置後の抗生剤：5日まで。
- 心カテ検査時の抗生剤：認めない。
- TAE（TACE）後の抗生剤：認めない。
- クラリス200mg錠剤×2の慢性副鼻腔炎、慢性気管支炎に対する投与期間：一般には2週間以内、急性増悪（二次感染）等があれば3カ月以内は認める。
- クラリス、エリスロマイシンの長期投与：びまん性汎気管支炎と気管支拡張症は半量で6カ月〜2年以上可。ただし、慢性気管支炎は基本的にCOPDとしての治療をすべきであり、増悪時に通常量を1〜2週間のみ認める。
- シプロキサン静注：frist choiceは認めない。「カバペネム、第3世代セファム系またはそれ以降のセファム系注射用抗生物質を使用しても効果が得られない例でかつ経口抗菌剤が投与不可能な場合」に限定される。ただしFrist choiceではないが重症肺炎等で説明が合理的であれば認める。

⑮ **意識障害改善剤**（ニコリンの投与法（ヒルトニン含む））

- 急性膵炎：蛋白分解酵素阻害薬とともに1,000mg／日　連日14日間。
- 頭部外傷・脳手術に伴う意識障害：1,000mg／日まで。
- 脳卒中後麻痺（上肢機能改善）：250〜1,000mg／日、4週連日。1年以内。
- 脳梗塞急性意識障害1,000mg／日、連日2週間
- 急性膵炎：蛋白分解酵素阻害薬とともに1,000mg／日、連日2週間
- 遷延性意識障害にヒルトニン：発症7日以後とする。　植物状態にヒルトニン：認められない。
- ヒルトニン：くも膜下出血、頭部外傷後の遷延性意識障害が適応。

⑯ **PGE1剤**

《医事課へのワンポイント》閉塞性動脈症におけるFontaine分類

```
1度（最も軽症）：下肢の冷感や色調の変化
2度：間欠的跛行（数十〜数百m歩くと痛みのため歩行継続不可能になる症状）なお、腰部脊
     柱管狭窄症との鑑別が必要。
3度：安静時疼痛
4度：（最も重症）：下肢の皮膚潰瘍。DMによるなどによる末梢神経障害がない限り、患者は
     激痛を訴える。
5度：下肢の壊死。下肢の温存は不可能であり、切断の適応となる。
```

- ASOに対する抗血小板剤は2剤まで。
- プロスタンディン注500μg：慢性動脈閉塞症では認められない。

・突発性難聴：初診月と翌月認める。
・プロスタンディン注20μg：勃起不全の診断として　平成23年2月23日
・ASO・TAOに対するパルクス、リプル使用は3週間まで。
　※　壊死等に使用時で3週間超える場合は写真等添付する。
　　コメント例）閉塞部位：両下肢　Fontaine分類Ⅲ度　安静時疼痛著明。
　　両下肢の足背動脈が触知できず。リプル投与によりASO改善傾向、疼痛軽減す。
　注）基礎疾患：喫煙歴　BMI　HL　HT　DM　※男性に多い
　　　検　　査：ABI＞1（ASOの患者はこの比が1未満、場合によっては0.5未満にまで低下）
　　　　　　　　echo AG（CT）

〈Fontaine分類〉
1度（最も軽症）：下肢の冷感や色調の変化
2度：間欠的跛行（数十〜数百メートル歩くと痛みのため歩行継続不可能になる症状）なお、腰部
　　脊柱管狭窄症との鑑別が必要。
3度：安静時疼痛
4度：（最も重症）：下肢の皮膚潰瘍。DMによるなどによる末梢神経障害がない限り、患者は激痛
　　を訴える。
5度：下肢の壊死。下肢の温存は不可能であり、切断の適応となる。
・プロスタグランディン＝4A／日　潰瘍・壊死を伴う場合6A／1週間
　（血行再建後：4〜6A／日×7日間　その後：2A／日×14日間）　遊離皮弁手術には認める。

⑰　呼吸器官・アレルギー・代謝性用薬：喘息・閉塞性肺疾患等
・インタールカプセルは60個まで（アレルギー性鼻炎は30個まで）
・テオドール400mg／日を超えたら血中濃度を明記。
・ムコダイン、ムコソルバン併用は認めない。
・気管支喘息にソルコーテフ：適応外
・呼吸窮迫症候群（RDS）に人工サーファクテン療法（サーファクテン気管注入用）を行う場合：
　原則として追加投与は1回まで。ただし、月2回まで認める。
・吸入に注射薬を用いた：原則、認めない。ただし、耳鼻科医会では一部認める。
・点鼻薬と抗アレルギー内服薬：小児のアレルギー性鼻炎では認める。
・喘息にアルマール：禁忌。
・作用機序の同じ抗アレルギー薬：一方のみとする。
・皮膚筋炎・間質性肺炎でネオラール：認めない。

⑱　RA・乾癬（尋常性・関節症性・膿疱性・紅皮症）：インフリキシマブ製剤：レミケード等
　　投与方法に注意　例：乾癬）初回投与後、2週、6週に投与し、以後8週間隔
　　（注意）入院でのDPC・在宅悪性腫瘍指導管理・外来化学療法との関係他

⑲ **エラスポールの適応**　　＊条件下での使用（※最大14日間）およびコメントを要す。
・SIRSなど適応が限定されている。
・原則として人工呼吸器使用下のみ認められる。　手術当日は認めない。

⑳ **人工呼吸器使用時の薬剤投与の留意点**
・ドルミカム：24筒／日まで。
・ディプリバン：10筒／日まで。

㉑ **ガンマグロブリンの使用基準**
≪医事課のためのワンポイント≫：適応：重症かつ抗生物質との併用が条件。

「ガンマグロブリン」とは免疫グロブリン、すなわち抗体のことである。抗生物質は細菌に対する効果しかないが、ガンマグロブリン製剤は細菌以外にもウイルス、真菌などあらゆる病原体に対する抗体を含んでいる。
・一般的な重症例では15ｇ／月
・血液疾患に重症感染症が合併した場合２Ｖで３日間
・白血病など強力な骨髄抑制例の敗血症では20ｇ／月、１クール３日間
　半減期を超えて再発ある時は再投与が認められる（使用日を付記）
・突発性血小板減少性紫斑病（ITP）では摘脾あるいは大手術前、緊急時は200～400mg／kg、
　５日連続
・ITPで頭蓋内出血を危惧したヴェノグロブリンン-IH：３日間認める。
　低または無ガンマグロブリン血症：血中濃度200mg以上を保つようにする。初回200～400mg
　／kg、以後毎月100～300mg／kg。
・ITPでステロイド投与のないガナマグロブリン大量療法：認めない。
・帯状疱疹での適応：全身性あるいは頭蓋内感染の場合のみ認める。高力価で５ｇ／日、３日間。
・開心術も含めて大手術時の低グロブリン血症・感染予防投与は認めない。
・SLEによる重症血小板減少症に対し緊急避難のため大量療法は認める。
・間質性肺炎に免疫グロブリンの大量療法：適応でない。
・SLEによる重症血小板減少症に対し緊急避難で静注用ガンマグロブリン大量療法：認める。
・SLEで血小板4000、眼底出血：ガンマグロブリン大量投与：認めない。
・川崎病急性期：ベニロン、ヴェノグロブリンンなどのみ承認、発病７日以内に200mg／日、
　５日間。体重を記載すること。
・血漿交換時の投与は認めない。
・劇症型溶連菌感染症時の抗生剤と静注用免疫グロブリンの量：髄膜炎と同じ。
・慢性炎症性脱髄性多発神経炎（CIPD）：ガンマグロブリン療法：400mg／kg／日×５日まで
　認める。
・「重症感染症」でガンマグロブリン投与：細菌培養検査がされていない場合は認めない。

⑳ 抗MRSA薬

投与する場合は確定診断が得られていること。感染部位を明記、投与期間は原則として14日間以内とする。　※MRSA感染症という病名は不可。

- 塩酸バンコマイシン散：培養がなければ認めない。
- 深部臓器と腸管とにVCM適応疾患があった場合はそれぞれ14日まで認める（内服と静注）。心内膜炎では21日まで可。
- 高齢者ではVCM注は１ｇ／日とする。
- VCMとハベカシンの併用：一方のみ。両者合わせて14日。ただし、膿瘍形成例や難治例では14日以上投与を認める。また症例によってはVCMとハベカシン併用もあり得る（症状詳記は必須）。
- 偽膜性腸炎：注射の適応はなく内服による。
- キャリアに対するVCM投与：不可。
- バクトロバン軟膏使用上の注意点：まったく予防的なものは不可。適正な症例は３日間のみ。
- タゴシッドの投与期間：14日以内。

㉓　抗真菌剤

- アンコチルとフロリードFの併用：注射を主とし、１週間まで。
- 急性白血病に伴う内臓真菌症に対してジフルカン、イトリゾール併用：後者は査定。
- ジフルカン投与期間：30日投与例でβ-Dグルカン１回のみでは14日に査定。
- 重症（難治性）例でのジフルカン400㎎投与は、すべて症状詳記を要す。
- 重症の基礎疾患のない場合の抗真菌剤投与：２週間以内とする。
- 眼内真菌症：ジフルカン400㎎／日×12日＋200㎎／日×12回以内。
- 深部内臓カンジダ症に対する抗真菌剤の３剤併用：２剤まで認める。
- 真菌性口内炎に抗真菌剤（注射用）の含そう：フロリードゲルを用いるべきである。
- 胃・十二指腸潰瘍術後に腸内殺菌目的にフラジオ腸溶剤を使用：不可。
- ファンガードの投与期間：２～３週間以内とする。
- 検尿でガンジダが認められるのみで抗真菌剤の静脈投与は認められない。
- 肺アスペルギルス症にイトリゾール内用液：適応でない。

㉔　抗ウイルス剤

- ヘルペス脳炎に対するゾビラックス注の日数上限：14日とする
- 角膜herpes、角膜内皮炎、桐沢型ブドウ膜炎にゾビラックスを処方した場合：認める。
- 真菌性角膜炎、アカントアメバー角膜または、重篤な眼感染にフルコナゾヘルを処方した場合：認める。
- 口唇・陰唇（性器）ヘルペスにゾビラックス内服と軟膏併用：認める。
- 単なる「脳炎」の病名でゾビラックス錠：認められない。
- 単純疱疹に抗ウイルス剤（ゾビラックス錠等）の投与期間：原則５日間。６日以上はコメント要す。

- 帯状疱疹に抗ウイルス剤（ゾビラックス錠等）の投与期間：原則7日間。8日以上はコメント要す。
- 原因ウイルスを同定できなかった脳炎にゾビラックス注12日間：7日間へ
- 水痘にゾビラックス錠の使用：現段階では不可。
- ヘルペス感染予防：ゾビラックス1,000mg／日、経口投与。内服困難な場合は静注。
- 急性白血病治療中に発症したサイトメガロウイルスにホスカビル：不可。本剤はAIDS患者のサイメガロ網膜炎が適応

㉕ 骨髄移植時の抗生剤および抗ウイルス剤の予防投与の目安

●腸内殺菌
- ゲンタシン、TOB：900mg　・バンコマイシン：1,500mg／日
- ファンギゾン：50～100mg／kg［成人2,400mg／日］＊ファンギゾン服用困難例にはナイスタチン600万単位またはニューロキシン系。ジフルカン3～5mg／kgの経口または点滴静注。

●ヘルペス感染予防
- ゾビラックス：1,000mg／日、経口投与。内服困難な場合は静注。

●サイトメガロウイルス感染予防
- 小児では高力価抗CMV免疫グロブリン100mg／kg、成人では200～400mg／kgを週1回、7～100日
＊留意事項：睾丸腫瘍、白血病、MRSA腸炎、DICで末梢血幹細胞移植を行う場合は移植有核細胞数と採取年月日、当月の好中球数・血小板の推移、患者の身長・体重を具体的に記載。

㉖ その他の特殊薬剤および漢方製剤

- フィブロガミロンP：術後の縫合不全および瘻孔で1日4～6／5日間（ただし、Albが正常でⅧ因子が70％以下の場合）
- 漢方薬の多剤併用は内容の重複を避けて2剤までで、総量15g/日。3剤の場合はコメント要す。
- 漢方薬の食後の服用は認めない。
- グラン適応の拡大：造血幹細胞移植に関する造血幹細胞の末梢血中への動員と移植時の好中球数の増加促進。
- 放射線療法による白血球減少症にノイトロジン注：認める。
- アンサーとノイトロジン併用：前者は査定。
- 突発性間質性肺炎に対するエンドキサンパルス療法の結果起こった好中球減少にグラン注：認めない。
- 骨髄腫サイトメガロウイルス肺炎にノイトロジン：査定。
- 多発性骨髄腫、慢性腎不全でMAP輸血繰り返しながらエリスロポエチン投与：エリスロポエチンは、認められない。
- MDS・再生不良性貧血：エリスロポエチンの適応ではない。
- AMLにsIL-2R検査：現在適応なし。
- メルカゾールによる無顆粒球症にノイアップ：認める。

- 骨髄移植時のメルソドロール：腎移植に準ずる。
- 椎間板炎にニューキノロン：5カ月まで認める。
- ベル麻痺にプレドニン：20〜40mg／日。
- プロスタルモンFの手術当日からの投与：不可。少なくとも2〜3日後とする。
- 変形性膝関節症でアルツディスポにキシロカイン：併用は認めない。
- くも膜下出血の脳血管攣縮にプラズマネート：4本／日、10日間認める。
- 肺がん術後、血栓予防のためにフラグミン：算定不可。
- がん性疼痛にデュロパッチ：毎日の張替え算定可。
- 褥瘡に対するユーパスタ月500g算定は範囲、病状が合理的であれば認める。

AT-ⅢとⅩⅢ因子製剤（必ず検査を）

　AT-Ⅲ製剤の使用基準：AT-Ⅲ〈70％で原則としてヘパリンと併用。1クール5日間。DICで1,500倍／日（30倍／kg）、緊急時40-60倍／kg。

ⅩⅢ因子製剤の使用基準：原則として抗生剤投与のない条件下および正常ALB値で使用。

- 適応（血中レベル併記）：因子低下に伴う縫合不全・瘻孔には1日3〜6V、5日間、月2クールまで

　シェーンライン・ヘノッホは1日3〜5V、3日間。緊急時は1日6Vまで。

(27) 抗悪性腫瘍剤の注意点・・・◇化学療法加算等に注意

●白血病化学療法時のそれぞれの使用量と使用法：JALSG-AMLの範囲で。

- ペプシド：AMLが適応だがCMLの急性増悪でも認める。
- L-アスパラギナーゼ（ロイナーゼ）投与によるATⅢ以下に対してノイアート投与：ノイアートは認めない。FFPは認める。
- キロサイドNによる急性白血病に対する大量療法の認可：適応：AML、ALLで再発例および難治例の寛解療法（サルベージ療法）、地固め療法。
  用法：成人では2g／㎡×2／日を6日間
- MTX大量療法時のロイコボリンの規定以上の使用：血中濃度測定成績を指標としている場合は常用量の2倍まで。
- ホジキン病（HD）にMTX大量療法でロイコボリンの量：45Aまで。
- 悪性リンパ腫（ML）にキロサイドN大量療法：適応なし。
- リツキサン：CD20陽性検査日を記載。1週間隔で投与。
- 悪性リンパ腫にイホマイド注：他の抗腫瘍薬と併用で認める。
- 大腸癌、肝細胞癌にランダ注：適応がないが認めている支部もある。ただし、適応外使用には問題もあり、保険外併用療養費制度にすべきの意見もある。
- 悪性リンパ腫にスミフェロン：適応ではないが他が無効のときは仕方がない。コメント必要。
- 非小細胞肺がんにクレスチン：可とする。がん以外では認めない。
- 腎がんにピシバニール、サンドスタチン：認めない。

- がん性疼痛にデュロパッチ：毎日の張替えでも算定可とする。
- がん性腹膜炎疑いでサンドスタチン：疑い病名では算定できない。
- がん性腹膜炎にランダ（ブリプラチン）の腹腔内散布：認めない。
- 急性白血病の分化誘導療法：現在のところ認められない。全トランス型レチノイン酸（ベノシド）はAPLのみ。　シスプラチンの術中腹腔内散布：認める。
- シスプラチン：悪性黒色腫、扁平上皮がんに審査上認める。
- 精巣腫瘍にPVB療法とPVB-6療法：適応のない薬剤を含んでいるが認める。
  注：PVB：シスプラチン、ビンブラスチン、ブレオ
  　　PVB-6：PVBに加えてエンドキサン、アクテノマイシンD、エトポシド
- シスプラチン大量1回投与後のカイトリル注：とりあえず7日間まで認める。
- 食道がんにパラプラチン：適応なし。
- サンドスタチン皮下注用および筋注用：カルチノイド腫瘍かガストリン産生腫瘍、末端肥大症が確定した場合および進行・再発性がん患者の緩和医療における消化管閉塞に伴う消化器症状の改善が適応。
  ㊟　皮下注用および筋注用以外の使用（点滴等）の場合、納得できるコメントがあれば認める。
- 5FUにロイコボリン併用：認めない。
- 縦隔腫瘍にランダの胸腔内注入：認めない。
- 尿管・膀胱がん手術後、白血球減少に対してグラン投与と平行してMTX投与：MTXは査定。
- 術後膵液瘻および外傷性膵臓破裂にサンドスタチン：認めない。

㉘　**サイトカイン（cytokine）関連**

- G-CSFの使用条件：適応条件と使用開始年月日を付記する。一般に2週間を限度とするがMDSおよび再生不良貧血では3週までとする。
- MDSにG-CSF：G-CSF投与はむしろ白血病への悪化を促進する恐れがあるので認めない。
  多発性骨髄腫にG-CSF：認めない。G-CSFは化学療法後の白血球減少が適応である。多発性骨髄腫や悪性リンパ腫の原疾患による白血球減少症はG-CSFの適応ではない。
- AMLで化学療法時にG-CSF投与：同時投与は不可、G-CSF単独は可。
- ロイコプロールの適応と化学療法例：適応はAML（シタラビン、エノシタビンのみ）と卵巣がん（シクロホスファミド、ドキソルビン、シスプラチンのみ）だけ。

≪医事課のためのワンポイント≫

> サイトカイン：リンパ球、単球、血管内皮細胞、繊維芽細胞等が産生する液性因子で細胞に働きかける、免疫反応に伴い産生される抗体以外の物質、インターロイキシン（IL）、インターフェロン（IFN）、コロニー刺激因子（GM-CSF・G-CSF・M-CSF）、腫瘍壊死因子（TNF-αとβ）などの総称、この他に造血に関係する因子として、エリスロポエチン、トロンボポエチンもサイトカインに含めることもある。

10 G K 成分輸血および輸血関連

成分輸血を行った場合はその理由を付記すること。

(1) 原則
- 濃厚赤血球＋FFP投与：望ましくない。緊急で保存血や新鮮全血が間に合わないことが付記されない場合は査定の対象となる。
- FFPは単なるアルブミンの代わりに使用しない。
- 積極的な治療目的のない、単なる低アルブミン血症にアルブミン投与の適応なし。
- 血液製剤輸注時のフィルター：小児では少量でも認める。
- 自己血輸血：エリスロポエチン製剤は貯血時に算定する。輸血時算定は不可。
- 白血球除去フィルターをGVHD予防のために使用：認めない。ただし、別の目的で、指示されている適応に合致する時は認める。
- 輸血料の検査加算：ABO/Rh、不規則抗体（1月または1週間に1回「頻回に行う場合」）、HLA型適合血小板輸血伴うHLA型classⅠまたはⅡ（一連につき）、血液交差試験または間接クームス検査（1回につき）

(2) 血液製剤使用法の改正
「輸血療法の実施に関する指針」および「血液製剤の使用指針」に従って審査される。

①赤血球（MAP）の適応
内科適応：慢性貧血（MDS：骨髄異形成症候群、APLA：再生不良貧血、HPD：造血器異形成、造血器悪性腫）でHb7g/dlを目安として10g/dlまで。鉄剤V.B$_{12}$、EPOで治療可能な例は不可。
外科適応：
　術前：持続する出血がコントロールできない場合。
　術中：循環輸血量の20-50％の出血ならば細胞外液系補液＋MAP。 50～100％の出血では適宜等張アルブミン製剤。
　　　　100％以上では、さらにFFPや濃厚血小板液の使用を考慮。
　術後：バイタルが安定していたら補液のみで十分。

②FFPの適応
　投与前にPT、APTT、フィブリノゲンの測定が原則。
- 凝固因子の補充：DIC、肝障害、クマリン系薬剤効果の緊急補正（緊急手術限る）
- 血漿因子の補充：TTP、HUS

③FFPの投与量
- 一般に5単位／日、重症例では10単位／日。緊急時20単位／日まで。1クール7日間を目安とするがさらに使用した場合は症状を記載。
  出血状態が出没するDICは400mL／日として実日数の半分まで認める。
- 術後肝不全には手術当日は1,600mL。
- 劇症肝炎に対するFFP投与：原則として3,200mLまで。
- 肝区域切除当日：FFPは40単位まで、プラズマカッターは10瓶まで。
- TTP/HUS：3,200mL／日の交換を認める。
- 凝固因子の補充および慢性期：800mLまで。
- 大手術時〔循環血漿量以上の出血〕
  ※手術当日は4,800mL、第2日は2,400〜3,200mL、3日以後は800mL／日
- 破裂胸部大動脈瘤手術当日は5,400mLまで、翌日は3,200mLまで。

④FFPの不適切な使用
- 循環血漿量減少の改善と補充
- 蛋白源としての栄養補給
- 創傷治療の促進
- その他（DICを伴わない熱傷治療、人工心肺使用時の出血予防）
- 出血性ショック

⑤アルブミン製剤の適正使用　　※症状詳記が必要
≪医師・医事課のためのワンポイント≫

（アルブミン注）　　低濃度＝5％　　高濃度＝20％・25％

ALB注の必要投与量≒期待上昇濃度（g/dl）×体重

急性の目安3g/dl　慢性の目安2.5g/dl

例　体重が60kgのPtで急性の場合で測定値が1.3g/dlの場合の必要
　　投与量≒（3g/dl－1.3g/dl）×60＝102g　　ALB25％50ml1v（12.5g）を
　　使用する場合　102g÷12.5g＝8.16g　ゆえに8vが投与量となる

アルブミンの効果判定：（ALB濃度期待値－実測値）×循環血漿量

　　人の循環血漿量は通常0.4dl/kgであり血管内回収率を1/2とする。60kgの人のALB濃度を0.6g/dl上昇させたいときは、0.6×（0.4×60）×2＝28.8g　故に28.8g使用する。

1．目的
① 血漿膠質浸透圧の維持による循環血漿の確保：等張ALBの使用　　5％ALB　加熱人血漿蛋白
② 治療抵抗性の重度浮腫の治療　高張ALB（高濃度）20％・25％

2．投与量

急性の低蛋白血症に基づく病態、他の治療法では管理が困難な慢性低蛋白症による病態に対し、ALBを補充することにより、病態の一時的な改善を図る。

① 出血性ショック

循環血液量50％以上の多量出血、血清ALB濃度3.0g/dlの場合、等張ALB製剤の併用を検討。（FFPの併用は、循環血液量の100％以上の出血で検討）

② 凝固因子の補充を必要としない治療的血漿交換療法：等張ALB

③ 重症熱傷

熱傷後、通常24時間以内は細胞外液系輸液薬対応。熱傷部位が体表面積の50％以上であり、細胞外液系輸液薬では循環血漿量不足の是正が困難な場合、人口膠質液または等張ALB製剤で対応

④ 重症膵炎：等張ALB

⑤ 低ALB血症による胸水貯留：等張ALB

⑥ 人工心肺を使用する心臓手術：高張ALB

体重10未満の小児、術前に血清ALB濃度または膠質浸透圧の高度な低下がある時

⑦ 難治性腹水を伴う肝硬変または大量の腹水穿刺時

利尿を誘導するための短期間（1週間を限度）に高張ALB製剤の投与を検討

⑧ 浮腫、肺水腫を伴うネフローゼ症候群

急性、重症の場合は、利尿薬に加え短期間（1週間を限度）に高張ALB製剤の投与を検討

⑨ 血行動態が不安定な血液透析時：高張ALB

糖尿病合併症例や術後低ALB血症での透析時に、循環血漿量増加の目的で予防的投与を検討

⑩ 低蛋白血症に起因する肺水腫や著明な浮腫

術前・術後あるいは経口摂取不能な重症の下痢などによる低蛋白血症が存在し、治療抵抗性の肺水腫あるいは著明な浮腫が認められる場合、利尿薬ともに高張ALB製剤の投与を考慮

●不適切なアルブミン使用
 ・蛋白源としての栄養補給
 ・脳虚血発作あるいはくも膜下出血後の血管攣縮
 ・単なるアルブミン濃度の維持
 ・末期患者への投与
 ・無輸血手術での投与

⑥血小板輸血の基準

・緊急脳外科手術患者が抗血小板薬を飲んでいたので血小板20単位投与：不可。

産生障害：慢性例ではなく高度の減少（1万以下）で出血症状を伴う場合のみ。

ITP（特発性血小板性紫斑病）では緊急避難の場合のみ（多くの場合抗体あり）。

AL（急性白血病）では病勢の進行速度から頭蓋内出血の恐れがある時は５万位でも適応となる。

DICでは他の治療法が先行し、やむを得ない場合のみ。

投与量：１回５単位。３日に１回が目安。

・重症例では１日10単位、短期的には20単位。総量で100単位まで。
・白血病では150単位を目途とし、症状により200単位まで。
・心臓外科等手術当日は20単位まで認める。

⑦輸血の指針に注意および輸血前後にする必須検査　※平26保医発0305-3

（注１）輸血前に説明と同意書は必須

（注２）輸血前後に検査を行うこと

１．肝炎検査／輸血日を記載のこと　※入院時に行われていない検査：HBc-Ab HCV-コアAg

	輸　血　前　検　査	輸　血　後　検　査
B型肝炎	HBs-Ag　HBs-Ab　HBc-Ab	核酸増幅検査（NAT）／輸血前検査の結果がいずれも陰性の場合、輸血の３カ月後に実施
C型肝炎	HCV-Ab　HCV-コアAg	HCVコアAg輸血前検査の結果がいずれも陰性の場合または感染既往と判断された場合、輸血の１～３カ月後に実施

※HIV-1またはHIV-1.2／輸血日を記載　　※輸血後２カ月

・非加熱血液凝固因子製剤の投与が明らかおよび投与歴不明であるが、昭和53年から63年の間に入院し下記のいずれかに該当する場合。

ア．新生児出血等の病気で「血が止まりにくい」との指摘を受けた者

イ．肝硬変や劇症肝炎で入院し、出血の著しい者

ロ．大量出血の手術を受けた者（出産時含む）

・輸血した場合

※ただし、輸血後のHIV検査は強制ではないが施行するように指導しなければならない。

11　H　リハビリテーション

◇　リハビリにおける起算日と発症日の考え方

① 心大血管疾患リハビリ：発症後一定の検査等を行い、その結果を踏まえてその開始日を決める必要があることから、リハビリの開始日をリハビリの起算日とする。

② 呼吸器リハビリ：発症日の特定が一般に困難であることから、リハビリ開始日をリハビリ起算日とする。

③ 脳血管疾患等リハビリ：発症、手術または急性増悪直後からの開始が効果的とされていることを踏まえ、原因疾患の発症日等をリハビリ開始日とする。

④ 運動器リハビリ：発症、手術または急性増悪直後からの開始が効果的とされていることを踏まえ、原因疾患の発症日等をリハビリ開始日とする。

(注) ただし、③・④において発症日の特定が困難な症例もあり、また、発症後一定の検査等を行いその結果を踏まえてその開始日を決める必要のある症例（例：脳卒中等の合併症・併存疾患のチェック＆リスク管理）、さらに症例によっては全身状態や合併症・併存疾患の影響でリハ開始が遅延する場合も少なくはなく、基本的には①・②と同様にリハビリの開始日をリハビリの起算日とする考え方が妥当と考える。

≪医事課へのワンポイント≫：維持期リハビリ

> 算定日数の上限を超えている患者のうち、リハビリを継続しても状態の改善が期待できない患者に対して、状態の維持を目的に実施するリハビリのこと。

● 整形疾患における外来運動器リハビリは1日2単位までが基本、3単位以上はコメント付記。ただし、PTとOT併用の場合および複数部位の骨折の場合は3単位まで認める。
● 子宮悪性腫瘍、子宮付属器悪性腫瘍、前立腺悪性腫瘍または腋窩部郭清を伴う乳腺悪性腫瘍の手術後のリンパ浮腫に対してリハビリを認めるか：筋肉まで達する手術、肩の拘縮等のコメントがあれば認める。
● 腹圧失禁症に対する骨盤筋肉強化リハビリは認めない。　＊平成26年7月時点
● 疾患別リハビリの標準的リハビリ日数を超えたものについては、1月当たり13単位まで算定可能とする。※算定単位数上限を超えたものについて、選定療養（1回＝1単位）として実施可能
　選定療養費の例：心大血＝3,240円、脳血管＝3,240円、運動器＝2,810円、呼吸器＝2,810円
★ 手術、急性増悪、再発または新たな疾患の発症等により、患者の病態像・障害像が変化した際には、疾患別リハビリの起算日をリセットしたうえで、当該リハビリを新たに開始するが、その際は新たなリハビリ実施計画書の内容を患者へ説明したうえで、改めて診療録にその要点を記載する。
★ PT・OTは実施時間の記載・計画書の記載等に注意
・無菌室管理中のリハビリ算定：妥当とは言えない。
・下部消化管手術で呼吸器リハ：算定できない。
　例）胆嚢摘出で呼吸器リハを算定：胆嚢がん等に含まれないので算定不可。ただし、術後廃用症候群の病名をつけ脳血管での廃用症候群リハで算定する。

12　J　処　置

★ 時間外等の加算：休日1、時間外1、深夜加算1の施設基準獲得を目指す。
★ 処置点数算定における患部の範囲（算定点数）

(共通)
　　創傷処置、熱傷処置、重度褥瘡処置、皮膚科軟膏処置：包帯等で被覆すべき創傷面の広さ、または軟膏処置を行うべき広さをいう。ただし、局所陰圧閉鎖処置は局所陰圧閉鎖処置用材料で被覆すべき創傷面の広さをいう。
・処置の回数：褥瘡の包帯交換１日２回、創傷処置（外来で算定）：１日に２回算定できる。
・術後創傷処置（１日につき）
・創傷処置・術後創傷処置に関する疑義解釈
　①疾患が異なる場合や部位が異なれば、同じ病名でも別の日に発症したものとして算定する。
　②皮膚移植の採皮箇所の処置料は、術後創傷処置として算定する。
・熱傷処置について…熱傷＝電撃傷、薬傷、凍傷が含まれる。ただし、日焼けは含まない。
・頸部－胸部－気道熱傷で気管切開を行っている場合、熱傷処置と術後創傷処置はいずれかの主たるもので算定する。
・熱傷部位に皮膚移植術を実施後、処置料を算定する場合は、熱傷部位と採皮箇所で別々に算定する。前項の場合であって、１日２回包帯交換を行った場合は、１回目は植皮部位と植皮していない部位と合算して算定するが、２回目の創傷処置の点数は植皮部位を除いた創傷処置の点数で算定する（術後創傷処置は１日につきの点数のため）。なお、熱傷処置は初回の処置から起算して２カ月を経過するまで算定可。
★軟膏およびクリームの量／finger tip unit（index fingerの第２関節までの量）＝0.5ｇ
（大人の両手分の量）

(1) **皮膚科・形成外科関連**
① 重度褥瘡処置：皮下組織に至る褥瘡：初回処置より２月。ただし、術後は14日まで。
② 皮膚レーザー照射療法（一連）：おおむね３月間とし２回を限度で、前回日を記載。
③ いぼ冷凍凝固法の主な病名：疣贅　皮角　線維腫　脂漏性角化症等。（限度：当初は６月間で週に１回、以降は月に２回に限り算定）
④ 鶏眼・胼胝処置：同一部位については月に１回算定。ただし、手と足は別で左右は一連。
⑤ 陥入爪・巻き爪等：自費にてワイヤー療法が大半であるため混合診療等の注意が必要である。

(2) **泌尿器科および婦人科関連**
① バルーン留置時の膀胱洗浄：週２回、月10回を限度（汚染が甚だしくない場合）。
　例）平成22年４月分：患者は膀胱癌および右尿管癌に対して、右腎尿管膀胱全摘除術後です。尿路変更として左尿管皮膚瘻術を施行していますが、左尿管狭窄症に閉塞があり、やはり１週間の交換は必要と考えます（これにより感染症の発症もない）。
② 導尿において女性では尿道拡張を要する場合とは、尿道損傷のみ認める（女性の場合尿道拡張を要しないため原則認めない）。
③ 膀胱洗浄にウロマチック、ウリガールの使用一般に認めない。
④ 膀胱洗浄：寝たきり老人の場合、「膀胱炎・尿路感染症」等がなくても認める。

⑤　経皮的腎瘻増設後の腎盂洗浄：腎盂洗浄による。
⑥　尿路ストーマ処置と腎盂洗浄の同時算定は不可。
⑦　尿路ストーマカテーテル交換法：算定には画像診断等必須。
⑧　尿管皮膚瘻：尿路ストーマカテーテル交換法での特定材料算定もれに注意。
⑨　腟洗浄は性器出血等婦人科疾患であれば算定可。また卵巣機能不全（排卵障害）は初診時のみ認める（主な腟洗浄：腟炎、頸管カタル、性器出血）。
⑩　腟洗浄は、膀胱炎、更年期障害では認めない。
⑪　腟洗浄時の腟錠使用は1回1錠投与が原則である。マイリス腟坐剤使用時の腟洗浄は算定可。
⑫　子宮腟部薬物焼灼法は初診より1カ月間は週1回、それ以降は2週間に1回が妥当。
⑬　子宮腟部組織採取後の出血は行った処置に合わせて請求。
⑭　子宮脱非観血整復法（ペッサリー）は原則的には月1回程度であるが、初診より1～2カ月以内で必要な時は2回まで認める。
⑮　ペッサリーの子宮壁埋没処置：外来では腟壁ポリープ切除術、入院麻酔下では腟壁形成術を準用。
⑯　コンジローム切除の請求は月1回のみで、月に2回以上の場合は、いぼ焼灼法の3カ所以下あるいは4カ所以上で算定。
⑰　子宮旁結合織炎（膿瘍）切開排膿の第2回以降の洗浄処置は尿道拡張法により算定。
⑱　人口腎臓～血漿交換療法　　（注）　透析の違いに注意

人工腎臓の大別	
①血液透析（HD）	半透膜で隔てた血液と＊1透析液の濃度差により、膜を通して成分の移動が起こる拡散の原理を利用して行われる。⇒ダイアライザーと透析
②血液濾過（H1F）	膜を介して圧力の差により特定の物質が移動することを濾過（半透膜を用いた濾過を限外濾過）といい、濾過においては、膜孔の大きさ、膜にかかる圧力により濾過する物質を調節する。濾過は、主として透析を補完する目的で行われる。⇒ヘモフィルターまたはダイアライザー（膜に圧力をかけることにより透析のほかに濾過も可能）を用いて行う。＊2補充液を使用し、透析液は使用しない。なお、水分除去を目的とするＥＣＵＭの場合は、補充液は使用しない。
④液透析濾過（HDF）	透析と濾過を併せて行う方法。⇒ダイアライザーと透析液・補充液を使用して行う。
備　　考	＊1透析液（キンダリー・AKソリタ等） ＊2補充液（サブラット・HFソリタ等）：濾過により除去を目的としない物質も併せて濾過されるため、補充液を注入して体液のバランスを保つ。 ＊持続緩除式血液濾過（CHF）＝持続緩除式血液濾過器と補充液を使用。 ＊抗凝固薬の使用：血液は体外に出ると凝固するため人口腎臓においては抗凝固薬が必要となり、抗凝固薬としてヘパリンが用いられる。また出血時や出血して困る場合は体内で抗凝固の働きが少ないフサンを用いる。

・人工透析実施日の表示
・血漿交換療法の適応と回数は厳格に適用される。

- 治療開始日、これまでの施行回数を付記すること。
- 血管炎症候群は血漿交換の適応ではない。
- 持続緩徐式血液濾過術の場合：50mg×16本（ヘモフィルターを24時間詰まらせないため）
- 人工腎臓の導入期加算は急性腎不全では不可。
- 人工腎臓の導入期加算と透析が困難な障害者等に：同時算定は可。
- 人工腎臓の導入期加算（1月）：医療機関毎に算定
- グッドパスチャー症候群：血漿交換療法を認める。6回まで。

⑲. フサンの使用
- 出血性疾患がなく、注記もない場合は査定する。
- 4時間前後行われる血液透析の場合：50mg／時間、CHDFでは30mg／時間とする。
- DICでのフサン全身投与と体外循環のフサン併用：体外循環分認めない。
- 出血性疾患のある場合のフサン透析：当月は通常どおり6〜7回、次回は3日間。
- 脳梗塞でラジカット・キサンボン投与中にフサン透析：フサンは査定。

(3) 眼科および耳鼻科関連
- 眼科における軟膏（クリーム）の量：0.2 g
- 眼科における表面麻酔剤の量：1 mL
- 鼻と口腔、咽頭処置の併施：不可
- 外耳道異物除去（複雑）⇒ チューブ抜去
- 真皮欠損用グラフト ⇒ 鼓膜穿孔のみ
- 鼓室処置 ⇒ 真皮欠損用グラフト使用は片側、両側に注意
- ネブライザーで局所使用の用法のない抗生剤の使用は認めるか：耳鼻科医会では認める。

(4) その他の処置および救急処置関連
- 持続胸腔ドレナージ：左右は別算定。ただし、2日目以降のドレーン法は左右で1日1回。
- 膿胸に対して胸腔ドレーンで洗浄：ドレーン法で算定。
- 脳外科手術後の開放創処置の期間：2日とし術後のドレーン抜去は術後創傷処置で算定。
- 気管カニューレの交換は週に1本まで。
- 瀉血療法：2週間1回（審査機関の内規か？）
- 胃癌術後イレウスに高圧酸素療法：5日間認める。
- 気管内挿管を繰り返した場合（当日と翌日）：再挿管を1回のみ認める。
- 気管内洗浄と内視鏡による痰吸引：前者は洗浄で、後者は吸引で請求。
- ミニトラック・トラヘルパー挿入：救命のための気管内挿管で算定。
- 長期の入院患者の蘇生器使用による酸素量：6L／分（8,640L／日）を目途とする。
- 酸素量：酸素吸入は14,400Lまで、酸素テントおよび人工呼吸は17,280Lまで、高気圧酸素治療は14,400Lまで（外国製メーカは25,000Lまで）認める。
    * ただし、8,640L超えるときは詳記が必要な場合がある。

- 破裂脳動脈瘤クリッピング後の脳浮腫に高気圧酸素療法：非救急的なものとして認める。
- 人工呼吸時の気管支ファイバーによる吸引：認めない。
- アンビューバック等（手動式人工呼吸器）使用も人工呼吸に準じる。※DPCの分岐に注意
- カウンターショックを儀礼的に使用（散見ある場合）：認めない。
- 心タンポナーゼの解除：心膜穿刺に準じる。
- AMIでPTCA中にショックとなり心嚢ドレナージ算定：心膜穿刺で算定。

(5) 鼻腔栄養と食事療養の算定の関係

経鼻経管的に投与した栄養剤	手技料	薬剤	食事療養	投薬
a）薬価基準収載高カロリー薬	○	○	×	×
b）薬価基準未収載流動食	○	―	○※	―

① a）b）を併せて投与および提供した場合、いずれかのみ算定する。
② 胃瘻より流動食を点滴注入した場合は、鼻腔栄養に準じて算定する。
※特別食の算定要件を満たしている場合は、特別食を算定する。

(6) 整形外科関連
① 絆創膏固定術
- 足関節捻挫、膝関節靱帯損傷
- 肋骨骨折固定術を算定後の2回目以降の絆創膏貼用
(注) 当該点数の算定後は原則、週に1回算定可。
② 破損による頸部・胸部・腰部固定帯交換時の加算：算定可
③ ギプス：ギプス施行時の時間外およびプラスチックギプスの加算に注意
- 既装着ギプスのギプスシャーレ等

医療機関	ギプスシャーレ	修理	除去	ギプスシーネ	3歳未満に対して
他の医療機関	100分の20	100分の10	100分の10	100分の20	100分の50
自院	100分の20	100分の10		100分の20	100分の50

≪医事課へのワンポイント≫

① 義肢装具採寸法：トレース等で簡単に行う方法
② 治療装具採型法：ギプスを用いて立体的に行う方法

13 K 手 術

(1) 原則　医事課は、例外等の解釈の熟知！
手術手技に関し：医師と医事課は誤算定（減算定）がないように注意する。

≪医師へのお願い≫

- 手術・検査室等の医療現場へ自由に見学できる体制を整え、医事課が手技、材料等を理解できるように指導する。

≪医事課へのワンポイント≫：周術期口腔機能管理

癌患者等の周術期等における口腔衛生状態や口腔内の状態等の把握、手術に係る主病およびその治療に関連する口腔機能の変化に伴う日常的な指導等。

★ 準用点数が見当たらない場合の算定：コメント付記のうえ、最も近似する手術にて算定し審査機関に委ねる。
★ ○○悪性手術とは、原則、腫瘍部分の切除（摘出）と併せてリンパ郭清を行い完全に治癒させる目的で行う「根治手術」のこと。
　・術後に、病理組織検査で良性腫瘍であることが判明した場合は良性腫瘍に対する術式とする。したがって、病理組織顕微鏡検査は1臓器のみとなり、リンパ節郭清も、自動吻合器も認めない。
★ DPC：手術室内にて使用する薬剤は包括とならない。ただし、大腸手術の腸管洗浄剤は包括である。
★ 同種ないし同じ目的の手術を引き続いて行った場合：一連の場合は主たる手術のみ算定。ただし、特定保険医療材料は認める。

(2) **手術の時間外・休日・深夜加算** ＊処置の時間外と手術の時間外の違いを理解する

★時間外等の加算：休日1，時間外1，深夜加算1の施設基準獲得を目指す。
●外来時の初診・再診引き続いた手術の場合：認める。
（例）午前11時来院し、午後6時40分から大動脈瘤手術の時間外算定：来院後8時間以内は認める。
●入院中の場合：緊急のため、休日または深夜に行われた場合は認める。

(3) **同一手術野または同一病巣の算定方法および考え方**

「通則14」および複数手術の特例「別表第2」を十分理解し、減算定にならないようにする。
（例）胃とは別に結腸の手術を行った場合、同一視野でないので手術点数の100分の50を加える。
●指等の同一手術野の複数手術の特例に注意。
●同一視野でも皮切が異なる場合は、100％算定可：例）脛骨と腓骨での別皮切下での手術。
●3臓器以上の同一視野で手術時加算：2臓器目の50％とする。
●腹腔内手術の同一視野の考え方：胃と骨盤内臓器は同一視野ではない。
●胃癌と腎癌の同時手術：両者とも算定（術者の専門科）が異なる場合等）。
（例）胃癌を外科医にて手術、引続き子宮付属器手術を婦人科医にて行った場合等
●手術中止時および1週間以内での同一手術の再手術他

- 手術直前に中止となった場合：技術料はもちろん、手術に必要かつ再生使用不可能な特殊材料も原則として請求できない。ただし、極めて高額であり、事情が十分に納得できるものはそのつど考慮する。
- 手術が中止に至った場合は、その時点に最も近似した術式に準じる。
- 最初の内視鏡的止血術が失敗して、引き続き開腹手術を行った場合：前者は査定。
- 同一手術で失敗した器材の取り扱い：最終的に使用したもののみ算定。
- 肝癌手術がプローベに終わり、エタノール注入：試験開腹術で算定。
- 1週間以内の再手術について：原則認めない。算定例）最初／ヘルニア手術　2回目／開腹術等で
- 腹部手術後1週間前後の腹膜炎手術または手術後の出血等：試験開腹術で算定

●体外衝撃波破砕術後に内視鏡的に結石を除去した場合は一連とする（胆石、膵石、尿路結石共通）。
　＊一連：おおむね3カ月で転帰して再度算定する

≪医事課へのワンポイント≫：関連性のあり、間違いやすい手術を点数表のそれぞれのページに記載する

> 例①K000：K611・K618　　　　例② K001：K027・K060
> 例③K005：K291・K193・K611　例④ K178・K610・K614 など

(4) 手術料

① 皮膚・皮下組織　※局麻等実施しない場合は、コメントを要す。
●皮膚悪性腫瘍手術時に皮弁形成術：皮弁形成術は100分の50で算定。
●下腿壊死部に筋皮膚弁術、次いで皮膚移植：それぞれ算定可。
●創傷処理・皮膚切開および良性腫瘍摘出術等の算定に注意（算定の誤りが多い）

【皮膚科・形成外科関連】　※手技の算定に注意
- 創傷処理　皮膚切開術　褥瘡切除　摘出術など
- 瘢痕、膿皮、母斑、扁平等の腫瘍、刺青の摘出および切除
- 瘢痕切除　皮膚剥削　瘢痕形成手術　分層及び全層植皮術　皮膚移植術　皮弁形成　粘膜移植等
- K002デブリードマン：K013～K021-2を行う前提でのみ算定する。
- 断端形成術（K085-K087）と植皮術の関係

(注)　植皮術と他の手術を同時に行った場合はそれぞれの所定点数を算定する。ただし、K015～017、K019～022と他の手術を同時に行った場合は、主たる手術に従たる手術の50/100を算定。

- デブリードマン：Ⅱ度以上の熱傷、糖尿病性潰瘍または植皮を必要とする創傷に対して、加圧した生食を用い、組織や汚染物質等の切除、除去を目的に行った場合は、デブリーマンに自動縫合機器加算（一連の治療に月1回）算定できる。ただし、加圧に用いた生食は所定点数に含まれる。
- 良性腫瘍冷凍凝固 ⇒ 脂漏性角化症等
- 皮弁作成 ⇒ 色素性母斑　毛包腫
- 皮膚剥削術 ⇒ 瘢痕　膿皮　母斑　扁平等の小腫瘍　外傷性異物　刺青等

☆創傷処理・切開・良性腫瘍摘出術の算定については、病名（部位）等に注意し正しい算定を！

・**創傷処理**：切・刺・割創・挫滅創に対して※縫合または切除、結紮、ブラッシング、デブリードマンを行う場合の第1回目の治療のことである。ゆえに再縫合等はコメントが必要。
　※部位の長さ、露出部か否か（※真皮の部位とは少し違う）、深さ（筋肉、臓器に達するか否か）、デブリードマン（病名と生食等の使用にて判断）

・**切開**：切開の長さでなく腫瘍の大きさ（φ）。部位・病名により算定が違う　※下記参照

・**良性腫瘍摘出術**：特に部位・病名により算定が違うので注意が必要　※下記参照
　※部位、切開の長さ、露出部か否か

（例1）手部のガングリオン　2.0cm未満
　　　　良性腫瘍摘出術で算定　　　1,660点
　　　　ガングリオン摘出術で算定　3,050点　　※1,390点の差

（例2）QQ等にてリング抜去または切断：創傷処理、爪甲除去術、陥入爪手術等で算定。この場合、麻酔の有無および手術時間を考慮し算定する。

誤りが多い算定術例

K000　創傷処理とK002デブリードマン及びK086-087断端形成術

K001　皮膚切開術　K002　デブリードマン　K003＆006　皮膚皮下粘膜下血管腫・腫瘍摘出術

●部位および病名などで算定方法が異なる

（切開術）

K009 皮膚剥削　K028 腱鞘　K060 関節　K112 腸骨窩膿瘍　K209 眼瞼膿瘍

K226 眼窩膿瘍　K368 扁桃周囲膿瘍　K367 咽後膿瘍　K408 口腔底膿瘍　K472 乳腺膿瘍

K477 胸壁膿瘍　K626-2 リンパ節膿瘍　K630 腹壁膿瘍　K737 直腸周囲膿瘍　K745 肛門周囲膿瘍

K813 尿道周囲膿瘍　K814 外尿道口　K844 バルトリン腺膿瘍

（摘出・切除・除去・K009皮膚剥削術）

K002 デブリードマン　K029 筋肉内異物　K030 四肢・躯幹軟部腫瘍　K070 ガングリオン

K203 涙嚢　K213マイボーム腺梗塞　K214 霰粒腫　K289 耳茸　K291 耳介腫瘍　K340 鼻茸

K409 口腔底腫瘍　K421 口唇腫瘍　K423 頬腫瘍　K474 乳腺腫瘍　K626 リンパ節

K817 外尿道腫瘍　K824 陰茎尖圭コンジローム　K851-2 外陰・腟血腫　K856-1～4 腟壁

K861 リング抜去　K866 子宮頚管ポリープ　K867～K867-4 子宮頸部腫瘍

② 　筋・骨格系・四肢・体幹

　　整形外科での手術の算定注意：骨折観血手術での皮切が別手術など

・**創外固定器の除去**：骨内異物除去術で算定する。

・整復術とギプス固定を別々の日に行った場合は施行日を記載。

・骨折非観血的整復術はギプスがない場合は返戻照会になる。

・麻酔がない場合でも骨折非観血的整復術は認める。

- 剥離骨折・若木骨折等において骨折非観血的整復術を認めるか：肋骨骨折および剥離骨折に対しては認めるが、若木骨折に対しては認めない。
- 半月板縫合術：靱帯断裂形成術との併施：同一手術野
- 非観血的整復が成功せず、更に人工骨頭手術を行った場合：1つの手術で人工骨頭手術のみ算定
- 人工関節置換術でバイポーラ加算：バイポーラ加算は股関節の人工骨頭挿入術の場合である。
- 人工関節再置換術算定の条件：置換術から6カ月以上経過した場合。
- 人工関節術後の大量出血にFFP投与：出血傾向検査が無いと査定。
- 腰部脊柱間狭窄症（LSCS）の主な手術
- 脊椎固定術、椎弓切除術及び椎弓形成術の算定：主たる手術＋最高4つまで算定

    a） 除圧式：椎弓切除、開窓術
    b） 脊椎固定術：後方固定（RF）、後側方固定（PLF）前方進入腰椎椎体間固定（TLIF）、頚椎間孔腰椎椎体間固定（TLIF）など。ただし、脊椎固定術の適応には腰椎の不安定性の所見が必須である。

    ※変性側弯症、分離亡り症、高度の骨粗鬆症などの合併症が必要である。

③ 神経系・頭蓋
- 感染が制御されない水頭症でVPシャント：手技料・材料ともに算定不可。
- 同一の頭蓋内腫瘍の手術を3方向から行なった場合：1方のみ認める。
- 脳外科術後の再出血（術後1週間以内）による再手術は試験開頭術で算定。
- 脳内異物摘出術：腫瘍・血腫・膿瘍を除く。
- 脳腫瘍の摘出術前、栄養血管の血管塞栓術：K615「3」血管塞栓術
- 脳動脈瘤血管内手術でコイルができなかった：脳血管撮影で算定。
- 2カ所以上の脳動脈瘤：手術部位と手術法を付記する。
- 破裂脳動脈瘤直達手術後の水頭症のシャント術：引き続き行ったもの場合は算定不可。詰まりやすいので複数回の算定も認める。
- 中大脳動脈の選択的血栓除去および経動脈閉塞に選択的血栓溶解療法：脳動脈造影による。

④ 眼科・耳鼻科　※両側の算定に注意
- 虹彩光凝固術：緑内障以外では認めない。
- 網膜光凝固術の一連の取り扱い：3カ月以内を一連とする。＊コメントが必要な場合あり
- 白内障手術と虹彩癒着剥離術：同一視野なので併施は認めない。
- 先天性耳瘻孔術：先天性耳瘻管摘出術で算定。
- 耳介形成術：先天性奇形以外は認めない。
- 浸出性中耳炎の鼓膜切開術と耳管処置の併施：認める。
- 鼓膜形成術：慢性中耳炎でも認める。
- アデノイド切除術と口蓋扁摘術：病名があれば別々の算定。

⑤ 乳房・胸部（肺）
・乳腺悪性手術および乳房再建術
　a）　植皮術に注意（皮膚浸潤が著明等の場合）
　b）　（注）K022 組織拡張期による再建術との違いに注意
・人工乳房の破裂等により再手術を施行した場合：K476-4 ゲル充填人工乳房を用いた乳房再建術で算定。
・乳房全摘後の組織拡張器の挿入を実施する場合：K022組織拡張器による再建手術を準用。
・両側血胸で開胸により両側胸腔内血液を排除した場合：胸腔内血腫除去術で両側で算定。
・縦隔炎時の縦隔内処理（開胸）：食道周囲膿瘍切開誘導術（開胸）による。
・原発不明癌で縦隔リンパ節転移の手術は：縦隔郭清術で算定。
・両側肺気腫性巨大ブラを胸骨縦割りで両側肺の手術をした場合：同一視野ではなく別個に算定。
・肺悪性腫瘍手術時の肺動脈形成術：後者は100分の50で算定。
・肺動脈瘻に対するコイル塞栓術：コイルは認める。
・自然気胸の胸腔鏡下肺切除術後の8日目、再発にて再度胸腔鏡下肺切除術
　（→ a）1回目の手術を胸腔鏡検査に訂正して認める。　b）2回目の手術は胸腔鏡下試験切除術　（＊著者は2を選択）

⑥ 心臓・血管　※材料等のコメント必須。

●PCIが不成功終わった場合の算定
　a）DPC
　　(ア)　PCI手技料 ⇒ 左心カテーテル ＋ 冠動脈造影加算
　　(イ)　PCIに使用した薬剤料、特定保険医療材料
　　　※DPCにおいて、特例として算定できる検査に伴う薬剤料、特定保険医療材料は算定でき
　　　　ない取り扱いだが、不成功事例の場合は認める。
　　(ウ)　診断群分類コードは変更しない。
　　(エ)　「手術あり、なし」の区分は、「手術あり」とする。
　　　※DPC：カテ検査および手術の両方を記載する。
　b）出来高
　　(ア)　PCI手技料 ⇒ 左心カテーテル ＋ 冠動脈造影加算
　　(イ)　PCIに使用した薬剤料、特定保険医療材料
　　(注)　コメントに「ＰＣＩ不成功例の場合の特例」と記載する例もある。

●ペースメーカー移植術：やり直しは、7日以内は算定できない。一時型設置後の永久型設置も同様。

●PTCA、ステント挿入関連
・PTCA（急性心筋梗塞に対して）後、併施した右心カテーテルは認めない。ただし心不全、心原性ショックがあれば併施を認める。

- PTCA中に徐脈発生し一時的ページング算定：後者は前者に含まれる。
- PTCA時の待期的ページング：認めない。
- PTCA（grading）の回数：1枝について2回、7日以上の間隔。
- IVUSの適応：冠動脈に限定される。現時点ではASOや肺動脈は不可。
- PTCAから緊急手術になった場合：後者のみ算定。
- CAGの6時間後にPCI：CAGは算定できない。
- PTCA時の血管内超音波法の算定：手術に伴う画像診断および検査の費用は算定できない。
- PTCA後、念のためにIABPを行った。：前者のみ。
- PTCAを2回行ったが、不十分なため経皮的冠動脈ステント留置術を深夜に行った：同一日に連続的に行われた場合は、前者の開始時間による加算とし、手術料（材料は別）は後者のみとする。
- PTCAあるいはステント植え込み術のカテーテル、ガイドワイヤーの本数：バルーンカテは1回2本、適切な説明があれば3本まで、ガイドワイヤーは2本まで。
- PTCRとIABPの併施：別々に算定できる。
- PTCAで血管内超音波カテーテル、フローワイヤ、ウェーブワイヤの併用：最初のものだけ認める。
- PTCA後、上腕動脈仮性瘤の切除：血管結紮術による。
- 急性心筋梗塞に同一日に2回のPTCA：1回とする。
- SGカテ挿入手技料：数日間観察後の手技料は算定できない。心カテ検査時は所定点数に含まれる。
- Direct stentingでバルーンは算定不可。
- PTCA後の術後創傷処置は1回のみ。
- ●IABPについて：予防的挿入は認められない。また、原則14日まで。
- 十分な待機期間のあった不安定狭心症に手術前日にIABPを行った：IABPの手技料は認めない。
- IABPに合併した下肢血栓症の血栓除去後、別のルートから新しいセットで治療を試みた：バルーンが汚染・破損したことが明記してあれば認める。
- IABPと人工心肺の同日算定：後者のみ算定。
- 細菌性心内膜炎によるショックにIABP施行：認めない。
- 急性心筋梗塞で心肺停止例にIABP挿入の後にPCPS装着してPTCA：IABPは査定。
- 心原性ショックにIABP挿入の後にPCI施行：両者の手技料ともに算定可。
- IABP中の観血的動脈圧測定は認めない。　IABP例にHANP、心マッサージは妥当でない。
- ●ACバイパスなど
- 経皮的副伝導路遮断術の算定方法：使用カテーテルは5本まで。手術料はPTCAに準ずる。
- 冠動脈石灰化に対するローターブレーター：通常は1本で十分。2本の場合は説明付記。3本は不可。
- ガイドワイヤーが抜けないようにするトラッパーカテ：認める。
- ヒス束心電図採取時診断用カテーテルは請求できないとあるがどうか：高額でもあり、1本は認める。

- シネアンギオのフィルムの長さは必ず記載のこと。
- 動脈圧測定用カテーテル：認めない。
- 人工心肺下で感染リードを除去し、心筋電極を取り付けた場合の算定法：前者は心内異物除去で、後者は電池交換の算定による。

●血管手術について
- 冠動脈内血栓溶解療法の繰り返し：同一薬剤で短期間に繰り返すことは認めないが、ウロキナーゼ、t-PAと異なる場合は２回あり得る。また再発作の場合も認める。
- PTA〔血管形成術〕：腎動脈形成術は腎血管性高血圧症手術に準ずる鎖骨下動脈、四肢の動脈の形成術は四肢の血管拡張術で算定。
- 下肢静脈瘤手術にダイオーレーザを用いた場合は、K006「３」を一側につき１回算定。
- 下大動脈血栓症で肺血栓塞栓症予防のために下大動脈フィルター設置：材料のみ認め手術は不可。
- 末梢動脈のPTAでは冠動脈用カテは認めない。
- 末梢ASOにPTA：冠動脈用ガイドワイヤーは認めない。
- 腸間膜動脈血栓症に対し開腹による腸切除。その際、フォガティにより血栓除去：後者も認める。
- 腹部大動脈瘤の「切迫破裂」はDPCコードでは「未破裂」とする。
- 腹部大動脈瘤手術に大腿動脈血栓除去を併施した場合：前者のみ。
- 外傷性弓部大動脈破裂に縫合のみ：外傷性心筋縫合術による。
- 大腿動脈に仮性動脈瘤が生じた際の手術点数：固定点数がなく、近似するものでの算定が妥当である。縫合で済む場合は血管結紮術のその他のものによる。
- Y字グラフト移植術と大腿動脈からの血栓除去術：前者のみ認める。
- 総腸骨動脈狭窄にバイパス：「大動脈」でなく「腹腔内動脈」で算定。
- 総腸骨の動脈血管移植術：⇒腹腔動脈（K614-3）算定する。
- 総腸骨動脈瘤切除の手術点数：K560で算定。
- 総腸骨動脈と大腿動脈の２カ所の狭窄に日を置いて２回の血管拡張術・血栓除去術施行：１回で。

⑦ 消化管

●腹腔鏡下の複数手術
＊腹腔鏡から開腹に切りかえた場合、主たる手術が腹腔鏡下で行われた場合は腹腔鏡下として算定。
  - 腹腔鏡下手術での同一手術野：できる範囲（同じポートからの範囲）は同一手術野となる。
  - 腹腔鏡下手術での同一手術野：別のポートからの場合は、通常の手術と同様に主たる手術と併せて行った手術の50/100を合算。
  - 腹腔鏡下大腸切除術（K719-2 K719-3 K735-3 K740-2）とK672-2腹腔鏡下胆嚢摘出術：ポートも術野も違うと判断できるのでそれぞれ100％請求可。

●腹腔内手術の同一視野：胃と骨盤内臓器は同一視野ではない。
●進行食道癌で食道気管支瘻発生時の手術料算定法：気管支瘻閉鎖術、食道外瘻および胃瘻造設術の合算

- ●食道悪性腫瘍手術と胃部分切除術の算定：前者のみ算定。
- ●食道閉鎖根治術と胃瘻造設術：前者のみ算定。
- ●食道静脈瘤に硬化療法・結紮術を繰り返した場合：1週間以内は一連として扱う。
- ●内視鏡的胃、十二指腸ポリープ・粘膜切除（早期悪性腫瘍粘膜切除術）と腹腔鏡下胃、十二指腸潰瘍穿孔縫合術併算定：同一日は主たる算定。
- ●内視鏡的胃、十二指腸狭窄拡張術：同一入院期間中に1回のみの算定。
- ●内視鏡(ESDなど)術後の胃部狭窄に対するバルーン拡張術：内視鏡の点数のみの算定が原則であるが、複雑（長時間）な場合等はコメントを付記しK653またはK653-2で算定する。
- ●早期胃癌のEMR後、再度10日後に胃切除術：胃切除術のみとする。
  - ＊別の考え方：EMR時を内視鏡検査＋病理組織＋胃切除術
- ●消化管出血に対する内視鏡的止血時のベリプラスト使用：認めない。
- ●内視鏡的止血術を繰り返し場合の算定方法：1日1回、週3回が限度。

≪医事課へのワンポイント≫：内視鏡的消化管の止血法

> ① 薬剤散布法：トロンビン・アルトなどの止血剤を出血部に散布する。急性胃粘膜病変や生検後の出血には有効である。
> ② 局注法：無水エタノールの強力な脱水固定作用により血管が収縮、さらに血管内に血栓が形成されることにより止血する。（注）エタノールの量に注意
> ③ 凝固法：専用のプローブで熱凝固（ヒータープローブ）により止血する方法。
> ④ クリップ法：血管を直接把持するため、組織損傷が最も少なく安全確実な方法。特に動脈出血に有効である。

- ●残胃癌再発の下部食道浸潤で食道悪性手術の算定：胃全摘術とする。
- ●胃癌腹膜播種例で胃悪性手術算定：単純胃切除術とする。
- ●胃悪性腫瘍で全摘と虫垂炎手術の併施：病名があれば別々で算定可能。
- ●胃悪性腫瘍術後4日目に腹腔内出血して再手術：再手術はK636試験開腹術とする。
- ●胃癌の結腸浸潤で胃悪性腫瘍手術と結腸悪性腫瘍切除（50／100）：胃癌手術と結腸切除とする。
- ●胃癌と直腸癌の手術：両方の手術料を100／100で算定（別視野）。
- ●十二指腸乳頭癌に膵頭十二指腸切除＋胃部分切除術：K703-3でなくK703-2で算定。
- ●内視鏡的大腸ポリペク後の下記の算定に注意
  - ①帰宅後出血：小腸結腸内視鏡的止血術 ⇒ 大腸ファイバーで算定
  - ②翌日以降：小腸結腸内視鏡的止血術で算定
- ●下行・S状結腸の憩室穿孔で低位前方切除の算定：これは悪性腫瘍に対する手術なので不可。結腸半側切除（K719-2）で算定。
- ●結腸癌でイレウス＋小腸穿孔あり、その閉鎖と人工肛門設置：小腸瘻閉鎖術で算定。
- ●結腸癌手術時の静脈再建：腹腔内静脈形成吻合術による。

- 術後の小腸・結腸狭窄に対する拡張術
  - ①内視鏡によるもの：同一入院期間中に１回のみ算定。
  - ②バルーンによるもの：内視鏡の点数のみ算定。
- 直腸癌で最初早期悪性腫瘍粘膜切除術、２週間後に遺残が認められたので切除術：両者とも点数算定可。
- 直腸癌で直腸悪性腫瘍〔切除〕と膀胱悪性腫瘍手術〔全摘〕を算定：骨盤内臓器全摘術で算定。
- 直腸癌手術後の腹膜炎手術：腹膜炎手術は試験開腹術とする。
- 直腸切除・切断術と肝切除術：皮切が別であれば両者とも100分の100算定。
- 直腸癌で直腸および膀胱摘出術は骨盤内臓全摘出に準じて算定。
- 直腸癌でileus＋小腸穿孔で閉鎖及び人工肛門造設術はK726に準じて算定。
- 腹腔鏡視下直腸切除・直腸切断術と人工肛門造設術：人工肛門造設術は認めない（一連）。

⑧　胆・肝・膵

- 腹腔鏡下胆嚢摘出翌日に胆汁漏出して開腹処理：試験開腹で算定。
- 胆石と大腸癌で胆石摘出は腹腔鏡下手術、大腸癌は開腹手術施行：両者とも算定可。
- 腹腔鏡下胆嚢切除術と開腹によるＳ状結腸切除の併施：開腹によるのもとして前者は50／100の点数。
- 胆嚢癌にて乳頭切除術不成功でPTCD施術：乳頭切開術は査定。
- 胆管癌に同日にPTCD，ERCP，ステント留置術：一連としてPTCDのみ。材料は算定可。
- 胆管癌の疑いで手術したが、悪性ではなかった場合の算定：胆管腫瘍切除術による。
- 胆石で体外衝撃波治療後に内視鏡的に結石を除去した場合は一連とする（胆石・尿路結石共通）。
- 胆石（結石）除去のための内視鏡的処置の後に体外衝撃波療法を行った場合は両者とも算定可。
- 内視鏡的胆道砕石術の算定：短期間ないし、同一入院期間中１回のみ算定。
- 胆管結石に対して最初は経十二指腸的にドレーンを入れ、後に内視鏡的胆道砕石術：前者は胃・十二指腸ファイバースコピーの点数による。
- PTCD：２回／月まで。カテ交換は処置で。
- 胆嚢摘出術の翌日に出血のため肝縫合術：試験開腹術で算定。
- 転移性肝腫瘍でS8切除：区域切除ではなく部分切除術で算定。
- 肝細胞癌の胃浸潤時の胃切除：後者も悪性腫瘍の点数として50／100で算定。
- 肝癌にマイクロ波凝固法施行６日後に出血してTEA施行：両者とも認める。

⑨　尿路・性器系

　手術での血管ガイドワイヤーは、泌尿器科では認める。
- 体外衝撃波治療後に内視鏡的に結石を除去した場合は一連とする。
- 体外衝撃波腎・尿管結石破砕術：左右は別算定　＊一連：おおむね３カ月で転帰して再度算定する
- 尿路結石除去のための内視鏡的処置の後に体外衝撃波療法を行った場合は両者とも算定できる。
- 経尿道的尿路結石除去術：結果的にバスケットカテーテルを用いない場合も準用する。

- ●腎（尿管）悪性腫瘍と膀胱悪性腫瘍の手術：両者とも100／100算定。
- ●腎（尿管）悪性腫瘍で合併膀胱切除：膀胱切除術は算定不可。
- ●経皮的腎（腎盂）瘻造設術が成功せず、同日に腎盂切開術を行った場合：一方のみ算定。
- ●膀胱悪性腫瘍で膀胱全摘出術と前立腺摘出術（50／100）：前立腺摘出術は算定不可
- ●膀胱悪性腫瘍で全膀胱摘出と子宮全摘（膀胱癌浸潤）：子宮全摘出は50／100で算定。
- ●膀胱尿管逆流手術：目的を達するために一連として1回の算定。
- ●膀胱タンポナーゼの手術（膀胱内に溜まった血液が固まり排尿できない状態）
  - ・観血的手術：K797の膀胱内凝血除去術
  - ・内視鏡（経尿道的）：K798の膀胱結石、異物摘出術「1」
- ●女子の尿道良性手術はK743「4」の痔核根治術に準じて算定。
- ●女子の会陰血腫除去術は切開術のK001または2に準じて算定。
- ●ペッサリーの子宮壁埋没処置
  - ・外来で行った場合：K856-3腟ポリープ切除術を準用。
  - ・入院して麻酔下で行った場合：K860腟壁形成手術を準用。
- ●出血等の異常でリング抜去術はK861の子宮内膜掻爬術に準じて算定。
- ●コンジローム切除の請求は月1回のみで、月に2回以上の場合は、いぼ焼灼法の3ヵ所以下あるいは4ヵ所以上で算定。
- ●パイプカットを自費にて外来で施行：料金は、診察・検査（Ope後の精液検査を含む）
  薬剤（院内投与）等のすべて費用　⇒　64,800円

【手術医療機器加算】
- ●乳腺悪性腫瘍手術での止血用加熱凝固切開装置加算に注意。
- ●胸腔および腹腔鏡視下手術での超音波凝固切開装置（ハーモニックスカルペル等）加算に注意。
- ●自動縫合器および吻合器加算に注意。
- ●遊離皮弁術および自家遊離複合組織移植術にて微小血管自動縫合器加算に注意。
- ●副鼻腔手術用骨軟部組織切除機器加算に注意。
- ●体外衝撃波破砕術にて体外所衝撃波消耗性電極加算に注意。

14　L　麻　酔

(1)　原　則
- ●麻酔管理料は常勤の麻酔科医で地方厚生局に届け出ている医師に限る。
- ●麻酔における時間外等の加算は、入院中（緊急のために休日・深夜）と入院以外（すべての時間外）で異なる。
- ●麻酔は区分ごとに時間記載・・・・・※点数算定に注意：麻酔が困難等
- ●硬膜外麻酔時の消毒薬：認める。

- 神経ブロック時の消毒薬：認める10～30mL。
- 神経ブロック：月に２回が限度、やむ得ず３回行う場合はコメントは必須。
- 仙骨部硬膜外ブロックの適応（２年前の古い坐骨神経痛）：①麻酔科：認めない　②整形：認める。
- ニューロレプト麻酔（NLA）の算定：の脳神経外科での脳血管内手術などに行われるセルシン注、ペンタジン注を用いて行うニューロレプト麻酔は、静脈麻酔での算定不可（薬剤料のみ）。
- 検査時の麻酔：麻酔欄（50）に記載し、「検査時」と付記する。
- 前立生検での全身麻酔等について　※泌尿器学会および支払基金の審査の傾向
  ① 経直的生検時は、原則認めない。全国平均は、無麻酔が約50％　※ただし、腰／脊麻酔は認める。
  ② 会陰式生検時は、局所麻酔。
  ③ 全身麻酔を認める場合
  ・腰／脊麻酔に該当するが、椎間板の著明な変性（脊柱管の病名等）がある場合。
  ・詳細なコメントがある場合。　※アンダーラインは必須です！
  　例）心筋梗塞にてバイアスピリン服用中。６月５日服用中止、６月12日実施の出血・凝固検査にてPT／13.9　PT％／71.3　PT-INR／1.31と異常値を認める。脊椎麻酔による硬膜外血腫や硬膜内血腫の発症の恐れがあり、また疼痛に関し極度の不安もあるために全麻下での生検に至った。
- 腰椎麻酔時のSpO2監視：監視装置による術中監視は認めないが検査としての測定は認められる。
- ２種類の手術を24時を挟んで施行した場合の麻酔回数：２回認める。ただし、やり直しのための連続した手術では器材のみ。
- 手術点数が3,000点以下の全麻の場合、必要理由を記載する。

(2)　麻　酔　薬
- 吸入麻酔薬の使用量：通常のガス流量は６L／分（小児は４L／分）。
  ・セボフレン：3.3×濃度（％）×ガス流量×時間。１時間当たり40mL以下。
  ・笑気ガス１時間当たり240Lまたは480ｇ　＊20～30％の増量は手術により可。
  ・プロポフォールは1時間当たり50mL＊、鎮静維持には40mLで７日間。
  ・フォーレン、エトレン：３×濃度（％）×ガス流量×時間。
  ・フローセン：2.7×濃度（％）×ガス流量×時間。
- エスラックス注とブリディオン注（25年よりブリディオン注の査定があり、下記の点に注意）
  ・手術時間が短時間でエスラックス注の使用量が25～50mg程度ならブリディオン注が査定される。
  理由：手術時間が短時間ならブリディオン注を使用しなくても回復できる。
- 腹部大動脈瘤時の手術時に全麻とともに行なわれる硬膜外麻酔の算定方法：穿刺部位による規定に従う。例えばTh12-L1間以上は１により、L5-S1以上は２により、それ以下は３になる。

●同一疾患に連続2回の手術で麻酔管理料とモニター検査2回算定：前者は一連として1回、後者は1日につき1回。
●関節鏡施行時の脊椎麻酔：認めない。
(3) 低体温麻酔：低体温麻酔時間は手術記録に基づく。
●脳動脈瘤手術で一時脳虚血下の手術では認める。
(4) 低体温療法
●脳内出血、硬膜下出血、ＡＶＭ、血管攣縮での低体温療法は認めない。
●脳動脈瘤クリッピングで低体温麻酔：不可。
(5) 低血圧麻酔
●用いられる降圧剤：多くの薬剤に「術中異常高血圧に対し」とあるが、これにこだわらず認める。
●低血圧麻酔請求時の麻酔記録：必ず添付のこと。
●骨髄腫瘍時の低血圧麻酔：認めない。
●整形外科での低血圧麻酔：原則、脊椎手術は認めない。ただし、脊椎側彎症手術は認める。
●頸動脈内膜血栓除去術では低血圧麻酔は認めない。
(6) 麻酔料
●重症の患者に対して行う場合（L008-1）とそれ以外の場合（L008-2）で点数が異なる。
　・側仰位における手術加算：100分の10。
　・左前頭葉髄膜腫手術で側臥位加算：不可
　・未破裂脳動脈瘤手術で麻酔の腹臥位加算は算定不可。
●一連と考えられる場合は最初の麻酔時のみ算定。1日2回でも初回のみ算定。
(7) 全麻時の終末呼気CO_2濃度測定の記載場所
　・麻酔欄（50）に記載。

15 Ｉ 精神科関連

●心身症は単独病名でない。例）胃潰瘍（心身症）と記載する。
●精神科電機痙攣療法：施行時の全身麻酔は認めるが終末呼気炭酸ガス濃度と$SpO2$加算は認めない。
●統合失調症・心身症では脳波検査は認めない。
●夜間せん妄にセレネース：個々で判断されるが、8Ａ／日まで。
●セレネースの特定薬剤治療管理料算定：統合失調症以外では不可。
●統合失調症ではマイスリーは認めない。不眠症の病名が必要。

【参考文献】
1．診療点数早見表・月刊保険診療（医学通信社）
2．保険診療の手引き（全国保険医団体連合会）
3．医事業務（産労総合研究所 附属 医療経営情報研究所）
4．薬効・薬価リスト（じほう）
5．Q&A病院・医院・歯科医院の法律事務（新日本法規）
6．判例タイムス
7．届出医療の活用と注意点（全国保険医団体連合会）
8．診療報酬Q＆A（医学通信社）
9．保険診療ルールブック（医学通信社）

☆下記の資料（院内マニュアル）の理解に努めること
1．病院運営基本の手引き　　　　（2014年改訂版）
2．医療従事者のための法律　　　（2014年改訂版）
3．減点（査定）を受けないために（2014年研修版）
4．レセプト・PET等コメント　　（2013年改訂版）
5．交通事故マニュアル　　　　　（2014年改訂版）
6．労災マニュアル　　　　　　　（2014年改訂版）
7．未収金対策マニュアル　　　　（2013年改訂版）

＜解釈等の注意＞
　作成にあたっては、大阪回生病院の施設基準、診療体制などを基準にしており、各病院の実情に照らし修正、変更等をお願いします。また、解釈等は作成者の経験によるものです。
㊟　上記等を参考に著者が解釈していますが、法律の改正（通知）および解釈等は、各自で精査をお願いします。また、明らかな誤りがありましたらご連絡ください。

第3部　交通事故・労災マニュアル

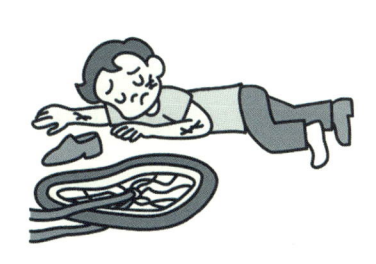

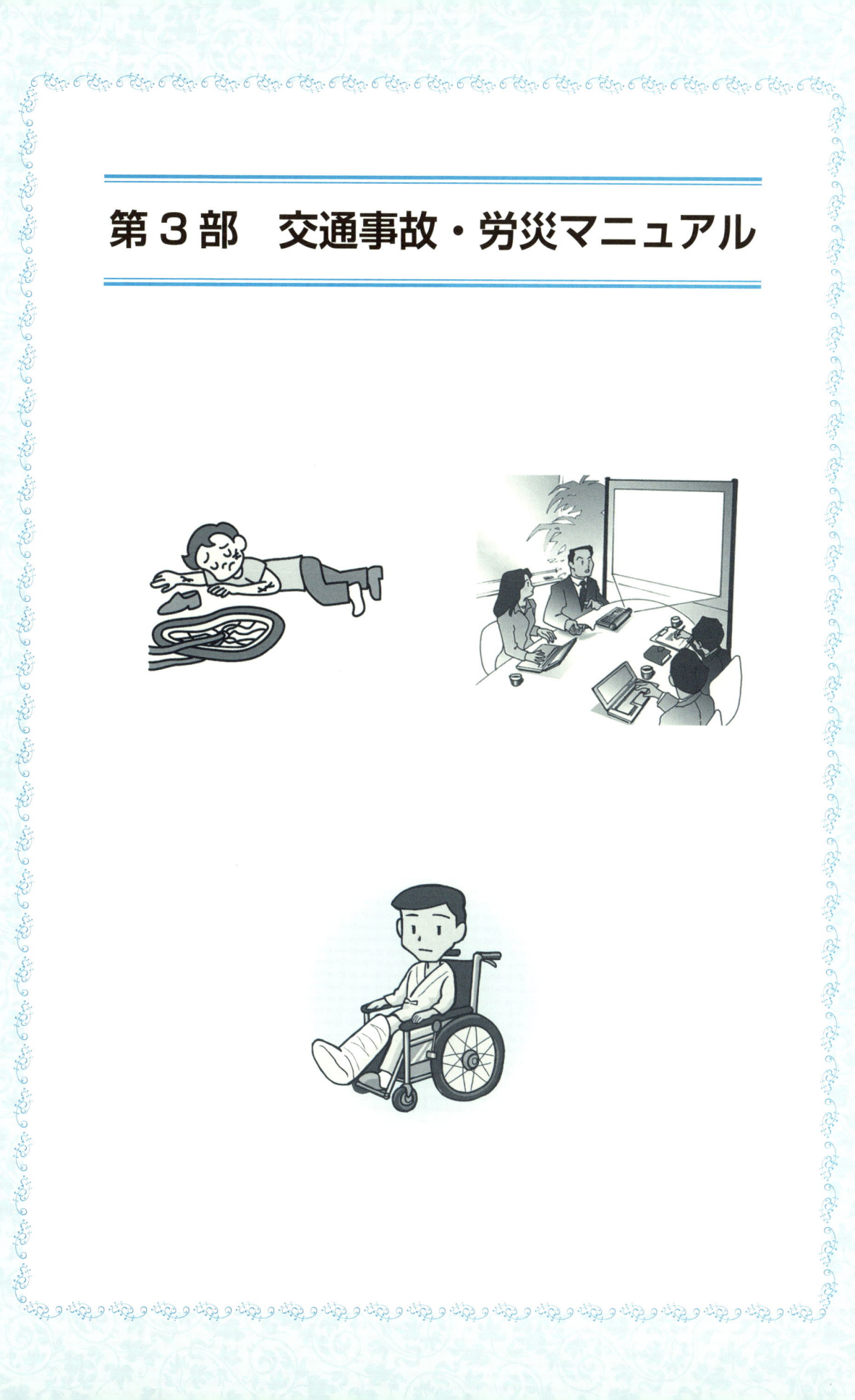

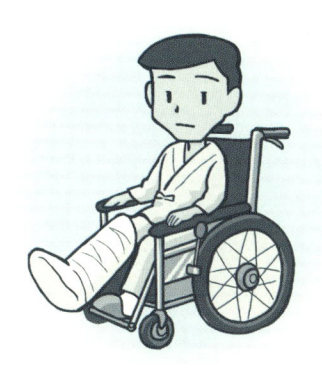

【 目 次 】

交通事故に遭った場合（道路交通法第72条〜73条）

1	事故時点	214
2	受付窓口での注意	214
3	注意事項	214
4	治療費の範囲	215
5	治療費の支払い	215
6	自動車保険適用の対象	215
7	事故および非事故扱いの例	216
8	自動車損害賠償保障法（自賠法）第3条	216
9	自賠責保険（強制保険）：保険の加入が強制的に義務付けられている	216
10	自賠責保険の損害賠償額の請求期限	216
11	過失相殺	216
12	自賠責保険の減額	217
13	任意保険の減額	217
14	好意同乗者による減額（好意同乗）の抗弁	218
15	自賠責保険の支払枠	218
16	共同不法行為の支払限度額	218
17	自動車保険（任意保険）	218
18	人身傷害保険	218
19	国家賠償（政府保障事業）	219
20	国家賠償と自賠責保険の違い	219
21	労災保険との関係	219
22	生活保護法と交通事故の関係	219
23	自賠責保険を使用	220
24	任意保険を使用	220
25	健康保険を使用（健康保険法第65条　国民健康保険法第55条）など	220
26	労災保険の適用	221
27	ひき逃げ事故および無保険者の場合	221
28	通院交通費	222
29	付添看護費	222
30	仮渡金の請求	222

31	内払金の請求	223
32	交通事故の法律と責任	223
33	損害賠償請求	224
34	自転車と歩行者または自転車と自転車の場合	225
参考資料		227

労災保険

1	労災保険の目的	260
2	労災保険の対象者	260
3	労災保険の対象者の例外	260
4	労災保険の対象者の具体例	261
5	特別加入者制度	261
6	特別加入者制度の対象となる事業主	261
7	業務災害	262
8	通勤災害	262
9	通勤災害と業務災害が同一日に発生の例	262
10	労災保険の給付	263
11	療養補償給付以外の主な給付	263
12	労災での治癒および症状固定	264
13	二次健康診断等給付制度	264
14	支給制限	265
15	アフターケア制度	265
16	再発（再発治療手続き）	265
17	鍼灸およびマッサージ、接骨院（柔道整復）の取り扱い	266
18	第三者行為による災害「第三者行為災害」	266
19	労災保険の主たる様式（用紙）	266
20	地方公務員災害補償法〈地公災〉 ≒ 国家公務員災害補償法〈国公災〉	266
21	受付窓口での対応	267
22	交通事故との関係	267
参考資料		268

Q&A

1	自賠責保険関連Q&A	302
2	任意保険関連Q&A	302
3	健康保険関連	303

4 休業損害 …………………………………………………………………… 303
5 共同不法行為 ……………………………………………………………… 304
6 労災保険関連 ……………………………………………………………… 304
7 明細書および診断書関連 ………………………………………………… 305
8 無接触事故・物損事故関連 ……………………………………………… 305
9 その他 ……………………………………………………………………… 306

交通事故に遭った場合（道路交通法第72条〜73条）

1　事故時点
(1)　人身・自損・物損事故等に限らず、すぐに警察に届ける。けが等によっては、救急要請を優先する。
(2)　お互いの氏名（免許証で確認）、連絡先（携帯電話・名刺等）、保険会社（証券番号等）控える。
(3)　ひき逃げ、相手が不明等の場合、第三者に事故の目撃証人（連絡先等確認）になってもらう。また、事故現場写真等を撮影しておく。
(4)　保険金の請求に必要：交通事故証明書（交通事故センター発行）

2　受付窓口での注意
◇　窓口で被害者（患者）および加害者（相手側）という言い方をするが、事故の過失割合が分からない場合は患者側と相手側と言うようにする。
（いろいろな誤解を生じないために注意が必要）
　　また、患者に同情的になりがちですが職員は中立の立場を堅持すること。医療機関側の不用意な対応により裁判になることもある。
◇　診断書は相手または保険会社に直接渡さないこと。ただし、同意書があればその限りでない。
（確認事項）
(1)　患者
　①複数の連絡先（勤務先等の電話）
　②免許証などのコピー
　③交通事故で受診される患者へ　※資料1
　④同意書を取ること　※資料2、3
(2)　相手
　①複数の連絡先（勤務先等の電話）
　②免許証などのコピー
　③車検証のコピー
　　(注)　患者および相手が外国人の場合はサインとパスポートをコピーする。

3　注意事項
(1)　電話での問い合わせについて、「一括」の患者に対し保険会社から通院日等の問い合わせがあるが原則、患者へ聞くように指導。

(2) 診断書について、時間外等で発行できない場合は後日、時間内に再受診して記載してもらう。ただし、院外の医師でかつ、再受診がない患者の場合は院長が代理で記載。

　①警察用1通は4,320円（保険会社等の負担）

　②個人用（会社等へ提出）は個人負担で2,160円（＊大阪回生病院の例）

(3) 保険会社より「一括」の取り下げ（中止等）は必ず事故担当者へ報告。

4　治療費の範囲

(1) 治療費（心的要因・体質的な要因などによって長引いた場合減額する判例もあり）

(2) 自由診療分（ただし、室料差額等、事前に確認する）

(3) 医師の指示による鍼灸、マッサージ費治療用具、（注）すべて事前に保険会社に確認する。

◇原則、一般的な治療費以外は医師の指示（許可）をもらう。

5　治療費の支払い

◇　治療費の請求は、あくまで患者自身に対してのものであり（病院には原則、患者にしか請求権はない）その支払い方法については患者と相手が決めることであり、過失割合の問題も微妙に絡んでいるので担当者は不用意な発言は慎む。

◇　治療費の単価は交通事故の新基準（労災準用）を採用することにより、保険会社からの支払いが早く、支払い等に関する紛争処理も医師会が中心になり行ってくれる。

6　自動車保険適用の対象

(1) 詐欺を目的とした故意の事故でない。

(2) 自動車の「運行」による事故である。

　法律でいう「運行」とは「運転」より広い意味があり、人または物を運送する、しないにかかわらず自動車を通常の方法で用いる。

　したがって、駐停車中のドアの開閉なども含まれる。

(3) 相手方に賠償責任がある。

　被害者の一方的な過失による事故は支払いの対象にはならない（被害者のわき見運転により停車中の車に追突した場合など）。

(4) 被害者は加害者から見て他人である。

　自賠責保険でいう「他人」とは、加害自動車の保有者や運転者、運転補助者以外の人のことをいう。任意保険では契約者が被害者であるとき、運転者・被保険者の父母や配偶者、子供などが被害者のときは約款上支払われないし、任意保険には条件付き契約（運転者の年齢家族限定など）があり、支払われないことがある。

(5) 事故と因果関係のある損害である。

7　事故および非事故扱いの例

(1) 事故扱いの例

　①ドアの開閉時の事故など

(2) 非事故扱いの例

　（健康保険等の適用になるケース）

　①歩行者事故：歩行中または自転車による負傷

　②自損事故：自分で運転して電柱にぶつかった等

　③非自動車事故：自動車やオートバイでない

8　自動車損害賠償保障法（自賠法）第3条

　自己のために自動車を運行の用に供する者はその運行によって他人の生命または身体を害したときは、これによって生じた損害を賠償する責に任ずる。ただし、自己および運転者が自動車の運行に関し注意を怠らなかったこと、被害者または運転者以外の第三者に故意または過失があったことならびに自動車に構造上の欠陥または機能の障害がなかったことを証明したときは、この限りでない。

9　自賠責保険（強制保険）：保険の加入が強制的に義務付けられている

　自動車の運行によって他人を死傷させた場合に加害者損害賠償をすることによって被る損害を支払い対象とする。したがって被害者の自動車、建物など（物の損害）は補償されない。請求は加害者、被害者どちらからでもできるが、同時になされた時は加害者の請求が優先される。

(注)　自賠責保険の例外：自衛隊、米軍、構内専用車等は加入義務がない。

10　自賠責保険の損害賠償額の請求期限：自動車損害賠償保障法第19条（時効）

◇　加害者請求の場合は、被害者や病院などに損害賠償金を支払った日から2年以内。

◇　被害者請求の場合は、事故があった日から2年以内。ただし、死亡による損害については死亡日から、後遺障害による損害ついては後遺障害が症状固定してから、それぞれ2年以内。

◇　治療が長引いたり、加害者と被害者の話し合いがつかないなど、2年以内に請求できない場合は、時効中断の手続きが必要です。⇒裁判所へ手続き

(注)　ただし、後遺症の損害賠償請求権の時効は、後遺症が発生してから3年間は時効にはならない。

11　過失相殺

◇　過失相殺とは、事故の発生や損害の発生に被害者過失があれば、その過失に見合う分だけ減らして賠償すること。

　自動車事故は被害者にも過失がある場合が多く、任意保険では民法に則って原則どおりこの過失相殺が適用されるのが普通である。

ただし、自賠責保険については、なるべく被害者保護を重視するため、被害者に重大な過失があるときに限って減額されることになっている。

　(注)　過失相殺は、医療費・休業損害・慰謝料などを含め被害者の被害の総額に対して行われる。

◇　加害者は原則として、被害者に対して事故と関係ない損害や被害者の過失分などについては、賠償の責任はないとされている。医療費についても、加害者が賠償しなければならない額を損害賠償の原則に当てはめて決められるため、全額が賠償されるとは限らない。しかし、被害者は医療費を全額医療機関に支払う義務があり、その不足分は被害者の負担になる。このように自動車保険では、加害者の損害賠償の責任の限度に応じて保険金が支払われる仕組みになっている。

◇　加害者が賠償しなくてよいとされる損害は下記のとおり
(1)　事故と因果関係のない損害（事故前からの既往歴症、私傷病など）
(2)　特別な損害（見舞い客に対する接待費、全快祝い、お見舞い返しなど）
(3)　被害者の過失に見合う分

12　自賠責保険の減額　⇒　過失相殺など

◇　自賠責保険において減額の適用と割合
(1)　減額の適用例
　　①信号を見落とし交差点に進入し　　相手自動車と衝突
　　②一時停止見落として進入し　　　　相手自動車と衝突
　　③センターライン・オーバーにより　相手自動車と衝突
　　④突然に進路変更して割り込み　　　相手自動車と衝突
(2)　減額の割合
　　①医療費などを含むけがについての減額：20％
　　②死亡、後遺損害についての減額：20％　30％　50％
(3)　減額の場合の計算方法（過失が20％の場合）
　　①損害額が120万円未満：損害額×80％
　　②損害額が120万円超：120万円×80％＝96万円

13　任意保険の減額　⇒　過失相殺など

（任意保険の減額の計算方法）
例）被害者の損害の総額300万円で、被害者の過失が30％のとき
　　300万円×70％＝210万円が損害額
　　自賠責保険で支払われる金額120万円（自賠責での減額なし）
　　その差額210万円－120万円＝90万円が任意保険から支払われる。
　　※任意一括払いの時は保険会社が210万円を一括して支払い、後で自賠責保険会社との間で精算される。好意同乗者による減額（好意同乗）の抗弁。

14 好意同乗者による減額（好意同乗）の抗弁

◇ 運転者の好意による同乗、無償で同乗したときに、運転者の過失によりその同乗者が被害を被ることがある。通常、賠償額は減額されない。しかし、例外として同乗者が事故発生の危険が増大するような状況をつくり出したり、極めて事故発生の高いような客観的事情があることを知りながら、あえて同乗したような場合に、損害賠償は減額されることがある。

(1) 被害者から懇請されて同乗させたような場合、慰謝料についてのみ減額の対象とされるケースがある。

(2) 同乗者の指示によって運転したことにより事故が起きた場合や、同乗者自らが共同危険行為に関与したような場合には、全損害額が減額事由とされる。

15 自賠責保険の支払枠（限度額）

けがの場合	最高限度額：120万円 ①治療費　②休業損害　③慰謝料1日4,200円
後遺症が残った場合 （後遺障害保障費）	最高限度額：1級3,000万円 　　　　　　～14級75万円
死亡の場合	最高限度額：3,000万円 ①葬儀費用　②遺失利益　③慰謝料

16 共同不法行為の支払限度額

◇ 複数の加害者が共同して被害者に損害を与えたとき「共同不法行為（民法第791条）」が成立し、この場合は、それぞれの加害者は連体して被害者の損害を賠償しなければならない。共同不法行為が成立した場合、支払限度額が倍増する。ただし、賠償額が倍増するわけではない。(注)加害自動車が複数か確認が必要。

例）医療費を含めて被害者の損害額が120万円を超えた場合はなど。

17 自動車保険（任意保険）

◇ 自動車保険の支払限度額を超えた損害、他人の自動車や建物などに与えた損害、運転者自身や同乗者のけが、自分の自動車の損害などを支払い対象としている。

◇ 人身事故が起こったとき、加害者が自賠責保険のほかに任意の自動車保険（対人賠償保険）にも加入している場合には、任意保険の損害保険会社は自賠責保険金を含め、一括して保険金を支払うサービスがある。　⇒　「一括払い」「任意一括払い」

18 人身傷害保険

◇ 人身障害保険に契約している車両に搭乗されている方が、自動車事故により死亡したり、身体に後遺障害を生じたり、けがをした場合に過失割合にかかわらず保険金額の範囲内で保険会社が定めた人身傷害保険算定基準に基づいて算定した金額が支払われる。

19　国家賠償（政府保障事業）〈自動車損害賠償保障法第71条〜第74条〉

◇　無保険者（自賠責保険をつけていない自動車）または盗難車による自動車事故で負傷、死亡した被害者は、自賠責保険では救済されません。そうした被害者で、加害者側から賠償を受けられない場合などには、政府の保障事業に請求できる。政府の保障事業は、国（国土交通省）が加害者に代わって被害者が受けた損害を補填する制度で、支払い限度額は自賠責保険と同じである。

20　国家賠償と自賠責保険の違い

(1)　請求できるのは被害者のみ。
(2)　被害者に過失があれば、過失割合に応じて損害額から差し引かれる。
(3)　健康保険、労災保険などの社会保険による給付が受けられる場合は、その金額が差し引かれる。
　　(注)　生活保護法は保険適用がなく1点10円（消費税はなし）
(4)　国は保障事業として被害者に支払った金額について加害者に求償を行う。

◇　すべての損害保険会社で受け付ける

21　労災保険との関係

　会社に雇用されている人が、通勤途中や勤務中に交通事故に遭い、けがをしたり死亡した場合、労災保険（労働者災害補償保険）の適用を受けることができる。会社が労災保険に未加入であっても、被害者が申立てれば労働基準法により労災の適用が可能となる。

　交通事故による業務災害や通勤災害の場合には、被害者は労災保険だけでなく自賠責保険に対しても保険金の支払い請求権がある。どちらに先に請求するかは本人の自由だが、通常は自賠責保険を優先する。

　なぜなら、労災保険には療養補償、休業補償、傷害補償の給付があり、自賠責保険と補償内容が重複する部分が多いが、労災保険には慰謝料の給付がないためである。

※自賠責保険は労災保険より給付の幅が広いため、自賠責保険の限度額に達してから労災に変更するほうが有利である。

22　生活保護法と交通事故の関係

(1)　自賠責保険が優先される。ただし、限度額が終了時点で生活保護法の適応となる。
(2)　歩行者と自転者の場合で、相手に支払い能力がない場合は生活保護法を適応する。
　　ただし、健康保険組合等にある第三者行為届けでの用紙はなく、患者の担当者に相談し第三者届けに準じて記載する。
(3)　自転車（歩行者）等も加入の対人賠償保険等に加入している場合は、保険会社と相談のうえ、任意一括支払いに準じて取り扱う。
(4)　ひき逃げ（相手不明）、無保険等は国家賠償とほぼ同じ。　(注)　生活保護法に準じ1点10円（消費税はなし）。ただし、限度額が終了時点で生活保護法の適応となる。

23 自賠責保険を使用（限度額：120万円）

　被害者請求とは、加害者から賠償を受けられなかった場合（任意保険に加入していない。患者の過失が大きいなど）に原則、加害者が加入している保険会社（どこでも可）に対して直接損害賠償を請求する方法。

(1) 被害者請求
　①被害者が治療費を支払い、自分で請求する方法
　②病院に委任してもらい、病院が請求する方法（受任請求）　※治療費優先を確認のこと

(2) 加害者請求
　加害者請求：加害者（または相手側）が被害者（または患者側）に対し損害賠償（治療費など）を支払った後に保険会社に請求する方法。
　※　交通事故専用の同意書確認

(3) 傷害事故の限度額120万円の範囲
　120万円の限度額には、医療機関が健康保険者に請求した分は含まれるが、被害者請求分が優先されて自賠責より支払われるため、被害者の取り分だけで120万円までは自賠責より費用が支払われる。　⇒　健康保険使用（25.(3)の最高裁判例を参照）

24 任意保険を使用

(1) 保険会社（担当者：電話・住所）等を確認
(2) 任意一括の承諾書確認（faxでも可）
(3) 交通事故専用の同意書確認
◇　治療費の単価は交通事故の新基準（労災準用）採用

25 健康保険を使用（健康保険法第65条　国民健康保険法第55条）など

（第三者の行為による被害の届出）
(1) 患者の意思を優先、「第三者行為届出」の必要性を知らせる。
(2) 室料差額等の保険診療以外の分に対しては保険会社に直接請求する。

「第三者行為届出」に必要な書類
　①第三者行為による傷病届
　②事故発生状況報告書
　③念書
　④誓約書
　⑤加害自動車にかかる保険状況等
　⑥事故証明書
　⑦示談書（示談が成立している場合）

(3) 第三者行為傷病届により健康保険を使用時の自賠責保険の治療費の範囲

最高裁判例　平成20年2月

　治療費の合計額が120万円を超えた場合、従前の取り扱いでは健康保険と被害者取り分とは按分割であったが、平成20年2月の最高裁判例により、健康保険の請求権よりも被害者の請求権が優先されるとなったため、健康保険の請求はすべての治療が終了した段階で、残余がある限度額について請求できるのみとなる。この場合、健康保険者は自賠責保険に請求できなかった治療費については、加害者に求償する権利を持つ。

　ただし、労災保険との競合の場合は、従前とおり案分割である。

《判例要旨》

　被害者の行使する自賠責法16条1項の基づく請求権の額と市町村長が老人保健法41条1項により取得し行使する上記請求権の額の合計額が自賠責保険の保険金額を超える場合は、被害者が市町村長に優先して上記保険金額の限度で損害賠償額の支払いを受けることができる。

⑷　医師は交通事故疾患とそれ以外の私病を明確に分けること。また私病により患者負担が発生する場合は、患者へ説明をすること（医事課へも）。

26　労災保険の適用

・タクシー、トラックなどの運送業務に従事している場合など

27　ひき逃げ事故および無保険者の場合

「政府の保障事業」の適用で健康保険を適用（19．国家賠償を参照）

（事故以外の私病がある場合の注意）

① 治療行為について医師に交通事故と事故外の病気（以下、私病）の区別を徹底してもらう。
② DPC請求に限らず、私病の点数を明確にしておく。そして、出来高レセプトを出力し、事故外点数等を記載する（資料4）。
③ 事故で入院中、主病が軽快し私病に変更になった場合、医師は患者に説明する必要がある。
④ 診察料など患者が優位になるよう交通事故を優先する。
⑤ 後日、自費⇔保険等の変更がある場合は交通事故（労災）担当者へ報告のこと。ただし、健康保険使用後に労災になり患者本人が労基に直接請求する場合は、健康保険で支払った金額と労災での金額が違うため差額の徴収が発生する。＊患者への説明を要す
⑥ 交通事故および労災で入院中、私病で特別食が出る場合の算定
　ア　損保一括支払い
　　A　損保に交渉し事故と同様、損保に請求する。
　　B　私病で健康保険使用の際は、自費であり、患者に説明と同意が必要である。
　イ　健康保険使用
　　A　損保に交渉し事故と同様、損保に請求する。
　　B　事故外で患者負担である。

28　通院交通費

◇　被害者が入院、転院、通院のため要する交通費は認められます。ただし、社会通念上必要かつ妥当な実費とされる。

　原則は、公共交通機関とされ、タクシー代は使用することに相当性（医師の指示等）がないと認めない。

　㊟　タクシーなどの領収書は、必ず保管する。

29　付添看護費

条件：医師の指示が必要　＊金額は１日につき

（入院付添）

　①　自賠責基準：4,100円

　②　日弁連「交通事故損害算定基準」：5,500～7,000円

（通院付添）：幼児または歩行困難など

　①　自賠責基準：2,050円

　②　「交通事故損害算定基準」：3,000～4,000円

◇　立証資料などで、この金額を超える場合は妥当な実費

（入院雑費）1,100～1,500円　＊金額は１日につき

◇　入院した場合、治療費以外に日用品やTV・冷蔵庫などの賃料など諸雑費がある。これらは定額化され入院雑費として請求できる。

　①　日用品や雑貨の購入費（パジャマ・洗面具などの購入費）

　②　栄養補給費（医師の指示による：牛乳・ヨーグルトなど）

　③　通信費（家族・会社等への）・文化費（新聞・雑誌）

※社会通念上必要かつ妥当と認めた場合はこの限りでない。

30　仮渡金の請求

◇　被害者が死亡またはけがなどによって11日間以上の治療が必要であって加害者から損害賠償の支払いを受けていない場合、当座の医療費・生活費・葬祭費などに充てるため、被害者の請求で支払われる保険金。

※加害者が不誠実等の場合、救済処置として被害者が事故によって困窮しないように保険金が支払われる制度。

㊟　仮渡金20万円受領後、病院側の治療費が30万円の場合、病院へは差額の10万円しか支払われない。制度を悪用される場合があり注意が必要。

(仮渡金の金額および主な病態)
(1) 仮渡金40万円が支払われる場合
　① 脊柱の骨折で脊損症状を有する
　② 上腕または前腕の骨折で合併症を有する
　③ 大腿または下腿の骨折
　④ 内臓の破裂で腹膜炎を併発
　⑤ ２週間以上の入院が必要で治療期間が30日間以上要する
(2) 仮渡金20万円が支払われる場合
　① 脊柱の骨折　②上腕または前腕の骨折　③内臓の破裂
　④ 入院が必要で治療期間が30日間以上要する
(3) 仮渡金５万円が支払われる場合
　治療期間が11日以上要する

31　内払金の請求

◇　傷害事故で治療が長引き全体の損害額が確定しないような場合でそれまでに確定した損害が10万円を超えたときに、被害者もしくは加害者の請求により内払いとして支払われる保険金。これは加害者および被害者も申請できるが、死亡や後遺障害の場合は該当しない。

○　請求手続き：医師の経過が分かる診断書・明細書が必要。

32　交通事故の法律と責任

◇　不注意によって自動車で交通事故を起こし、他人を死亡させたり、けがを負わせた者は法的に下記の責任を負う。
(1) 刑事責任（懲役・禁固・罰金など）
　① 刑法第211条（業務上過失致死傷罪）
　② 刑法第199条（殺人罪）
(2) 行政責任（運転免許の取り消し・停止など）
(3) 民事責任（被害者に対する損害賠償）

　民法第709条（不法行為による損害賠償）故意または過失によって他人の権利または法律上保護される利益を侵害した者は、これに生じた損害を賠償する責任を負う。

民法第715条（使用者等の責任）：使用者の監督責任

道路交通法第74条～75条の２：使用者、安全運転管理者のどの義務

※上記の責任は独立して発生するので、刑事上は無罪・行政上も不処分であっても、通常は民事上の責任が存在する。

33 損害賠償請求

◇ 交通事故にあって被害を受けた場合、相手（加害者）に対して損害賠償を請求できる。損害賠償には人身事故と物損事故があり、対象となる損害は下記の分類になる。

① 積極的損害：病院などにかかったけがの治療費や、入院費、雑費、交通費など、被害者がその事故のため実際に払った費用。

② 消極的損害：休業損害や逸失利益のように、被害者が交通事故に遭わなければ当然手に入ったと予想される利益で事故のために発生した損失。

③ 慰謝料：事故によって被害者が受けた肉体的・精神的な苦痛という無形の損害。それを慰めるための費用。

〈治癒（症状固定状態）および傷害保険後遺障害診断書作成〉 ⇒ 医師が治癒（症状固定）と判断したときは、患者にその旨を説明し後遺障害に該当する可能性がある場合は「傷害保険後遺障害診断書」を持参するよう指示する。その際に、必要な検査（最終の画像および瘢痕計測、関節可動域など）の実施確認を行い、検査が行われていなければ、検査の実施後に作成する。

○ 交通事故における傷病の（治癒「治った」）とは

身体の諸器官・組織が健康時の状態に完全に回復した状態のみをいうものでなく、傷病の症状が安定し、医学上一般に認められた医療[注1]を行っても、その医療効果が期待できなくなった状態[注2]をいい、この状態を「治癒」「症状固定」という。

したがって、「傷病の症状が、投薬・理学療法等の治療により一次的な回復がみられるに過ぎない場合」など症状が残存している場合であっても、医療効果が期待できないと判断される場合には、「治癒」「症状固定」と判断し、療養（補償）給付を支給しないこととなっている。

○ 後遺障害とは

交通事故によって受傷した精神的・肉体的な障害が、将来においても回復の見込めない状態となり（症状固定）、交通事故とその症状固定状態との間に相当な因果関係（確かな関連性・整合性）が認められ、その存在が医学的に認められる（証明、説明できる）もので、労働能力の喪失（低下）を伴うもので、その程度が自賠責施行令の等級に該当するもの。

[注1] 労災保険の療養範囲（基本的には健康保険に準じています。）として認められたもの
[注2] 傷病の症状の回復・改善が期待できなくなった状態

34 自転車と歩行者または自転車と自転車の場合

◇ 〈加害者の場合〉 自転車加害事故のような不法行為については、未成年でも責任能力があれば損害賠償責任を負う。一般に責任能力があると判断されるのは、12歳前後とされていますので、中・高校性が重大事故の加害者となった場合には、高額な賠償金が支払えないなどの問題が生じることがある（なお、親権者の責任を問える場合もある）。第1部の法文参照 責任能力を認定

対策として、あまり普及していないが、自転車には自動車損害賠償責任（自賠責）保険に類した「TSマーク付帯保険」がある。また、自転車事故の賠償をカバーする個人賠償責任保険のほか、最近では自転車事故に特化した自転車保険といったものもある。

その他に自身が賠償保険の契約をしているか確認すること。契約者自身が加入していることを忘れていたり、知らないこともある。例えば、クレジットカードには会員特典として損害保険が付加されていることもある。また、一定範囲の家族をカバーする保険および家族が加入している損害保険も調べる必要がある。

◇ 〈被害者の場合〉 現在加入している自分や家族の損害保険を確認する。特約として、弁護士費用特約が付加されている場合もある。

TSマーク付帯保険：自転車安全整備士による点検、整備を受けた安全な普通自転車であることを示すマークに付帯した保険（昭和57年4月1日発足）。

〈補償内容〉自転車搭乗者が交通事故により傷害を負った場合に適用される「傷害補償」と、自転車搭乗者が第三者に傷害を負わせてしまった場合に適用される「賠償責任補償」とがある。

(1) 傷害補償：TSが貼布されている自転車に搭乗している人が、交通事故によって事故の日から180日以内に入院、死亡または重度後遺障害を被った場合には、次の金額が一律支払われる。

※重度後遺障害の等級は、自動車損害賠償法の定める等級に該当する。

種　別	死亡もしくは重度後遺障害（1～4級）	入院（15日以上）
青色TSマーク	30万円	1万円
赤色TSマーク	100万円	10万円

(2) 賠償責任保険：自転車搭乗者が第三者に死亡または重度後遺障害を負わせたことにより、法律上の損害賠償責任を負った場合に、従来の賠償責任補償限度額をそれぞれ2倍に引き上げ、また、重度後遺障害の適用等級についても、従来の1～4級を1～7級に拡大した。　※平成17年3月

種　別	死亡もしくは重度後遺障害（1～4級）
青色TSマーク	1,000万円
赤色TSマーク	2,000万円

(3) その他の自転車の賠償責任保険の一部

保険料 (年間)	賠償責任補償	死亡保険金	後遺障害 保険金	入院保険金	手術保険金
3,600円	最高　1億円	288万円	最高 288万円	日額 3,000円	手術により 3・6・12万円
1,200円	最高　1,000万円	450万円	最高 450万円		

平成24年度：大阪府下における歩行者・自転車事故件数

	歩行者	自転車
大阪市	1,361件	5,992件
府下（大阪市を除く）	2,631件	9,709件
大阪計	3,992件	15,701件

全国における自転車事故の推移（平成21年〜24年）

	平成21年	平成22年	平成23年	平成24年
自転車全負傷者	155,670	151,009	143,140	131,199
全負傷者	911,215	896,294	854,610	825,396
全負傷者に占める割合	17.1%	16.8%	16.7%	15.9%
死者	709	665	635	563
全死者	4,968	4,922	4,663	4,411
全死者に対する割合	14.3%	13.5%	13.6%	12.8%

資料1　交通事故で受診される患者さまへ（必ずお読みください）

　治療費は原則として受診された患者さまへ請求させていただきます。ただし、下記の手続きを取っていただくこともできます。
（注）交通事故疾患以外の私病は、患者さまへ直接請求させていただきます。

1. 相手方加入の自動車者保険（任意保険に限る）を使用される場合。
   ◆ 相手方より任意保険加入会社へ連絡を取っていただき、保険会社の担当者から当院担当者まで支払方法を連絡してもらう。　（電話でなくfaxで確認のこと）
   ◆ 支払方法が確認できたら預かり金・治療費等の返金は可能（保険会社からの返金も可能）　（任意保険を使用する場合は、同意書が必要です※別紙）

2. 患者さま本人の健康保険を使用される場合。
   ◆ 第3者行為の手続きを取っていただくことになります。
   　イ．協会健康保険の場合は・・・・・・・事業所所在地の社会保険事務所
   　ロ．健康保険組合の場合は・・・・・・・各々の健康保険組合
   　ハ．国民健康保険の場合は・・・・・・・市町村および各国民保険組合
   　※ 第三者行為届の用紙は保険により書式等が違います。
   （注）第三者行為にて健康保険（国保）等を使用する場合、支払われた治療費と実際の請求額と一部異なる場合があります。その際は、文書料等にて再調整させていただきますので予めご了承ください。

3. 上記以外のお支払いについてのご相談は、担当者まで御連絡ください。
   ◆ 支払方法が分からない。
   ◆ 強制賠償保険（自賠責保険）しかない。
   ◆ 労災（通勤災害）を使用したい。

4. 診療時間外の治療費について
   ◆ 診療時間外に受診された場合は、預かり金をさせていただき、翌日以降（診療時間内）に精算させていただきます。その際に治療費預かり証または領収証を必ずお持ちください。

5. 診断書発行について
   ◆ 時間外受診およびけがの状態が不明の場合、当日の診断書の発行はできません。診療時間内に再受診していただき、診察の際に担当医にお申し出ください。

　　　　　　　　　　　　　　　　　　　　　　　　　　　　　　大阪回生病院

資料2　同意書に関する説明

◆ <u>任意保険を使用される患者さまは必ずお読みください。</u>

　　任意保険会社からの連絡が病院にあり、請求先の確認ができましたら、患者さまより請求先の保険会社へ請求しても可という<u>同意書が必要</u>となります。

【交通事故と個人情報保護法】
　交通事故診療において、損保会社等に患者様の診断書・明細書等の個人情報を提供する場合には、<u>患者さまからの同意</u>を得る必要があります。
　当院においても患者さまに**同意書**を提出していただき、損保会社等へ治療費請求のために診断書・明細書等を送付しています。
　個人情報の取り扱いについて、当院で判断が難しい場合は、患者さまの意思を電話等で確認させていただくこともあります。

【電話による損保からの問い合わせについて】
　基本的には、損保会社等からの電話の問い合わせに関しては、一切応じておりません。

◇ 同意書を提出していただかない場合は、損保会社等への請求ができません。したがって、患者さまへ請求させていただくことになります。

　　　　　　　　　　　　　平　成　　　年　　　月　　　日

　　　　　　　　　　回　㈱　互恵会　大阪回生病院

　　　　　　　　　　　大阪市淀川区宮原1－6－10
　　　　　　　　　　　Tel　06-6393-6234
　　　　　　　　　　　fax　06-6393-8517
　　　　　　　　　　　医事担当者　　　　　印

　　　　　　　　　　　　　　　　　　　　大阪回生病院

資料3　同意書

　㈱　互恵会　大阪回生病院
　主治医および事務担当者　殿

　私は、平成　　年　　月　　日の交通事故により受傷した件について㈱　互恵会　大阪回生病院　主治医および事務担当者が事故相手および保険会社の社員または同社の委託を受けた者へ、治療費の請求・保険金の支払いまたは損害賠償に関する調査のため、下記の事項を行うことに同意します。

記

1．診断書・明細書・証明書等の作成および交付
2．傷病名・症状・治療経過・既往歴・後遺障害等の作成および交付または口頭による説明
3．カルテ・画像診断のフイルム・その他検査結果資料等の貸し出しまたはこれらの写しの交付

以上

平成　　年　　月　　日

（同意者）
　住　所＿＿＿＿＿＿＿＿＿＿＿＿＿＿＿＿＿＿＿＿＿＿＿＿＿＿＿＿＿＿

　氏　名＿＿＿＿＿＿＿＿＿＿＿＿＿＿＿　印　　　　年　　月　　日生

　電　話＿＿＿＿＿＿＿＿＿＿＿＿＿＿＿＿
　※　患者との関係（本人・配偶者・親権者・法定相続人・　　　　　　　　）

　◇　同意者が20歳以上で患者本人の場合は、下記欄は記入不要
　※　患者との関係（配偶者・親権者・法定相続人・　　　　　　　　　　　）

　住　所＿＿＿＿＿＿＿＿＿＿＿＿＿＿＿＿＿＿＿＿＿＿＿＿＿＿＿＿＿＿

　氏　名＿＿＿＿＿＿＿＿＿＿＿＿＿＿＿　印　　　　年　　月　　日生

大阪回生病院

資料4　交通事故での「健康保険（第三者行為）」使用時のレセプト等の注意

1. 出来高の場合　紙レセプト：事故外または事故点数記載およびライン等で判別できるように
   病名：右膝関節挫傷　高血圧症

1日 例）	外来診療料 70点×1	（同日にて内科・整形受診）	70点
10日 例）	外来診療料 70点×1	内科のみ　処方せん料 68点×1	138点
18日 例）	外来診療料 70点×1	整形のみ	70点

＜レセプトの記載＞レセプトの特記事項に10または第三と記載のこと

外来診療料　70×3	210
処方せん料　68×1	68
計	278

コメントにて**事故点数140点**　実日数2日

＜明細書の記載＞明細書の摘要欄に別添資料参照など記載　　※レセプトにライン等は必須

左記欄　　右記欄

社会保険への請求額　　（70%）	980円
患者負担割合　　　　　（30%）	420円
小　　　　計	420円
診　断　書　　　　1通	4,200円
明　細　書　　　　1通	4,200円
小　　　　計	8,400円

レセプトと一致のこと（点数と負担金）

総請求額（患者または損保）

合計　140点　　総　請　求　額　　8,820円

上記金額￥8,820円を回生太郎殿より受領済みであることを証明いたします。

2. DPCの場合
①非常に判断しづらいので、私病（重症でなければ）も含める。
②出来高レセプトを出し、事故外点数をマイナスする。ただし、包括については、カウントしない。

(注1)　同日に、交通事故と事故外の病気がある場合、算定において交通事故を優先のこと。
　　　　⇒　患者が優位に　例）再診料、血液検査等 ‥‥‥ 労災も同じ

(注2)　後日、自費 ⇔ 保険等の変更がある場合、会計カードおよびレセプト請求（レセプト出力）に注意。
　　　　交通事故（労災）担当者へ報告のこと。　また、請求明細書と患者等からの受領済み金額は一致のこと。
　　　　ただし、健康保険使用後に労災になり、患者本人が労基に直接請求する場合は、健康保険で支払った
　　　　金額と労災での金額が違う（労災が高い、ただし全額返金される）ため、差額の徴収が発生する。
　　　　直接労基へ請求する場合の用紙【 一般：様式第7号(1), 通勤災害：様式16号の5(1) 】

(注3)　医師・医事課は、DPCでのup病名でなく、入院原因が事故か私病かでDPCを決定する。

(注4)　医師・医事課は、入院原因が事故でなく（軽快し）、私病に変更なった場合は、DPCの決定他
　　　　(入院料)変更に注意が必要。⇒　医師はこのことを患者に説明する必要がある。

(注5)　交通事故および労災で入院中、私病で特別食が出た場合の算定
　　　　　　　　　　　　　　1)損保に交渉し事故と同様、損保に請求する。
　　　①損保一括支払い 2)健康保険等での治療の有無にかかわらず、入院料の算定ができない場合、
　　　　　　　　　　　　　　自費であり、その場合は患者に説明と同意が必要である。‥‥‥ 労災も同じ
　　　②健康保険使用　 1)損保に交渉し事故と同様、損保に請求する。
　　　　　　　　　　　　　　2)治療が前提であり、事故外で患者負担である。

大阪回生病院

参考資料

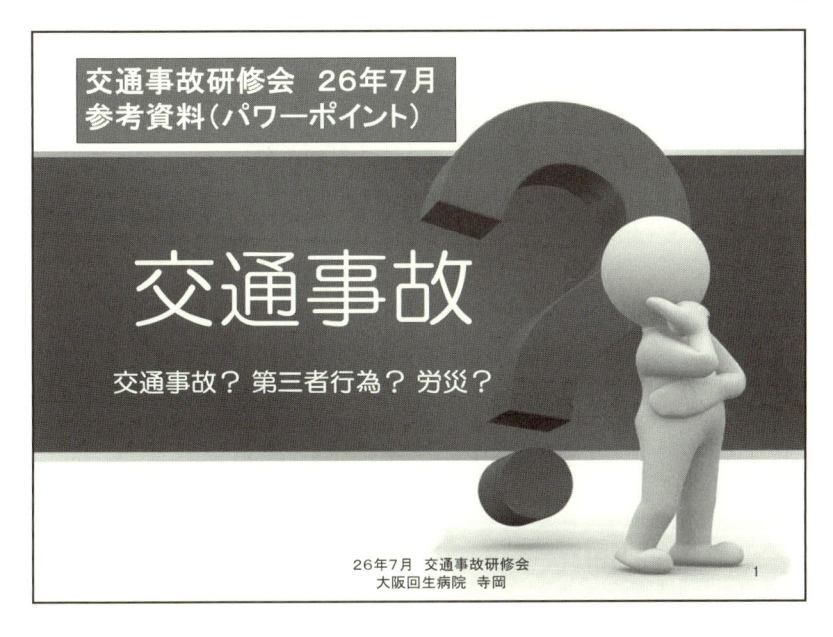

交通事故

交通事故？ 第三者行為？ 労災？

26年7月 交通事故研修会
大阪回生病院 寺岡

交通事故の法律と責任

◇ 不注意によって自動車で交通事故を起し、他人を死亡させたり怪我を負わせた者は、法的に下記の責任を負う。
1. 刑事責任（懲役・禁固・罰金など）
   刑法第211条（業務上過失致死傷罪）
   刑法第199条（殺人罪）
2. 行政責任（運転免許の取り消し・停止など）
3. 民事責任（被害者に対する損害賠償）：民法第709条（不法行為による損害賠償）故意又は過失によって他人の権利又は法律上保護される利益を侵害した者は、これに生じた損害を賠償する責任を負う。　民法第715条（使用者等の責任）使用者の監督責任
※上記の責任は独立して発生するので、刑事上は無罪・行政上も不処分であっても、通常は民事上の責任が存在する。

26年7月 交通事故研修会
大阪回生病院 寺岡

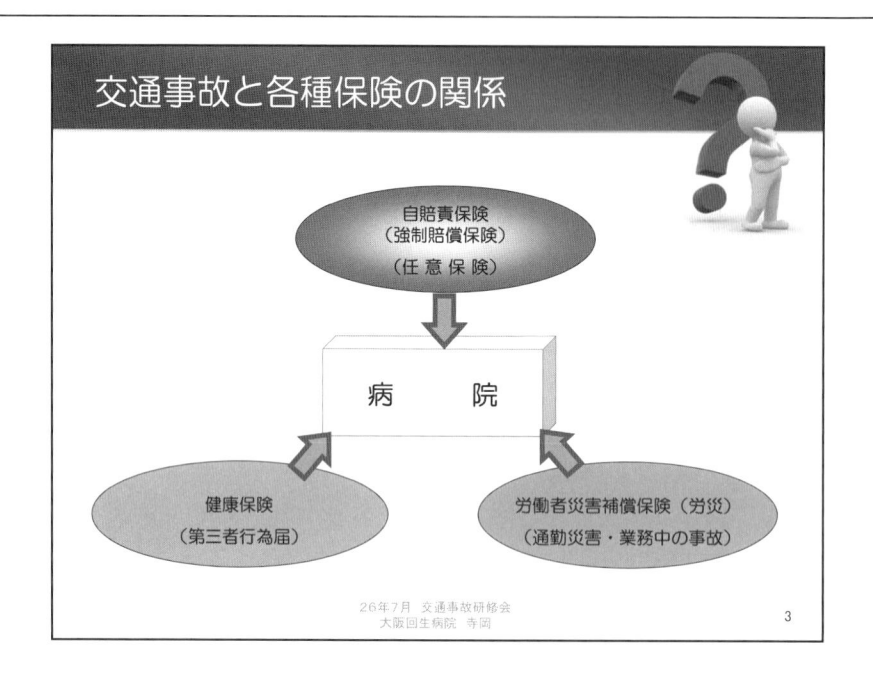

第3部　交通事故・労災マニュアル

交通事故と各種保険の関係

- 自賠責保険
  （強制賠償保険）
  （任意保険）
- 健康保険
  （第三者行為届）
- 労働者災害補償保険（労災）
  （通勤災害・業務中の事故）

→ 病院

26年7月　交通事故研修会
大阪回生病院　寺岡

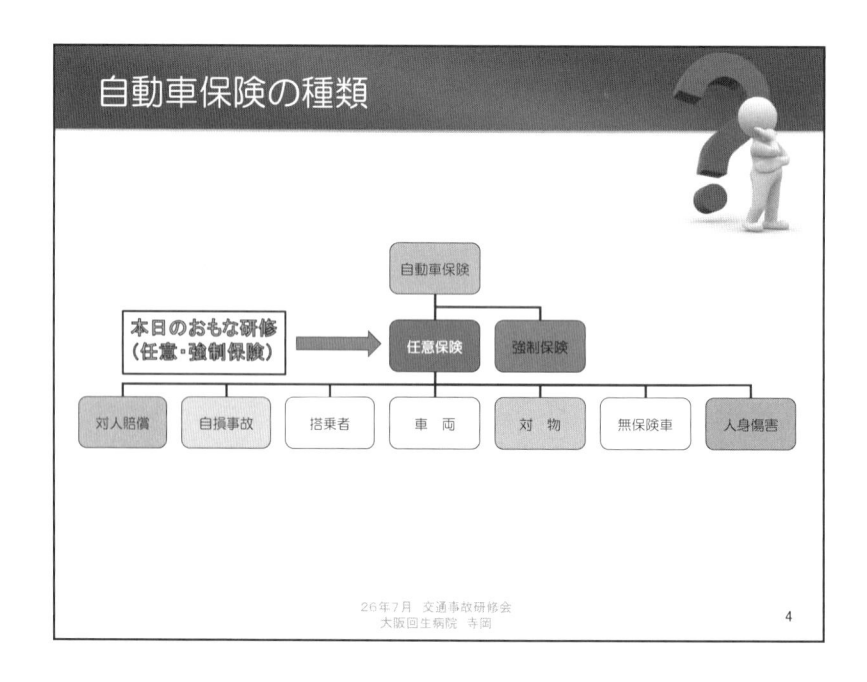

自動車保険の種類

自動車保険
├ 任意保険 ← 本日のおもな研修（任意・強制保険）
│　├ 対人賠償
│　├ 自損事故
│　├ 搭乗者
│　├ 車両
│　├ 対物
│　├ 無保険車
│　└ 人身傷害
└ 強制保険

26年7月　交通事故研修会
大阪回生病院　寺岡

自動車損害賠償保障法（自賠法）第1条・11条

第1条：この法律は、自動車の運行によって人の生命又は身体が害された場合における損害賠償を保護する制度を確立することにより、被害者の保護を図り、あわせて自動車運送の健全な発達に資することを目的。
（事故による被害者を損害賠償制度確立により保護）

第11条：第3条の規定による損害賠償の責任が発生した場合において、保有者の損害及び運転者もその被害者に対して損害賠償の責任を負うべきとき、運転者の損害を保険会社がてん補。（損害賠償責任を負った場合の保有者・運転者の損害をてん補する「賠償責任保険」）

自動車損害賠償保障法（自賠法）第3条

　自己のために自動車を運行の用に供する者はその運行によって他人の生命又は身体を害したときは、これによって生じた損害を賠償する責に任ずる。但し、自己及び運転者が自動車の運行に関し注意を怠らなかったこと、被害者又は運転者以外の第三者に故意又は過失があったこと並びに自動車に構造上の欠陥又は機能の障害がなかったことを証明したときは、この限りでない。
（損害が発生した場合に保有者・運転者が負った賠償責任による損害に対して保険金を支払う）

自賠責保険の運行供用者とは

1. 運行供用者
　交通事故の直接の行為者である「加害者」を責任主体とするのではなく、当該自動車から利益を受けている所有者等を責任主体とすることで、加害者側の範囲を拡げている。
（自己のために自動車を運行の用に供する者）
例1）　マイカーを運転している所有者
例2）　友人の車を借りてドライブしている者
例3）　トラックを所有している運送会社
　注）　トラックの運転手は該当しない ⇒ 他人のための運転

自賠責保険の運行とは

2. 運行及び運行起因性
　人又は物を運送する、しないかかわらず、自動車を当該装置の用い方に従い用いること。
（自賠責法第2条第2項）

自動車が走行している状態だけでなく、駐停車中や、走行装置以外の固有装置の作動も「運行」にあたる。

例1）　夜間照明のない、見通しの悪い路上に停車中の車に追突した場合
例2）　停車してる車から降りようとしてドアを開けてところ後方より追突した場合

自賠責保険適用の対象 1

1. 詐欺を目的とした故意の事故でないこと
2. 自動車の「運行」による事故であること。法律でいう「運行」とは「運転」より広い意味があり、人又は物を運送する、しないに係らず自動車を通常の方法で用いること。したがって、駐停車中のドアの開閉なども含まれる。
3. 相手方に賠償責任があること
   被害者の一方的な過失による事故は支いの対象にはなりません。（被害者のわき見運転により停車中の車に追突した場合など）

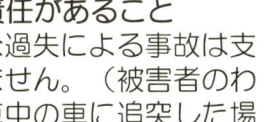

26年7月　交通事故研修会
大阪回生病院　寺岡

自賠責保険の他人性（他人）とは

3. 他人性（他人とは）
   運行供用者、運転者及び運転補助者以外の者
   （最高裁判決　昭和４２年９月）

<u>被害者が、加害者からみて他人</u>であることが必要です。自賠責保険でいう「他人」とは、加害者と被害者の関係が夫婦、親子等でないということでなく加害自動車の保有者や運転及び運転補助者以外の者。

「運行供用者（保有者）」、「運転者」、「運転補助者」が被害者となった場合には、「他人」でないとして、自賠責法第３条の責任が発生しない場合がある。

26年7月　交通事故研修会
大阪回生病院　寺岡

自賠責保険適用の対象 1

1. 詐欺を目的とした故意の事故でないこと
2. 自動車の「運行」による事故であること。法律でいう「運行」とは「運転」より広い意味があり、人又は物を運送する、しないに係らず自動車を通常の方法で用いること。したがって、駐停車中のドアの開閉なども含まれる。
3. 相手方に賠償責任があること
　被害者の一方的な過失による事故は支いの対象にはなりません。（被害者のわき見運転により停車中の車に追突した場合など）

自賠責保険適用の対象 2

4. 被害者は加害者から見て他人であること。
自賠責保険でいう「他人」とは、加害自動車の保有者や運転者、運転補助者以外の人のことをいう。任意保険では契約者が被害者であるとき、運転者・被保険者の父母や配偶者、子供などが被害者のときは約款上支払われないし、任意保険には条件付き契約（運転者の年齢家族限定など）があり、支払われないことがある。

5. 事故と因果関係のある損害であること。

自賠責保険が支払われないとき 1

　保険金が支払えるかどうかは、自賠法(2条、3条)に照らして、個々に具体的に判断される。詐欺を目的とした故意の事故は対象にならない。

1. 自動車の運行による事故かどうか

例)走行中に空き缶を投げたら通行人が怪我をした。

2. 加害者と被害者の関係はどうか「他人かどうか」

例1)バスの車掌が車外で誘導中バスにひかれた場合（車掌は運転補助者になる）、バスの車掌は被害者であっても自賠法上の他人でない。

例2)所有者の友人が運転、同乗している所有者が怪我

自賠責保険が支払われないとき 2

3. 相手側（加害者）に賠償責任があるかどうか

　被害者の一方的な過失による事故は、相手側に賠償責任がないので支払対象になりません。

　例)被害者のわき見運転により停車中のトラックに追突して怪我をしたような場合。

　一方的な過失とはいいきれませんが、それに近い場合は支払の対象になります。ただし、減額されることがあります。

4. 事故と因果関係のある損害がどうか

　事故によって被った損害のみが対象で、被害者の私傷病、既往症等、またそれらの影響のある部分は対象外。

事故及び非事故扱いの例

◇ 事故扱いの例
　ドアの開閉時の事故など

◇ 非事故扱いの例
　（健康保険等の適用になるケース）
　①歩行者事故：歩行中又は自転車による負傷
　②自損事故：自分で運転して電柱にぶつかった等

任意保険

　自動車保険の支払い限度額を超えた損害、他人の自動車や建物などに与えた損害、運転者自身や同乗者の怪我、自分の自動車の損害などを支払い対象としている。

　人身事故が起こったとき、加害者が自賠責保険のほかに任意の自動車保険（対人賠償保険）にも加入している場合には、任意保険の損害保険会社は自賠責保険金を含め、一括して保険金を支払うサービスがある。
　⇒　「一括払い」

自賠責保険（強制保険）
保険の加入が強制的に義務付けられている

　自賠責法第3条で、被害者にとって有利な賠償責任をみとめているが、保有者・加害者が無資力であれば役にたたない、したがって、道路を走る自動車すべてに、自賠責保険の付保を強制することで、被害者がある程度の賠償を受けられる。
　請求は加害者、被害者どちらからでもできるが、同時になされた時は加害者の請求が優先される。

強制保険と自賠法関連

1. 自賠法第5条
　　すべての自動車に自賠責保険締結義務
（注）自賠責保険の例外
　　　自衛隊、米軍、構内専用車等は加入義務がない。

2. 自賠法第8条：自賠責保険証明書の備付義務
3. 自賠法第9条：車検とのリンク・保険標章の表示
4. 自賠法第24条：保険会社の引受け拒否禁止
5. 自賠法第20条の2：契約解除の制限
　　（当事者の合意では解除できない）

解除事由：①廃車　②重複契約

強制保険における免責事由の限定

保険会社が免責（保険金の支払責任を免れる）となる事由を限定し、被害者保護を図っている。

↓

| 悪意免責（自賠法第14条）
重複契約（第82条の3） | のみ免責 |

≪悪意免責≫　契約者・被保険者の故意　例）秋葉原

但し、被害者の直接請求は認められている。（保険会社が支払った後、保険会社は政府に補償を求め、政府は加害者に求償する。）

自賠法第3条の責任が発生しており、自賠責保険が付保されていれば、被害者が支払を受けられないことはない。

自賠責保険の支払い枠（限度額）

怪我の場合	最高限度額　120万円 1. 治療費（文書料） 2. 休業損害 3. 慰謝料 1日4,200円
後遺症が残った場合 （後遺傷害保障費）	最高限度額 介護　　1級4,000万円 　　　～2級3,000万円 それ以外 1級3,000万円 　　　～14級 75万円
死亡の場合	最高限度　3000万円 葬儀費用　逸失利益　慰謝料

自賠責保険の支払基準遵守義務

自賠法16条の3：保険会社は、保険金等を支払うときは、死亡、後遺障害及び障害の別に国土交通大臣及び内閣総理大臣が定める支払基準に従ってこれを支払わなければならない。 平成13年12月21日

≪重過失減額≫

被害者の過失割合	死亡・後遺障害	傷　害
7割未満	減額なし	減額なし
7割以上 8割未満	2割減額	2割減額
8割以上 9割未満	3割減額	2割減額
9割以上10割未満	5割減額	2割減額

26年7月 交通事故研修会
大阪回生病院 寺岡

国家賠償（政府保障事業）〈自動車損害賠償保障法第71条～第74条

　ひき逃げや、無保険者（自賠責保険をつけていない自動車）又は盗難車による自動車事故で負傷、死亡した被害者は、自賠責保険では救済されません。そうした被害者で、加害者側から賠償を受けられない場合などには、政府の保障事業に請求できる。政府の保障事業は、国（国土交通省）が加害者にかわって被害者が受けた損害を補填する制度で支払い限度額は自賠責保険と同じです。

26年7月 交通事故研修会
大阪回生病院 寺岡

国家賠償と自賠責保険の違い

1. 請求できるのは被害者のみです。
2. 被害者に過失があれば、過失割合に応じて損害額から差し引かれます。
3. 健康保険、労災保険などの社会保険による給付が受けられる場合は、その金額が差し引かれる。
   <u>（注）生保は保険適用がなく１点１０円</u>
4. 国は保障事業として被害者に支払った金額について加害者に求償を行なう。

◇ 全ての損害保険会社で受け付ける

26年7月　交通事故研修会
大阪回生病院　寺岡

労災保険との関係

　会社に雇用されている人が、通勤途中や勤務中に交通事故に遭い、怪我をしたり死亡した場合労災保険（労働者災害補償保険）の適用を受けることができる。会社が労災保険に未加入であっても、被害者が申立てれば労働基準法により労災の適用が可能です。交通事故による業務災害や通勤災害の場合には、被害者は労災保険だけでなく自賠責保険に対しても保険金の支払い請求権があります。どちらに先に請求するかは本人の自由ですが、<u>通常は自賠責保険を優先します。</u>
　何故なら、労災保険には、療養補償、休業補償、傷害補償の給付があり、自賠責保険と補償内容が重複する部分が多いが、<u>労災保険には慰謝料の給付がない。</u>

※自賠責保険は、労災保険より給付の幅が広いため、自賠責保険の限度額に達してから労災に変更するほうが有利です。

26年7月　交通事故研修会
大阪回生病院　寺岡

人身傷害保険

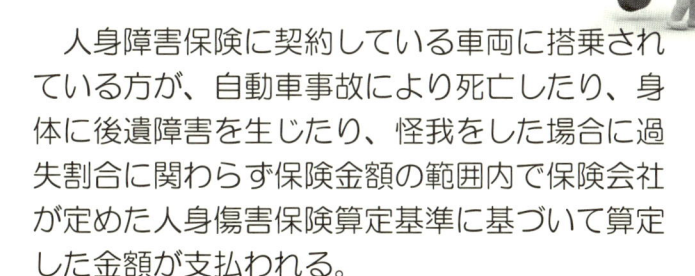

人身障害保険に契約している車両に搭乗されている方が、自動車事故により死亡したり、身体に後遺障害を生じたり、怪我をした場合に過失割合に関わらず保険金額の範囲内で保険会社が定めた人身傷害保険算定基準に基づいて算定した金額が支払われる。

26年7月 交通事故研修会
大阪回生病院 寺岡

損害賠償請求

◇ 交通事故にあって被害を受けた場合、相手（加害者）に対して損害賠償を請求できる。
　損害賠償には人身事故と物損事故があり、対象となる損害は下記の分類になる。
① **積極的損害**：病院などにかかった怪我の治療費や、入院費、雑費、交通費など、被害者がその事故のため実際に払った費用
② **消極的損害**：休業損害や遺失利益のように、被害者が交通事故に遭わなければ当然手に入ったと予想される利益で事故のために発生した損失。
③**慰謝料**：事故によって被害者が受けた肉体的・精神的な苦痛という無形の損害。それを慰めるための費用。

26年7月 交通事故研修会
大阪回生病院 寺岡

過失相殺 1

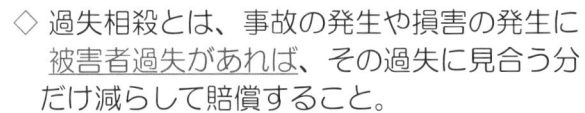

◇ 過失相殺とは、事故の発生や損害の発生に<u>被害者過失</u>があれば、その過失に見合う分だけ減らして賠償すること。
　自動車事故は被害者にも過失がある場合が多く、任意保険では民法に則って原則通りこの過失相殺が適用されるのが普通です。但し、自賠責保険については、なるべく被害者保護を重視するため、被害者に<u>重大な過失</u>があるときに限って減額されることになっている。
（注）過失相殺は、医療費・休業損害・慰謝料などを含め被害者の被害の総額に対して行われる。

過失相殺 2

◇ 加害者は原則として、被害者に対して事故と関係ない損害や被害者の過失分などについては、賠償の責任はないとされている。
医療費についても、加害者が賠償しなければならない額を損害賠償の原則に当てはめて決められるため、全額が賠償されるとは限らない。しかし被害者は医療費を全額医療機関に支払う義務があり、その不足分は被害者の負担になります。このように自動車保検では、加害者の損害賠償の責任の限度に応じて保険金が支払われる仕組みになっている。

賠償責任が発生しないもの

◇ 加害者が賠償しなくてよいとされる損害は下記の通り

1. 事故と因果関係のない損害
   （事故前からの既往歴症、私傷病など）

2. 特別な損害
   （見舞い客に対する接待費、全快祝い、お見舞い返しなど）

26年7月　交通事故研修会
大阪回生病院　寺岡

自賠責保険の減額 ⇒ 過失相殺など例

◇ 自賠責保険において減額の適用と割合
1. 減額の適用例
   ①信号を見落とし交差点に進入し相手自動車と衝突
   ②一時停止見落として進入し相手自動車と衝突
   ③センターライン・オーバーにより相手自動車と衝突
   ④突然に進路変更して割り込み相手自動車と衝突
2. 減額の割合
   ①医療費などを含む怪我についての減額：20％
   ②死亡、後遺損害についての減額：20％　30％　50％
3. 減額の場合の計算方法
   ①損害額が120万円未満：損害額×80％
   ②損害額が120万円超：120万円×80％＝96万円

26年7月　交通事故研修会
大阪回生病院　寺岡

任意保険の減額 ⇒ 過失相殺など

＜任意保険の減額の計算方法＞
例）被害者の損害の総額３００万円で、
　　被害者の過失が30％のとき
　　300万円×70％＝210万円が損害額
　　自賠責保険で支払われる金額120万円
　　（自賠責での減額なし）
　　その差額210万円－120万円＝90万円が
　　任意保険から支払われる。
※任意一括払いの時は保険会社が２１０万円を引いて支払い、後で自賠責保険会社との間で精算される。

好意同乗者による減額（好意同乗）の抗弁

◇ 運転者の好意によって同乗したり、無償で同乗したときに、運転者の過失によりその同乗者が被害を被る事があります。
　賠償額は通常は、減額されません。しかし例外として、同乗者が事故発生の危険が増大するような状況を作り出したり、事故発生の極めて高いような客観的事情があることを知りながら敢て同乗したような場合に損害賠償は減額されることがある。
1. 被害者から懇請されて同乗させたような場合、慰謝料についてのみ減額の対象とされるケースがある。
2. 同乗者の指示によって運転したことにより事故が起きた場合や、同乗者自らが共同危険行為に関与したような場合には、全損害額が減額事由とされる。

共同不法行為の支払い限度額

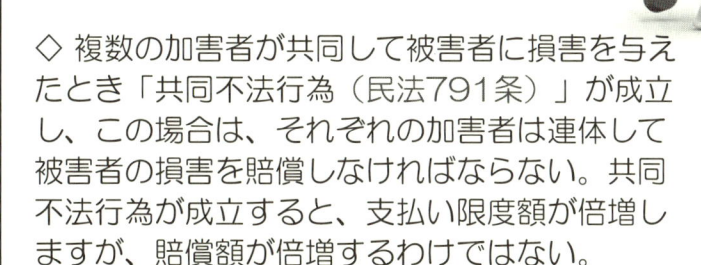

◇ 複数の加害者が共同して被害者に損害を与えたとき「共同不法行為（民法791条）」が成立し、この場合は、それぞれの加害者は連体して被害者の損害を賠償しなければならない。共同不法行為が成立すると、支払い限度額が倍増しますが、賠償額が倍増するわけではない。
（注）加害自動車が複数か確認が必要。
例）医療費を含めて被害者の損害額が120万円を超えた場合など。

自賠責保険の損害賠償額の請求期限（時効）
＜自動車損害賠償保障法第19条・保険法95条＞

◇**法15条**：加害者請求の場合は、被害者や病院などに損害賠償金を支払った日の翌日から**3年以内**。
◇**法16条**：被害者請求の場合は、事故日の翌日から3年以内 です。但し、死亡による損害については死亡日から、後遺障害による損害ついては後遺障害の症状固定してから、それぞれ**3年以内**です。
◇治療が長引いたり、加害者と被害者の話し合いがつかないなど、3年以内に請求できない場合は、時効中断の手続きが必要です。⇒ 裁判所へ手続き
（注）但し、後遺症の損害賠償請求権の時効は、後遺症が発生してから3年間は時効にならない。

交通事故にあった場合

＜事故時点＞
1. 人身・自損・物損事故等に限らず、直ぐ警察に届ける。怪我等によっては、救急要請を優先する。
2. お互いの氏名（免許証等で確認）、連絡先（携帯電話・名刺等）、保険会社（証券番号等）を控える。
3. ひき逃げ、相手が不明等の場合、第三者に事故の目撃証人（連絡先等確認）になってもらう。
また、事故現場写真等を撮影して置く。
4. 保険金請求に必要：交通事故証明書（交通事故センター発行）

受付窓口での注意

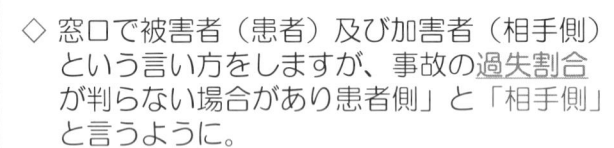

◇ 窓口で被害者（患者）及び加害者（相手側）という言い方をしますが、事故の過失割合が判らない場合があり患者側」と「相手側」と言うように。
（誤解を生じないために注意が必要）
　また、患者に同情的になりがちですが職員は中立の立場を堅持して下さい。医療機関側の不用意な対応により裁判になることもあります。
◇ 診断書は相手又は保険会社に直接渡さないこと。
　但し、同意書があればその限りでない。

確認事項

1. 患者
①複数の連絡先（勤務先等の電話）
②免許証などのコピー
③交通事故で受診される患者へ　※別添参照
④同意書とること　※別添参照
2. 相手
①複数の連絡先（勤務先等の電話）
②免許証などのコピー
③車検証のコピー
（注）患者及び相手が外国人の場合は
　　　サインとパスポートをコピーすること。

26年7月　交通事故研修会
大阪回生病院　寺岡

注意事項

1. 電話での問合せに付いて、「一括」の患者に対し保険会社から通院日等の問い合わせがありますが、原則患者へ聞くように指導。
2. 診断書に付いて、時間外等で発行できない場合は後日、時間内に再受診して記載してもらう。但し、院外の医師で且つ、再受診がない患者の場合は院長が代理で記載。
①警察用1通は（保険会社等の負担）
②個人用（会社等へ提出）は個人負担
3. 保険会社より「一括」の取り下げ（中止等）は必ず、事故担当者へ報告。

26年7月　交通事故研修会
大阪回生病院　寺岡

治療費の範囲

1. 治療費（心的要因・体質的な要因などによって長引いた場合には減額する判例もあり）
2. 自由診療分
   （但し、室料差額等、事前に確認すること）
3. 医師の指示による鍼灸、マッサージ費、治療用具
   （注）すべて事前に保険会社に確認すること

◇原則、一般的な治療費以外は医師の指示（許可）をもらうこと

26年7月 交通事故研修会
大阪回生病院 寺岡

事故外：私病による特別食及び私病

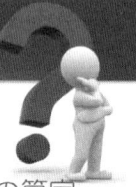

◇ 交通事故で入院中、私病で特別食が出る場合の算定
1. 損保一括支払い
   ① 損保に交渉し事故と同様、損保に請求する。
   ② 私病で健康保険使用の際は、**自費であり、患者に説明と同意が必要**である。
2. 健康保険使用
   ① 損保に交渉し事故と同様、損保に請求する。
   ② 事故外で患者負担である。
   ③ レセプトの注意：事故外点数の明記 ＊別添参照

26年7月 交通事故研修会
大阪回生病院 寺岡

治療費の支払い１

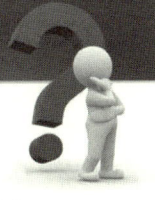

◇ 治療費の請求は、あくまで患者自身に対してのものであり（病院には原則、患者にしか請求権はない）その支払い方法については患者と相手が決めることであり、過失割合の問題も微妙に絡んでいるので担当者は不用意な発言は慎むこと。
　　療養担当規則第5条：一部負担金の受領

治療費の支払い２

1. 自賠責保険（**強制保険**）を使用（限度額：１２０万）
   被害者請求とは、加害者から賠償を受けられなかった場合（任意保険に加入していない・患者の過失が大きいなど）に原則、加害者が加入している保険会社（どこでも可）に対して直接損害賠償を請求する方法
   ① **被害者請求**
   　　①被害者が治療費を支払い、自分で請求する方法
   　　②病院に委任してもらい、病院が請求する方法
   　　　（受任請求）※治療費優先を確認のこと
   ② **加害者請求**：加害者（又は相手側）が被害者（又は患者側）に対し損害賠償（治療など）を支払った後に保険会社に請求する方法

治療費の支払い 3

2. 任意保険を使用
   ① 保険会社（担当者：電話・住所）等を確認
   ② 任意一括の承諾書確認
   ③ 交通事故専用の同意書確認
   ◇ 治療費の単価は交通事故の新基準（労災準用）採用など確認

3. 健康保険使用
   健康保険法第65条　国民健康保険法第55条など
   （第三者の行為による被害の届出）
   ① 患者の意志を優先、「第三者行為届出」の必要性を知らせる。
   ② 室料差額等の保険診療以外の分に対しては保険会社に直接請求する。

26年7月　交通事故研修会
大阪回生病院　寺岡

第三者行為傷病届けにより健康保険を使用時の自賠責保険の治療費の範囲

　治療費の合計額が120万円を超えた場合、従前の取り扱いでは健康保険と被害者とり分とは按分割であったが、平成20年2月の最高裁判例により、健康保険の請求権よりも被害者の請求権が優先されるとなったため、健康保険の請求はすべての治療が終了した段階で、残余がある限度額について請求できるのみとなる。この場合、健康保険者は自賠責保険に請求できなかった治療費については、加害者に求償する権利を持つ。
　但し、労災保険との競合の場合は、従前通り案分割である。　　　最高裁判例平成20年2月

26年7月　交通事故研修会
大阪回生病院　寺岡

「第三者行為届出」に必要な書類

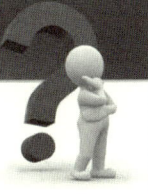

①第三者行為による傷病届
②事故発生状況報告書
③念書
④誓約書
⑤加害自動車にかかる保険状況等
⑥事故証明書
⑦示談書（示談が成立している場合）など

26年7月 交通事故研修会
大阪回生病院 寺岡

治療費の支払い 4

4．労災保険適用
　タクシー、トラックなどの運送業務に従事している場合など
5．ひき逃げ事故及び
　無保険者の場合
「政府の保障事業」の適用で
健康保険を適用（国家賠償法参照）
6．自転車と自転車及び自転車と歩行者
　自転車（歩行者）等も加入の対人賠償保険等（ＴＳマーク付帯保険ほか）に加入している場合は、保険会社と相談の上、任意一括支払いに準じて取り扱う。

26年7月 交通事故研修会
大阪回生病院 寺岡

自転車乗車中の年齢別死者推移

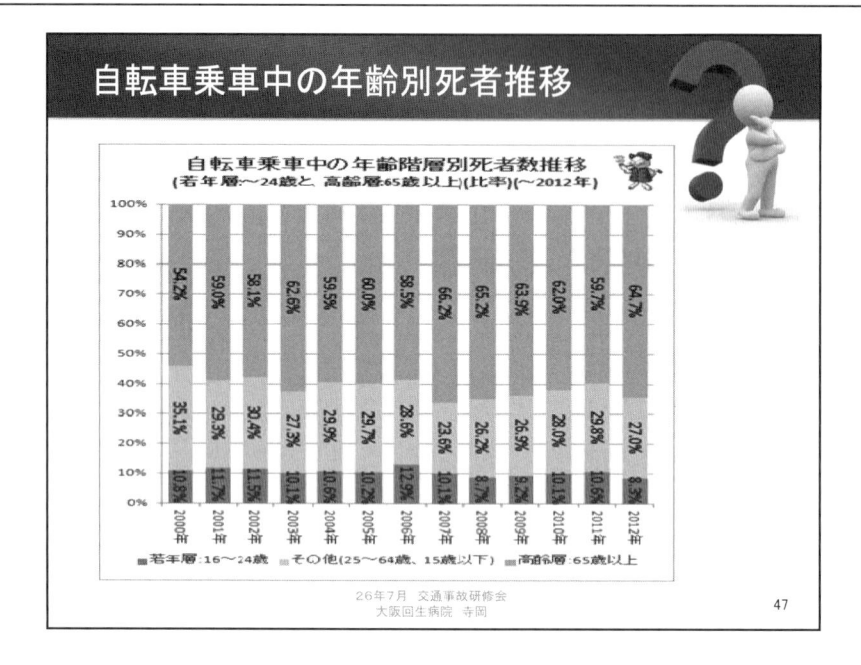

自転車乗車中の年齢階層別死者数推移
(若年層:〜24歳と、高齢層65歳以上)(比率)(〜2012年)

年	若年層:16〜24歳	その他(25〜64歳、15歳以下)	高齢層:65歳以上
2000年	10.8%	35.1%	54.2%
2001年	11.7%	29.3%	59.0%
2002年	11.5%	30.4%	58.1%
2003年	10.1%	27.3%	62.6%
2004年	10.6%	29.9%	59.5%
2005年	10.2%	29.7%	60.0%
2006年	12.9%	28.6%	58.5%
2007年	10.1%	23.6%	66.2%
2008年	8.7%	26.2%	65.2%
2009年	9.2%	26.9%	63.9%
2010年	10.1%	28.0%	62.0%
2011年	10.6%	29.8%	59.7%
2012年	8.3%	27.0%	64.7%

26年7月 交通事故研修会
大阪回生病院 寺岡

治療費の支払い 5
〈生活保護法と交通事故の関係〉

1. 自賠責保険が優先される。但し、限度額が終了時点で生活保護法の適応となる。
   (注) 生活保護法は保険適応がなく1点10円(消費税なし)
2. 歩行者と自転車の場合で、相手に支払能力がない場合は生活保護法を適応する。但し、健康保険組合 等にある第三者行為届けで用紙はなく、患者の担当者に相談し第三者行為届けに準じて記載する。

26年7月 交通事故研修会
大阪回生病院 寺岡

通院交通費

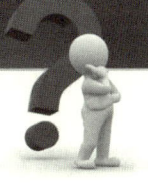

◇ 被害者が入院、転院、通院のため要する交通費は認められます。但し、社会通念上必要かつ妥当な実費とされる。
　原則は、公共交通機関とされ、タクシー代は使用することに相当性（医師の指示等）がないと認めない。
（注）タクシーなどの領収書は、必ず保管のこと
（注）交通費：「同一の市町村内」、「交通事情等の状況から隣接する市町村の当該傷病の診療に適した医療機関等への通院が利便性が高いと認められる場合」を原則とする。
　　それ以外の医療機関に通院する場合で、交通費を請求する場合は、必ず必要理由を要す。

付添看護費

条件：医師の指示が必要　＊金額は1日につき
＜入院付添＞
①自賠責基準：4,100円
②日弁連「交通事故損害算定基準」：5,500～7,000円

＜通院付添＞（幼児又は歩行困難など）
①自賠責基準：2,050円
②「交通事故損害算定基準」：3,000～4,000円

◇ 立証資料などでこの金額を超える場合は妥当な実費

入院雑費
1日につき：1,100～1,500円

◇ 入院した場合、治療費以外に日用品やＴＶ冷蔵庫などの賃料など諸雑費が要ります。これらは定額化され入院雑費として請求できます。
① 日用品や雑貨の購入費
　（パジャマ・洗面具などの購入費）
② 栄養補給費
　（医師の指示による：牛乳・ヨーグルトなど）
③ 通信費
　（家族・会社等への）・文化費（新聞・雑誌）

※ 社会通念上必要かつ妥当と認めた場合はこの限りでない。

内払金の請求

◇ 傷害事故で治療が長引き全体の損害額が確定しないような場合で、それまでに確定した損害が10万円を超えたときに、被害者もしくは加害者の請求により内払いとして支払われる保険金。
　これは加害者又は被害者が申請できるが、死亡や後遺障害の場合は該当しない。

○ 請求手続き
　医師の経過がわかる診断書・明細書が必要

仮渡金の請求

◇ 被害者が死亡又は怪我などによって<u>11日間以上の治療が必要</u>であって加害者から損害賠償の支払いを受けていない場合、当座の医療費・生活費・葬祭費などにあてるため、被害者の請求で支払われる保険金。
※加害者が不誠実等の場合、救済処置として被害者が事故によって困窮しないように保険金が支払われる制度。
（注）仮渡金２０万円受領後、病院側の治療費がが３０万円の場合、病院へは差額の１０万円しか支払われない。制度を悪用される場合があり注意が必要。

仮渡金の金額及び主な病態

○仮渡金40万円が支払われる場合
　①脊柱の骨折で脊損症状を有する
　②上腕又は前腕の骨折で合併症を有する
　③大腿又は下腿の骨折
　④内臓の破裂で腹膜炎を併発
　⑤２週間以上の入院が必要で治療期間が３０日間以上要する
○仮渡金20万円が支払われる場合
　①脊柱の骨折
　②上腕又は前腕の骨折
　③内臓の破裂
　④入院が必要で治療期間が３０日間以上要する
○仮渡金5万円が支払われる場合
　治療期間が１１日以上要する

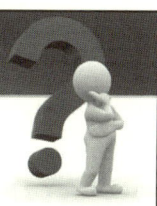

第3部 交通事故・労災マニュアル

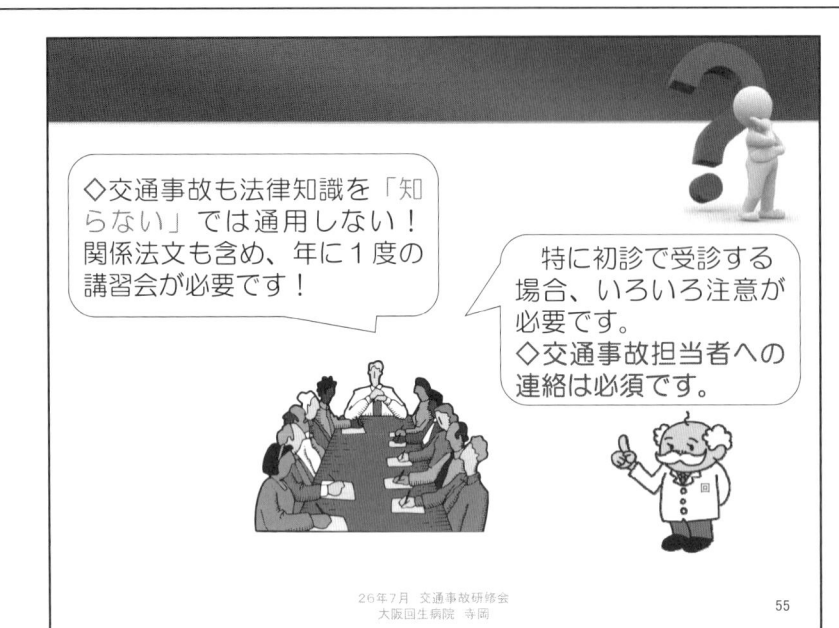

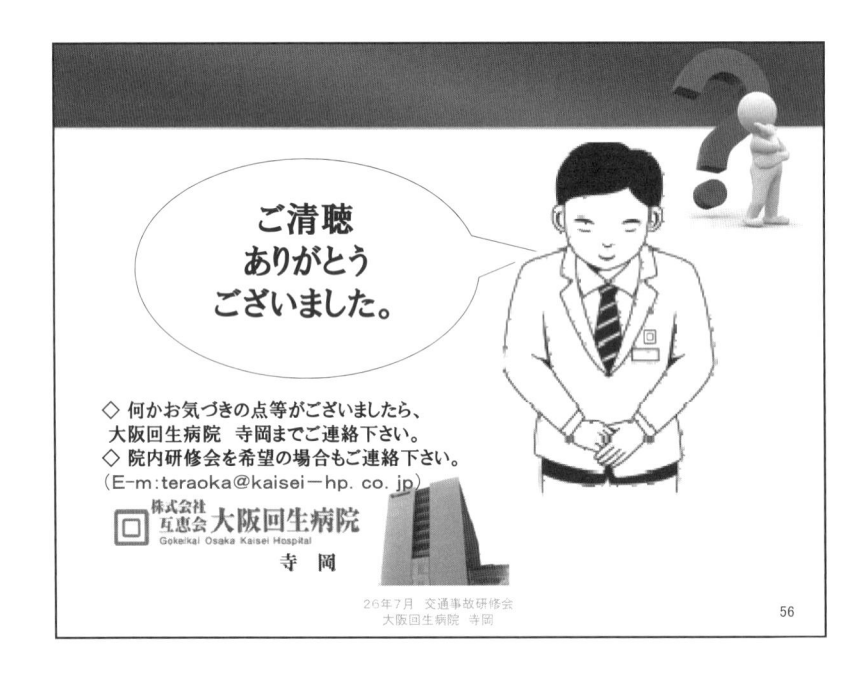

◇交通事故も法律知識を「知らない」では通用しない！関係法文も含め、年に1度の講習会が必要です！

特に初診で受診する場合、いろいろ注意が必要です。
◇交通事故担当者への連絡は必須です。

26年7月 交通事故研修会
大阪回生病院 寺岡

ご清聴
ありがとう
ございました。

◇ 何かお気づきの点等がございましたら、大阪回生病院 寺岡までご連絡下さい。
◇ 院内研修会を希望の場合もご連絡下さい。
（E-m:teraoka@kaisei－hp.co.jp）

株式会社
互恵会 大阪回生病院
Gokeikai Osaka Kaisei Hospital
寺 岡

26年7月 交通事故研修会
大阪回生病院 寺岡

労　災　保　険

　労災保険とは、労働者災害補償保険法第1条で「業務上の事由または通勤による労働者の負傷、疾病、障害、死亡等に対して必要な保険給付を行う…社会復帰の促進、労働者および遺族の援護、適正な労働条件の確保…福祉の増進に寄与すること」と規定されている。
　保険者は政府で労働基準法が適用される事業所が対象となり、使用者が労働者への災害補償を行うための保険制度。

1　労災保険の目的
　労災保険は、「業務災害」（仕事が原因となって生じた負傷、疾病、身体障害、死亡）や「通勤災害」（通勤が原因となって生じた、疾病、身体障害、死亡）を被った労働者（被災労働者）や、その遺族に対して必要な保険給付を行うことを主たる目的とする。
　※原則、健康保険は使用できない。

2　労災保険の対象者
　他の社会保険と異なり被保険者という適用の方法をとらず、事業場（会社・工場等）全体が加入単位とされる。
　したがって、そこで働く労働者はアルバイト・パートタイマーまたは、臨時雇いであっても労災保険の対象者である。被災労働者の中で自分が労災の対象者となることを知らない場合もあり、不利益になることも考えられ、ケースによっては事業主や本人が直接労働基準監督署へ連絡させるように伝えることが重要です。
(注)　事業主は、事業開始の翌日から起算して10日以内に「保険関係成立届」を労働基準監督署へ提出するよう義務づけられている。したがって、提出を怠っている間に労働災害を被ったとしても、労災の給付を受けることができる。
(注)　船員保険法の変更：平成22年1月1日以降の職務上は一般労災と同じ扱いになる（船員を一人でも雇用している事業主「船舶所有者」は、労災保険に加入しなければならない）。

3　労災保険の対象者の例外
　①　一人親方（タクシーの運転手・大工）などで特別加入者制度による労災へ加入していない場合。　※特別加入者制度参照
　②　国家公務員・地方公務員・一部の公社職員。
　　「国家公務員災害・地方公務員災害」　※20. 地方公務員災害補償法〈地公災〉≒国家公務員災害補償法〈国公災〉を参照

③ 労働者でない者の業務上の負傷等による健康保険と労災の適用関係
平成24年11月5日　基労管発1105第1号・基労補発1105第2号
副業で行った請負の業務（シルバー人材センターの会員の請負契約による就業中の負傷）やインターシップで負傷した場合などに労災保険法からも健康保険法からも医療保険給付が受けられない場合には、健康保険の対象とする（健康保険における業務上・外の区分を廃止）。

4　労災保険の対象者の具体例
① アルバイト・パート職員
② 人材派遣職員
③ 自営業者
④ 一人親方（個人タクシーの運転手・大工など）

ただし、一人親方については、一般の労災加入と異なる特別加入者制度となる。また、国民健康保険加入者は、労災保険に加入できないと勘違いしていることもあり理解が必要である。

例）常時職員が4人以下の事業所等で職域保険に加入していないが、労災保険に加入している場合もある。

5　特別加入者制度
労災保険は、労働者が業務上・通勤途上の災害によって負傷した場合の治療費・休業補償などを事業主に代わって災害補償する制度である。したがって、原則として事業主は災害補償を受けることができない。ただし、中小企業の事業主や家族従業員、一人親方などは、雇用主とはいえ実際は労働者と同様の業務を行っていることが多く、災害を被る危険性もあり、災害により生活が不安定になることも一般労働者と変わらない。そのために労災保険に加入する制度が設けられている。

6　特別加入者制度の対象となる事業主
① 中小企業主：常時300人以下の労働者を雇用する事業所と、家族従事者または株式会社などの法人事業所の代表者以外の役員。ただし、保険業・不動産業・金融業・小売業などの場合は、50人以下、卸業、サービス業の場合は100人以下に限定されている。
② 一人親方：個人タクシー・個人貨物運送業・土木林業・船舶所有者などの一人親方または自営業主とその家族従事者。
③ 特定作業従事者：厚生労働省令で定めている危険性の高い機械を使用する農作業・プレス機械などを使用する金属加工業を家内労働で行っている事業所の特定作業従事者。
④ 海外派遣者：開発途上国などに派遣されている労働者

7 業務災害

業務上の事由により発生した災害のことを「**業務災害**」という。労働者が被ったけがや病気が業務災害であるかどうかを判断するのは労働基準監督署長です。認定されるためには、業務と傷病等との間に「業務遂行性」と「業務起因性」が認められる必要がある。

業務遂行性：労働者が労働契約に基づいた事業主の支配下にある常態（作業中だけでなく、作業の準備行為・後始末行為、休憩時間中、出張中などの場合にも「業務」とみなす）

① 事業主の支配・管理下で業務に従事している場合
　　例）所定労働時間内や残業時間内など、事業場内で業務に従事している場合
② 事業主の支配・管理下にあるが、業務に従事していない場合
　　例）休憩時間、就業時間前後など
③ 事業主の支配下にあるが、管理下を離れ業務に従事している場合
　　例）出張や社用で外出など、事業場施設以外で業務に従事しているとき

8 通勤災害

労働者が通勤により被った負傷、疾病、傷害または死亡。

この場合の「**通勤**」とは、「労働者が仕事をするために、住居と就業の場所の間を、往復経路を逸脱したり、往復を中断することなく、合理的な経路および方法で往復する行為」をいう。

【その他の通勤災害】
① 複数就業者の事業場間移動
　　２カ所の事業所で働く労働者が、一つ目の就業の場所から二つ目の就業の場所へ移動する途中で被災した場合
② 単身赴任者の事業場・住居間移動
　　単身赴任者が就業の場所と赴任先住居、または就業の場所と帰省先住居との間に被災した場合

【日常生活上必要な行為の例】
① 夕食の惣菜等を購入、独身者が食堂で食事に立寄る
② クリーニング店や理美容院に立寄る
③ 病院へ診察を受けに行く
④ 選挙の投票に行く
⑤ 要介護常態にある家族等の介護を行う（継続的にまたは反復して行う場合）

9 通勤災害と業務災害が同一日に発生の例 （労災による負傷の原因には、さまざまなケースがある）

例）① 通勤途中にオートバイで運転を誤り、転倒し足を負傷（通勤災害）。
　　② 午後の業務中に階段から転倒し手関節を捻挫した（業務災害）。

同一者が同じ日に、上記の例①および②で労災となった場合ではそれぞれ別の疾病として取り扱う。　※取り扱い様式およびレセプトも別々である（**資料１**）。

10　労災保険の給付

◇　療養補償給付・療養給付

　指定病院等にて無料で診療できる現物給付（様式５号・16号の３など提出が必要）。

※　非労災指定病院の場合は、立替払いにて様式７号(1)または様式16号５(1)にて被災労働者の管轄の労働基準監督署の労災課提出

（参考１）療養の給付請求書（様式第５号および様式第16号の３など）を会社が拒んだ場合

◎　災害発生の事実を確認した者（現認者）の職名、氏名、住所、連絡先または目撃者の氏名、住所、連絡先を記載し会社が提出を拒んだ事由等を別紙に記載し労働基準運監督署に相談のこと。

（参考２）会社が倒産等で療養の給付請求書（様式第５号および様式第16号の３など）に会社印の押印ができない場合：倒産等の事実を記載し提出する。

【療養の範囲】

　診療、薬剤、治療材料の支給、処置手術その他の治療、病院または診療所への収容、看護費、移送費。

（注１）個室代は症状等にて医師が認めた場合
（注２）労災保険が主で入院中にてDM等の私病に特食がでた場合、特食については実費徴収。ただし、患者の同意が必要である。
（注３）医師は労災疾患とそれ以外の私病を明確に分けること（カルテも同様）。また私病により患者負担が発生する場合は、患者へ説明をすること（医事課へも）。

11　療養補償給付以外の主な給付

① 休業補償給付

　業務および通勤中の傷病のために働くことができなかったために賃金をもらわない場合に、その休業の４日目より支給（最初の３日間は待機期間といって、事業主が補償する義務が課せられている。）されることになり、その額は休業１日につき給付基礎日額（１日当りの平均賃金）の60％相当額である。また、休業補償給付の受給者には、休業１日につき給付基礎日額の20％に相当する額が休業特別支給金として支給される。　※実質的に80％の給付

② 傷病補償年金

　療養開始後１年６カ月を経過しまたは次に該当する場合、年金が支給される。

　ア　その負傷または疾病が治っていないこと。
　イ　その負傷または疾病による障害の程度が傷病等級に該当すること。

③ 障害補償給付

　傷病が治ったときに、身体に一定の障害が残っている場合に支給される。

④ 遺族補償給付

　業務上の災害によって死亡した場合には、その遺族に支給される。

⑤　葬祭料
　葬祭を行うものに対して支給される。

12　労災での治癒および症状固定

　労災保険で示す「治癒」とは、医学的に認められている治療を行っていても、その症状が安定し治療を継続しても医療効果を期待できなくなった状態になったと判断されたとき。これを「症状固定」という。
例）骨折で手術を行い骨癒合した場合（季節により多少疼痛が残存している）全体的に症状が安定
　　していれば治癒と判断される。
　また、治療中仕事ができない状態であれば、休業補償給付を受け取り、その後症状固定と診断された後でも身体に障害が残った場合は、障害補償給付を受け取ることができる。
※治癒の判定は、所轄の労働基準監督署長が行うが担当医師の臨床所見が基本である
〈治癒（症状固定状態）および傷害保険後遺障害診断書作成〉での注意
　医師が治癒（症状固定）と判断したときは、患者にその旨を説明し後遺障害に該当する可能性がある場合は「障害補償給付支給申請書（様式第10号）」を持参するよう指示する。その際に、必要な検査（最終の画像および瘢痕計測、関節可動域など）の実施確認を行い、検査が行われていなければ、検査の実施後に作成する。

○　労災における傷病の（治癒「治った」）とは
　身体の諸器官・組織が健康時の状態に完全に回復した状態のみをいうものでなく、傷病の症状が安定し、医学上一般に認められた医療[注1]を行っても、その医療効果が期待できなくなった状態[注2]をいい、この状態を「治癒」「症状固定」という。
　したがって、「傷病の症状が、投薬・理学療法等の治療により一次的な回復がみられるに過ぎない場合」など症状が残存している場合であっても、医療効果が期待できないと判断される場合には、「治癒」「症状固定」と判断し、療養（補償）給付を支給しないこととなっている。

○　障害補償給付とは（後遺障害）
　傷病が「治癒」「症状固定」と認められたときに疼痛・知覚異常や運動麻痺などの神経症状、器質的障害、機能障害等の障害が認められる場合（証明、説明できる）に、その程度に応じて支給される。「障害補償給付支給申請書（様式第10号）」が必要。

13　二次健康診断等給付制度

　二次健康診断等給付は、一次健康診断で次のすべての検査項目について「異常所見」あると診断された場合に受けることができる。
①血圧　②血中脂質　③血糖　④腹囲またはBMI

[注1]　労災保険の療養範囲（基本的には健康保険に準じています。）として認められたもの
[注2]　傷病の症状の回復・改善が期待できなくなった状態

ただし、上記項目の検査値すべてに異常所見が見られない場合でも、産業医がその労働者の就業環境などを総合的に勘案して必要と診断すれば、異常所見ありとして二次健診の対象とすることもある。その際には、給付請求書の裏面Ⅰに産業医の記入と署名が必要である。

14　支給制限

業務災害または通勤災害の際、被災労働者に故意や重大な過失があったときは、保険給付の支給が制限される。

つまり、被災労働者が故意に災害を発生させたときは、労災保険給付のすべてが不支給とされる。また、次の場合も一部支給制限がある。

① 被災労働者の故意の犯罪行為または重大な過失が災害発生の原因となっている。
② 被災労働者が正当な理由がなく療養の指示に従わず、そのために傷病の程度を増進させたときは保険給付の支給制限がある。

【支給制限の対象および制限率】
① 休業補償給付または休業給付（療養の開始後3年経過する月までの分の傷病年金含む）、障害補償給付または障害給付で支給制限される期間は支給事由のある期間。
② 支給制限される率は保険給付される度ごとに所定給付額の30％。

15　アフターケア制度

業務・通勤災害などで負傷し、その後の治療によって医師が、症状固定（治癒）と診断した後でも、後遺症状・後遺障害に関係する疾病が発症（再発＊）する可能性もあり、このような場合の措置として、「アフターケア制度」がある。

アフターケアでの医療行為には対象疾患ごとに制限があるため、請求の際には注意を要する。アフターケアの範囲以外の医療行為は健康保険での算定であるため一部負担が発生する。

16　再発（再発治療手続き）

傷病が一旦治癒（固定）された場合については、旧傷病との間に積極的な医学上の因果関係が存在することが証明され、治癒時に比較して症状が増悪していてかつ治療により改善が期待できるものでなければならない。

再発にて治療を希望する場合は、所轄の労働基準監督署の認定を受けなければならない。

(注) 再発が不支給になる可能性もあり、患者に健康保険での治療の必要および一部負担が発生する旨伝えること。

＊再発にて治療を希望する場合は、所轄の労働基準監督署の認定を受けなければならない。

17 鍼灸およびマッサージ、接骨院（柔道整復）の取り扱い

労災保険では、「鍼灸」および「マッサージ」を併施することで早期回復が望める場合に限り労災保険の支給対象となる。

ただし、接骨院（柔道整復師による）との併施は労災保険の支給対象とはならない。

18 第三者行為による災害「第三者行為災害」

第三者による行為が原因で引き起こされた災害を「第三者行為災害」といい、労災保険では、この災害が業務上、通勤途上に該当していれば、労災保険の給付となる。

(第三者行為災害届)
① 歩行中に看板が落ちて負傷
② 自動車に乗って信号待ちで、後ろから追突されて負傷など
㊟ 同時に加害者である第三者に対して民法上、損害賠償を請求できる。

19 労災保険の主たる様式（用紙）

〈指定医療機関提出用〉

(一般)

	初　診	転医初診	療養費請求書	休業補償	後遺症	遺族補償年金
業務災害	5号	6号	7号	8号	10号	12号または15号
通勤災害	16号3	16号4	16号5	16号6	16号7	16号8または9号

	遺族年金支給請求書	葬祭給付請求書	介護給付請求書	二次健診
業務災害	12号　一時金15号	16号	16号2-2	16号10-2
通勤災害	16号8　一時金16号9	16号10	16号2-2	

20 地方公務員災害補償法〈地公災〉 ≒ 国家公務員災害補償法〈国公災〉

地方公務員が公務上・通勤上の災害を受けた場合に、その災害によって生じた損害補償および必要な福祉事業を行い、もって地方公務員およびその遺族の生活の安定と福祉の向上に寄与することを目的とする制度。

診察依頼書、療養の給付請求書、療養費請求書、認定番号等によって公務または通勤上であることを確認または、所属長の発行する「身分証明書」等によって確認も可。

㊟ 都道府県医師会の会員の医療機関はすべて指定医療機関

21 受付窓口での対応

〈労災保険での給付の仕組み〉

受診時に、様式5号など：**現認証**　等（事業所等より）確認する。ただし、急患の場合は、会社・住所・電話番号等確認すること。一般の場合は、労災が決定するまで一時預かり金等で処理すること。

※　初診および転医初診時の様式を**現認証**（5号・6号16号-3・16号-4）ともいいます

（確認事項）

　会社名および担当者・電話番号など

　※詳細は**資料2、3**を参照

22 交通事故との関係

会社に雇用されている人が、通勤途中や勤務中に交通事故に遭い、けがをしたり死亡した場合、労災保険〈労働者災害補償保険〉の適用を受けることができる。会社が労災保険に未加入であっても、被害者が申立てれば労働基準法により労災の適用が可能である。交通事故による業務災害や通勤災害の場合には、被害者は労災保険だけでなく自賠責保険に対しても保険金の支払い請求権がある。どちらに先に請求するかは本人の自由だが、通常は自賠責保険を優先する。

なぜなら、労災保険には、療養補償、休業補償、傷害補償の給付があり、自賠責保険と補償内容が重複する部分が多いが、労災保険には慰謝料の給付がないからである。

※自賠責保険は、労災保険より給付の幅が広いため、自賠責保険の限度額に達してから労災に変更するほうが有利である。

資料1　労災の適用が関係する場合で私病が発生した場合のレセプト

1. 出来高の場合　紙レセプト：事故外または事故点数記載およびライン等で判別できるように

病名：右膝関節挫傷　高血圧症

1日 例）外来診療料 70点×1	（同日にて内科・整形受診）	**70点**
10日 例）外来診療料 70点×1	内科のみ　処方せん料 68点×1	138点
18日 例）外来診療料 70点×1	整形のみ	**70点**

＜レセプトの記載＞レセプトの特記事項に10または第三と記載のこと

外来診療料	70×3	210
処方せん料	68×1	68
計		278

コメントにて**事故点数140点**　実日数2日

＜明細書の記載＞明細書の摘要欄に別添資料参照など記載　　※レセプトにライン等は必須

左記欄	右記欄		
	社会保険への請求額　（70％）	980円	レセプトと一致のこと（点数と負担金）
	患者負担割合　　　　（30％）	420円	
	小　　　　計	420円	
	診　断　書　　1通	4,200円	総請求額（患者または損保）
	明　細　書　　1通	4,200円	
	小　　　　計	8,400円	
合計　140点	総　請　求　額	8,820円	

上記金額¥8,820円を回生太郎殿より受領済みであることを証明いたします。

2. DPCの場合
①非常に判断しづらいので、私病（重症でなければ）も含める。
②出来高レセプトを出し、事故外点数をマイナスする。ただし、包括については、カウントしない。

(注1) 同日に、労災と私病（労災以外）の病気がある場合、算定において労災を優先のこと。
　　　⇒　患者が優位に　例）再診料、血液検査等
(注2) 後日、自費 ⇔ 保険等の変更がある場合、会計カードおよびレセプト請求（レセプト出力）に注意。
　　　<u>労災担当者へ報告のこと。</u>また、請求明細書と患者等からの受領済み金額は一致のこと。
　　　但し、健康保険使用後に労災になり、患者本人が労基に直接請求する場合は、健康保険で支払った
　　　金額と労災での金額が違う（労災が高い、ただし全額返金される）ため、<u>差額の徴収が発生する。</u>
　　　直接労基へ請求する場合の用紙【　一般：様式第7号(1)，通勤災害：様式16号の5(1)　】
(注3) 医師・医事課は、DPCでのup病名でなく、入院原因が事故か私病かでDPCを決定する。
(注4) 医師・医事課は、入院原因が事故でなく（軽快し）、私病に変更なった場合は、DPCの決定他
　　　<u>（入院料）変更に注意が必要。</u>⇒　医師はこのことを患者に説明する必要がある。
(注5) 労災で入院中、私病で特別食が出た場合の算定
　　1)健康保険等での治療の有無にかかわらず、入院料の算定ができない場合、自費であり、その
　　　場合は<u>患者に説明と同意が必要</u>である。
　　2)交通事故が関係する場合は、損保に交渉してみる（私病分も含め、支払う場合もある）。

大阪回生病院

資料2　労災保険（患者説明用）

1．労災保険の目的
健康保険の対象にならない、公傷病（業務災害および通勤災害）を被った労働者や遺族に対して、必要な保険給付を行うことを主たる目的としている。
※原則、健康保険の使用はできません。（労災隠しは監督署の指導を受けます）

2．労災保険の対象者の例外　（適応の有無の判断が不明な場合は監督署に相談）
① 一人親方（タクシーの運転手・大工）などで特別加入者制度による労災へ加入していない場合。※特別加入者制度参照
② 国家公務員・地方公務員・一部の公社職員「国家公務員災害・地方公務員災害」。

3．適用の仕組み
他の社会保険とことなり被保険者という適用の方法をとらず、事業所（会社・工場等）全体が加入単位とされる。したがって、そこで働く労働者はアルバイト、パートタイマーまたは、臨時雇いであっても労災保険の適用になる。

4．一般の労災保険と主たる様式（書類）　　※様式は監督署にあります

	初　診	転医初診	療養費請求書	休業補償	後遺症	遺族補償年金
業務災害	5号	6号	7号	8号	10号	12号または15号
通勤災害	16号3	16号4	16号5	16号6	16号7	16号8または9号

5．地方・国家公務員災害等（地公災・国公災）
診療依頼書・療養の給付請求書・療養費請求書・認定番号等・または、所属長の発行する「身分証明書」等

6．船員保険：21年12月31日以前の発生分はすべて健康保険扱いです。
（注）　船員保険法の変更：平成22年1月1日以降の職務上は一般労災と同じ扱いになる（船員を一人でも雇用している事業主「船舶所有者」は、労災保険に加入しなければならない）。

治　療　費　に　つ　い　て

病院としては、労災が決定するまで治療費全額（一部または、預り金）が必要です。現認証等を提出した時点で、返金致しますので預り証・領収書等はなくさずにお持ちください。

平成　　年　　月　　日　　　　532-0003　大阪市淀川区宮原1-6-10
　　　　　　　　　　　　　　　　回　互恵会　大阪回生病院
　　　　　　　　　　　　　　　　電話　06-6393-6234
　　　　　　　　　　　　　　　　医事課担当

資料3　労災保険（医事課用：簡易説明）

1. 労災保険の目的
   業務災害および通勤災害を被った労働者や、その遺族に対して必要な保険給付を行うことを主たる目的とする。　※原則、健康保険は使用できない。

2. 適用の仕組み
   他の社会保険と異なり被保険者という適用の方法をとらず、事業場（会社・工場等）全体が加入単位とされる。　したがって、そこで働く労働者はアルバイト・パートタイマーまたは、臨時雇いであっても労災保険の適用がある。

3. 適用を受ける事業の範囲
   労働者を使用するすべての事業に強制的に適用される。例外として、国家公務員・地方公務員・一部の公社職員および船員については適用せず下記による。
   「国家公務員災害・地方公務員災害
   船員保険：21年12月31日以前の発生分はすべて健康保険扱いです。
   （注）　船員保険法の変更：平成22年1月1日以降の職務上は一般労災と同じ扱いになる（船員を一人でも雇用している事業主「船舶所有者」は、労災保険に加入しなければならない）。
   事業主は、事業開始の翌日から起算して10日以内に「保険関係成立届け」を労働基準監督署へ提出するよう義務づけられている。したがって、提出を怠っている間に労働災害を被ったとしても、労災の給付を受けることができる。

4. 保険給付の種類
   ① 療養補償給付
   　指定病院等にて無料で診療できる現物給付です。
   　※非労災指定病院の場合は、立替払いにて7号または16号5にて請求
   ② 休業補償給付
   　業務および通勤中の傷病のために働くことができなかったために賃金をもらわない場合に、その休業の4日目より支給（最初の3日間は待機期間といって、事業主が補償する義務が課せられている）されることになり、その額は休業1日につき給付基礎日額（1日当りの平均賃金）の60％相当額です。また、休業補償給付の受給者には、休業1日につき給付基礎日額の20％に相当する額が休業特別支給金として支給される。※実質的に80％の給付
   ③ 傷病補償年金
   　療養開始後1年6カ月を経過しまたは次に該当する場合、年金が支給される。
   　イ．その負傷または疾病が治っていないこと。
   　ロ．その負傷または疾病による障害の程度が傷病等級に該当すること。
   ④ 障害補償給付
   　傷病が治ったときに、身体に一定の障害が残っている場合に支給される。
   ⑤ 遺族補償給付
   　業務上の災害によって死亡した場合には、その遺族に支給される。

⑥ 葬祭料
　　葬祭を行うものに対して支給される。
5. 療養の範囲
　　診療、薬剤、治療材料の支給、処置手術その他の治療、病院または診療所への収容、看護費、移送費。　※個室代は症状等にて医師が認めた場合
6. 労災保険と主たる様式（書類）
　　※初診および転医初診時の様式を**現認証**（5号・6号・16号3・16号4）とも言います
（一般）

	初診	転医初診	療養費請求書	休業補償	後遺症	遺族補償年金
業務災害	5号	6号	7号	8号	10号	12号または15号
通勤災害	16号3	16号4	16号5	16号6	16号7	16号8または9号

	遺族年金支給請求書	葬祭給付請求書	介護給付請求書	二次健診
業務災害	12号　一時金15号	16号	16号2-2	16号10-2
通勤災害	16号8　一時金16号9	16号10	16号2-2	

地方公務員災害（地公災）
　　診療依頼書・療養の給付請求書・療養費請求書・認定番号等によって公務または通勤上であることを確認または、所属長の発行する「身分証明書」等によっての確認も可

7. 労災保険での給付の仕組み
　　受診時に、**現認証**等（事業所等より）確認する。ただし、急患の場合は、会社・住所・電話番号等確認すること。一般の場合は、労災が決定するまで一時預かり金等で処理すること。

8. 労災での症状固定および治癒・再発の概念
　① 症状固定および治癒
　　　傷病の状態が固定し引き続き療養の必要がないと認めるに至ったときまたは、症状が安定し療養を継続しても医療効果を期待できない状態になったと判断されたとき。
　② 再発（再発治療手続き）
　　　傷病が一旦治癒（固定）された場合については、旧傷病との間に積極的な医学上の因果関係が存在することが証明され、治癒時に比較して症状が増悪していてかつ治療により改善が期待できるものでなければならない。
　　　再発にて治療を希望する場合は、所轄の労働基準監督署の認定を受けなければならない。
　③ 障害補償給付後（後遺症後）の一定の症状がある傷病　⇒　アフターケア

参考資料

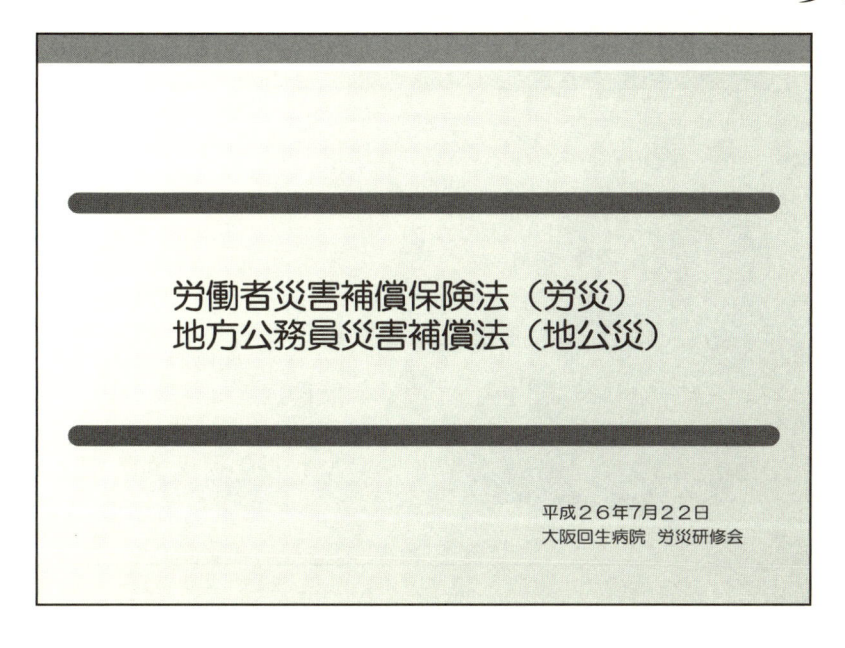

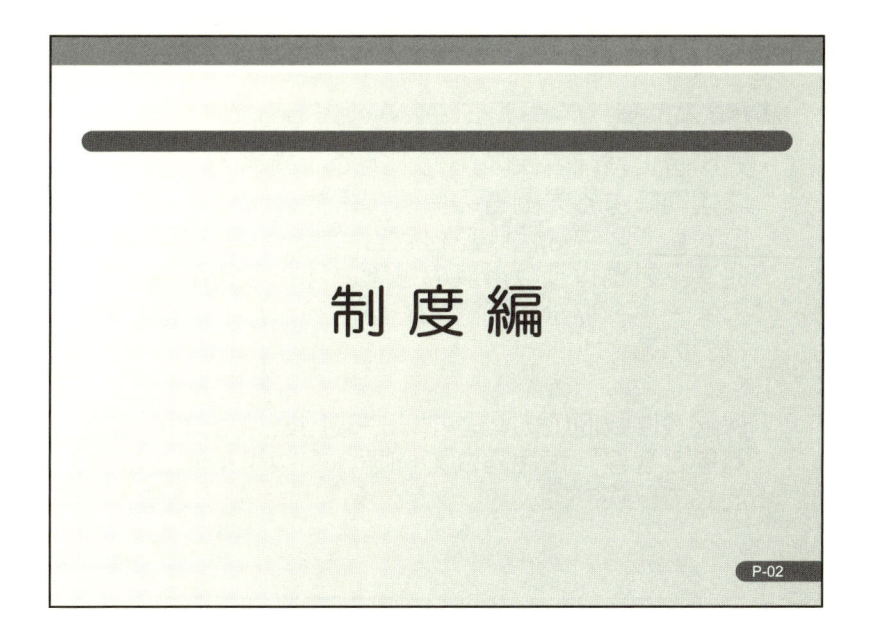

労働者災害補償保険法（労災）
地方公務員災害補償法（地公災）

平成２６年７月２２日
大阪回生病院 労災研修会

制度編

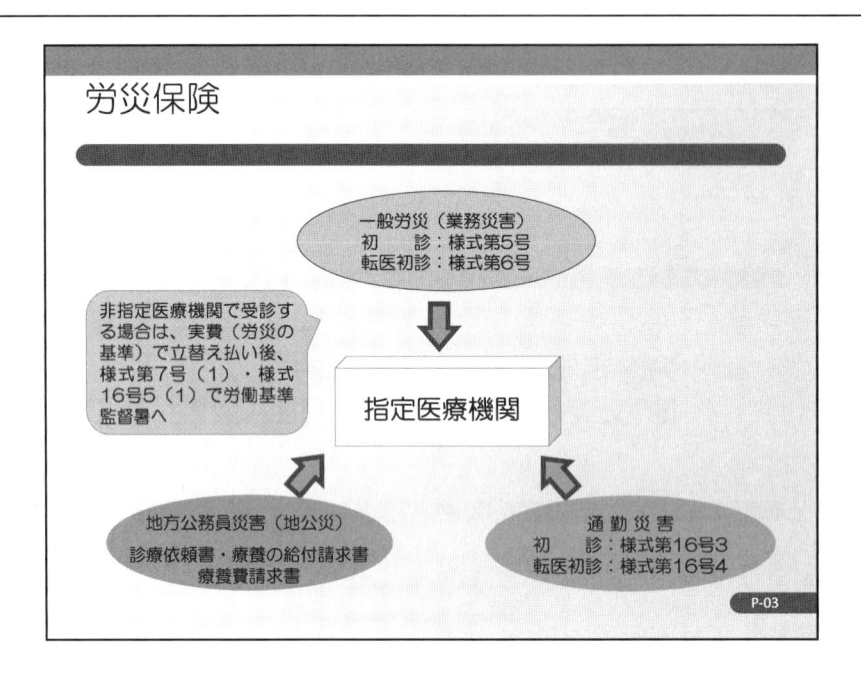

労災保険

- 一般労災（業務災害）
  - 初　　診：様式第5号
  - 転医初診：様式第6号

- 非指定医療機関で受診する場合は、実費（労災の基準）で立替え払い後、様式第7号（1）・様式16号5（1）で労働基準監督署へ

- 指定医療機関

- 地方公務員災害（地公災）
  - 診療依頼書・療養の給付請求書
  - 療養費請求書

- 通勤災害
  - 初　　診：様式第16号3
  - 転医初診：様式第16号4

P-03

労災保険とは

・労働者災害補償保険法第1条で「業務上の事由又は通勤による労働者の負傷、疾病、障害、死亡等に対して必要な保険給付を行う・・・社会復帰の促進、労働者及び遺族の援護、適正な労働条件の確保・・・福祉の増進に寄与すること」と規定されている。

・保険者は政府で労働基準法が適用される事業所が対象となり、使用者が労働者への災害補償を行うための保険制度。

P-04

労災保険の目的

・労災保険は、「業務災害」（仕事が原因となって生じた負傷、疾病、身体障害、死亡）や「通勤災害」（通勤が原因となって生じた、疾病、身体障害、死亡）を被った労働者（被災労働者）や、その遺族に対して必要な保険給付を行う事を主たる目的とする。

※ 原則、健康保険は使用できません

労災保険の対象者

・他の社会保険と異なり被保険者という適用の方法をとらず、事業場（会社・工場等）全体が加入単位とされる。従って、そこで働く労働者はアルバイト・パートタイマー又は、臨時雇いであっても労災保険の対象者である。被災労働者の中で自分が労災の対象者となることを知らない場合もあり、不利益になることも考えられ、ケースによっては事業主や本人へ直接労働基準監督署へ連絡させるように伝えることが重要です。

（注）事業主は、事業開始の翌日から起算して10日以内に「保険関係成立届け」を労働基準監督署へ提出するよう義務づけられている。従って、提出を怠っている間に労働災害を被ったとしても、労災の給付を受ける事ができる。

労災保険の対象者の例外

1. 一人親方（タクシーの運転手・大工）などで特別加入者制度による労災へ加入していない場合。
   ※ 特別加入者制度参照

2. 国家公務員・地方公務員・一部の公社職員及び船員については適用せず下記による。
   「国家公務員災害・地方公務員災害」

※地方公務員災害（地公災）参照

P-07

労災保険の対象者の具体例

1. アルバイト・パート職員
2. 人材派遣職員
3. 自営業者
4. 一人親方（個人タクシーの運転手・大工など）
   但し、一人親方については、一般の労災加入と異なる特別加入者制度あり。
   また、国民健康保険加入者は、労災保険に加入できないと勘違いしていることもあり、理解が必要です。
例）常時職員が４人以下の事業所等で職域保険に加入していないが、労災保険に加入している場合もある。

P-08

特別加入者制度

・労災保険は、労働者が業務上・通勤途上の災害によって負傷した場合の治療費・休業補償などを事業主に代わって災害補償する制度です。従って、原則として事業主は災害補償を受けることができません。但し、中小企業の事業主や家族従業員、一人親方などは、雇用主とはいえ実際は労働者と同様の業務を行っていることが多く、災害を被る危険性もあり、災害により生活が不安定になることも一般労働者と変わらない。そのために労災保険に加入する制度が設けられている。

特別加入者制度の対象となる事業

・中小企業主　常時３００人以下の労働者を雇用する事業所と、家族　従事者又は株式会社などの法人事業所の代表者以外の役員。但し、保険業・不動産業・金融業・小売業などの場合は、５０人以下、卸業、サービス業の場合は１００人以下に限定されている。
２.一人親方：個人タクシー・個人貨物運送業・土木林業などの 一人親方又は自営業主とその家族従事者。
３.特定作業従事者：厚生労働省令で定めている危険性の高い機械を使用する農作業・プレス機械などを使用する金属加工業を家内労働で行っている事業所の特定作業従事者。
４.海外派遣者：開発途上国などに派遣されている労働者。

業務災害

　業務上の事由により発生した災害のことを業務災害という。労働者が被った怪我や病気業務災害であるかどうかを判断するのは労働基準監督署長です。認定されるためには、業務と傷病等との間に業務遂行性と業務起因性が認められる必要がある。

業務遂行性とは

　労働者が労働契約に基づいた事業主の支配下にある常態（作業中だけでなく、作業の準備行為・後始末行為、休憩時間中、出張中などの場合にも「業務」とみなす）
①事業主の支配・管理下で業務に従事している場合
　例）所定労働時間内や残業時間内など、事業場内で業務に従事している場合
②事業主の支配・管理下にあるが、業務に従事していない場合
　例）休憩時間、就業時間前後など
③事業主の支配下にあるが、管理下を離れ業務に従事している場合
　例）出張や社用で外出など、事業場施設以外で業務に従事しているとき

業務起因性とは

業務と傷病の間に因果関係が存在すること。
　疾病の場合は、業務が原因で発症したかどうかの判断が難しいので、業務上の疾病（職業病：じん肺、アスベスト肺疾患など）の範囲は法律で定められている。
①業務上の疾病のうち、事故による疾病を「災害性の疾病」という。
②長時間にわたり業務に従事することにより発症した疾病を「職業性の疾病」という。
　　例）脳・心臓疾患（脳血管疾患・虚血性心疾患等）や精神障害（自殺）など。特に精神障害等は増える傾向である。

P-13

通勤災害とは

労働者が通勤により被った負傷、疾病、傷害又は死亡。
　この場合の「通勤」とは、労働者が就業に関し、
①住居と就業の場所との間の往復
②就業の場所から他の就業の場所への移動
③単身赴任先住居と帰省先住居との間の移動を、合理的な経路及び方法により行うことをいう。
　　なお、その経路を逸脱し、又はその移動を中断した場合には、逸脱・中断及びそれ以後の移動は、一定の場合を除き「通勤」には該当しない。
【日常生活上必要な行為の具体例】
①夕食の惣菜等を購入したり、独身者が食事で食堂に立ち寄る
②クリーニング店や理美容院に立ち寄る
③病院へ診察を受けに行く
④選挙の投票に行く
⑤要介護常態にある家族等の介護を行う（継続的に又は反復して行う場合）

P-14

労災保険の給付

療養補償給付・療養給付
　指定病院等にて無料で診療できる現物給付です。
　（様式5号・16号の3など提出が必要）
※非労災指定病院の場合は、立替払いにて
　様式7号（1）又は様式16号5（1）にて
　被災労働者の管轄の労働基準監督署の労災課へ提出

【療養の範囲】
　診療、薬剤、治療材料の支給、処置手術その他の
　治療、病院又は診療所への収容、看護費、移送費。
　※個室代は症状等にて医師が認めた場合

P-15

針刺し事故（血液汚染事故）1

1. 病原体に汚染された血液等を含む注射針等により手指等を受傷したときや、汚染された血液等が既存の負傷部位や眼球等に付着したときは、「業務上の負傷」として労災になります。
2. 前記1の負傷の後、感染症を発症した場合、1の「負傷」とは別の「業務上の疾病」として労災になりなります。
　※ 発症日（診断確定日）を傷病年月日とした5号用紙が必要
3. HIV検査（抗体価1，2）が必要な針刺し事故
　ア．HIV検査を行っていない患者に使用した注射針（処置室の廃棄針を含）によるもの。感染が明らかでなくとも、感染の蓋然性が高いと医学的に認められる場合は、検査の療養の範囲として認められる
　イ．検査の実施期間（12ヶ月；針刺し事故より365日）
　　原則：事故日、6週間、3ヶ月後、6ヶ月後、12か月後の5回
　ウ．抗HIV薬の投与期間（受傷後4週間；28日間）
　エ．抗HIVの範囲；マニュアル及びガイドラインに記載されている
　　　　抗HIV薬の投与に限る
　オ．HIV感染が判明した場合、上記2の如く「業務上の疾病」として
　　発症確認日を傷病年月日とした5号用紙が必要

P-16

針刺し事故（血液汚染事故）2

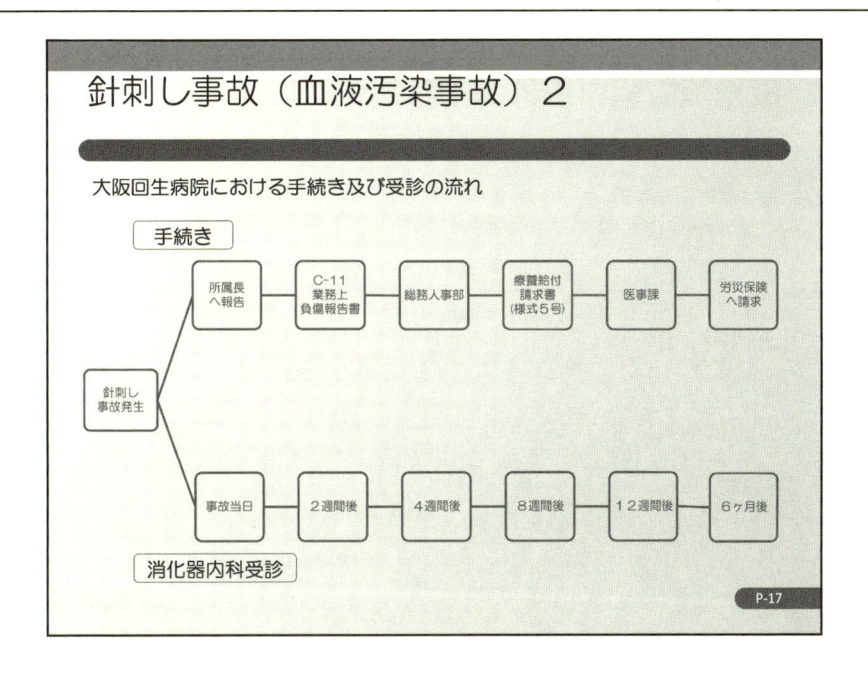

大阪回生病院における手続き及び受診の流れ

手続き

針刺し事故発生 → 所属長へ報告 → C-11 業務上負傷報告書 → 総務人事部 → 療養給付請求書（様式5号） → 医事課 → 労災保険へ請求

事故当日 → 2週間後 → 4週間後 → 8週間後 → 12週間後 → 6ヶ月後

消化器内科受診

P-17

療養補償給付以外の主な給付　1

① 休業補償給付
　業務及び通勤中の傷病のために働くことができなかったために賃金を貰わない場合に、その休業の4日目より支給されることになり、その額は休業1日につき給付基礎日額（1日当りの平均賃金）の60％相当額です。
　（最初の3日間は待機期間といって、事業主が補償する義務が課せられている。）
　又、休業補償給付の受給者には、休業1日につき給付基礎日額の20％に相当する額が休業特別支給金として支給される。
　（※　実質的に80％の給付）

P-18

療養補償給付以外の主な給付 2

② 傷病補償年金
　療養開始後1年6ヶ月を経過し又は次に該当する場合、年金が支給される。
　・その負傷又は疾病が治っていないこと。
　・その負傷又は疾病による障害の程度が傷病等級に該当すること。
③ 障害補償給付
　傷病が治ったときに、身体に一定の障害が残っている場合に支給される。
④ 遺族補償給付
　業務上の災害によって死亡した場合には、その遺族に支給される。
⑤ 葬祭料
　葬祭を行うものに対して支給される。

P-19

労災での治癒及び症状固定

労災保険で示す「治癒」とは、医学的に認められている治療を行っていても、その症状が安定し治療を継続しても医療効果を期待できなくなった状態になったと判断されたとき。これを「症状固定」といいます。
　例）骨折で手術を行い骨癒合した場合（季節により多少疼痛が残存している）全体的に症状が安定していれば治癒と判断される。
　又、治療中仕事ができない状態であれば、休業補償給付を受取り、その後症状固定と診断された後でも身体に障害が残った場合は、障害補償給付を受取ることができる。

※ 治癒の判定は、所轄の労働基準監督署長が行なうが担当医師の臨床所見が基本です。

P-20

支給制限

業務災害又は通勤災害の際、被災労働者に故意や重大な過失があったときは、保険給付の支給が制限される。つまり、被災労働者が故意に災害を発生させたときは、労災保険給付のすべてが不支給とされる。また、次の場合も一部支給制限がある。
①被災労働者の故意の犯罪行為又は重大な過失が災害発生の原因となっている
②被災労働者が正当な理由がなく療養の指示に従わず、そのために傷病の程度を増進させたときは保険給付の支給制限がある。
【支給制限の対象】
休業補償給付又は休業給付（療養の開始後３年経過する月までの分の傷病年金含む）、障害補償給付又は障害給付で支給制限される期間は支給事由のある期間。
　支給制限される率は保険給付のされるたびごとに所定給付額の30％される。

P-21

アフターケア制度

業務・通勤災害などで負傷し、その後の治療によって医師が、症状固定（治癒）と診断した後でも、後遺症状・後遺障害に関係する疾病が発症（再発＊）する可能性もあり、このような場合の措置として、「アフター制度」があります。（対象２０の傷病）
　アフターケアでの医療行為には対象疾患ごとに制限があるため、請求の際には注意をようする。アフターケアの範囲以外の医療行為は健康保険での算定であるため一部負担が発生する。
※受診時に「健康管理手帳」を提示してもらう。

P-22

アフターケア制度の対象傷病　1

① せき髄損傷
② 頭頸部外傷症候群等
　　（頭頸部外傷症候群、頸肩腕障害、腰痛）
③ 尿路系障害
④ 慢性肝炎
⑤ 白内障等の眼疾患
⑥ 振動障害
⑦ 大腿骨頸部骨折及び股関節脱臼・脱臼骨折
⑧ 人工関節・人工骨頭置換
⑨ 慢性化膿性骨髄炎
⑩ 虚血性心疾患等

アフターケア制度の対象傷病　2

⑪ 尿路系腫瘍
⑫ 脳の器質性障害
⑬ 外傷による末梢神経損傷
⑭ 熱傷
⑮ サリン中毒
⑯ 精神障害
⑰ 循環器障害
⑱ 呼吸機能障害
⑲ 消化器障害
⑳ 炭鉱災害による一酸化炭素中毒

再発(再発治療手続き)

　傷病が一旦治癒(固定)された場合については、旧傷病との間に積極的な医学上の因果関係が存在することが証明され、治癒時に比較して症状が増悪していて且つ治療により改善が期待できるものでなければならない。
　再発にて治療を希望する場合は、所轄の労働基準監督署の認定を受けなければならない。
(注)　再発が不支給になる可能性もあり患者に、健康保険での治療の必要及び一部負担が発生する旨伝えること。
　　※不支給になった場合、RIC(労災保険情報センター)の労災診療補償保険金制度の対象とはならない。

労災診療補償保険金制度

労災に請求していた診療費が不支給決定されると、健康保険(社保・国保等)に請求を切り替えることになるが、労災情報情報センターと補償保険金請求の契約を締結している場合、労災レセプトと健康保険(社保・国保等)のレセプトとの差額を補償費として支払われる。

例) 20,000点のレセプトの場合(労災診療単価1点=12円)

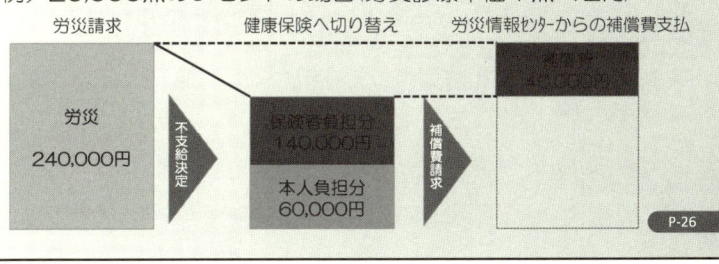

労災請求	健康保険へ切り替え	労災情報センターからの補償費支払
労災 240,000円	保険者負担分 140,000円 / 本人負担分 60,000円	補償費 40,000円

労災保険の主たる様式

業務災害用	書　式	通勤災害用
5号	初診	16号の3
6号	転医始診	16号の4
7号	療養費請求書	16号の5
8号	休業補償	16号の6
10号	後遺症診断書	16号7
12号又は15号	遺族補償年金	16の8号又は9号

二次健康診断等給付制度

◇ 二次健康診断等給付は、一次健康診断で次のすべての検査項目について「異常所見」があると診断された場合に受けることができる。
①血圧　②血中脂質　③血糖　④腹囲又はBMI
　但し、上記項目の検査値すべてに異常所見が見られない場合でも、産業医がその労働者の就業環境などを総合的に勘案して必要と診断すれば、異常所見ありとして二次健診の対象とすることもある。
その際には、給付請求書の裏面に
産業医の記入と署名が必要である。

※大阪回生病院では…
　年に数件受診あり（検診センターで実施）
　費用は項目にもよるが約24,800～31,00で
　本人負担はなく大阪労働局へ請求（所定書式請求書に一次健診の写しを添付）

地方公務員災害補償法（地公災）1

地方公務員が公務上の災害（負傷、疾病、障害または死亡）又は通勤による災害を受けた場合に適用される。

地方公務員災害補償基金
大阪には３つの支部がある。
・大阪府支部　・大阪市支部　・堺市支部

指定医療機関
・国立病院機構・国立大学病院・厚生年金病院
・大阪府医師会と協定を結び、府医会員の開設管理する医療機関はすべて支部指定医療機関となっている。

地方公務員災害補償法（地公災）2

療養費の補償の内容
①診察
②薬剤又は治療材料の支給
③処置、手術その他の治療
④居宅における療養上の管理及びその療養に伴う世話その他の看護
⑤病院又は診療所への入院及びその療養に伴う世話その他の看護
⑥移送

地方公務員災害補償法（地公災）3

患者の受付
「診療依頼書」「療養の給付請求書」「療養費請求書」を提出してもらう

請求方法及び請求先
「診療依頼書」は、カルテに添付し保存、第1回目の請求時に「療養の給付請求書」を「療養費請求書」に添付し、第2回目以降は「療養費請求書」のみを毎月20日までに、大阪府医師会保険医療課へ提出

P-31

算定実務編
一般病床250床の場合

P-32

第3部　交通事故・労災マニュアル

初診料

初診料　　３，７６０円（医科、歯科共通）
　健康保険と異なり、点数ではなく上記金額で算定。支給事由となる災害の発生につき算定できる。従って、既に傷病の診療を継続している期間（災害発生当日含む）中に、当該診療を継続している期間中に、当該診療を継続している医療機関において、当該診療に係る事由以外の業務上の事由又は通勤による負傷又は疾病により初診を行った場合は、初診料を算定できる。（労災保険において継続療養中に、新たな労災傷病にて初診を行った場合も、初診料３，７６０円を算定できる。）
　ただし、健保点数表（医科に限る。）の初診料の注３ただし書き（同一日に同一の災害による異なる傷病について、新たに別の診療科を初診として受診した場合等）については、１，８８０円を算定する。

P-33

救急医療管理加算

初診時に救急医療を行った場合に算定
・入院外　１，２００円
・入　院　６，０００円（１日につき）
※初診に引き続き入院している場合に７日間を限度に算定
（算定できない場合）
・再発時
・症状が安定した後の転医診始
・初診料３，６４０円が算定できない場合
（重複算定できないもの）
・健保点数の「救急医療管理加算」を算定した場合
・<u>初診時の特別料金（選定療養費3,000円）算定した場合</u>
　（傷病労働者から特別料金を徴収せずセレプト請求する）

（注）救急医療加算の算定
・入院日数からみて、より増収になる方を選択する
　健保の8000円（1日）
　健保の4000円（1日）

P-34

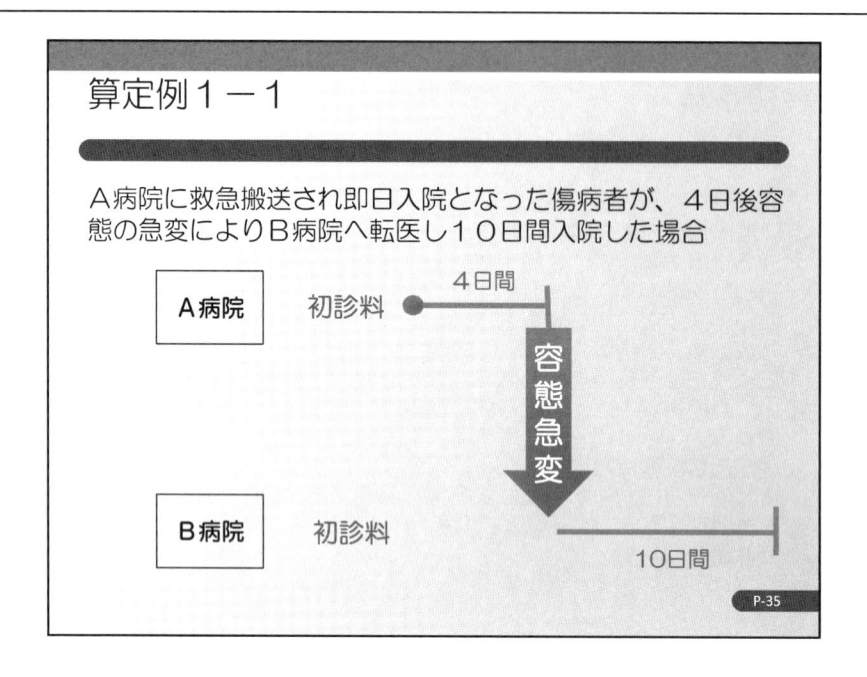

第3部　交通事故・労災マニュアル

算定例１－１

A病院に救急搬送され即日入院となった傷病者が、４日後容態の急変によりB病院へ転医し１０日間入院した場合

A病院　初診料　●――――４日間――――┐
　　　　　　　　　　　　　　　　　　　容態急変
　　　　　　　　　　　　　　　　　　　↓
B病院　初診料　　　　　　　　　　　　├――――１０日間――――

P-35

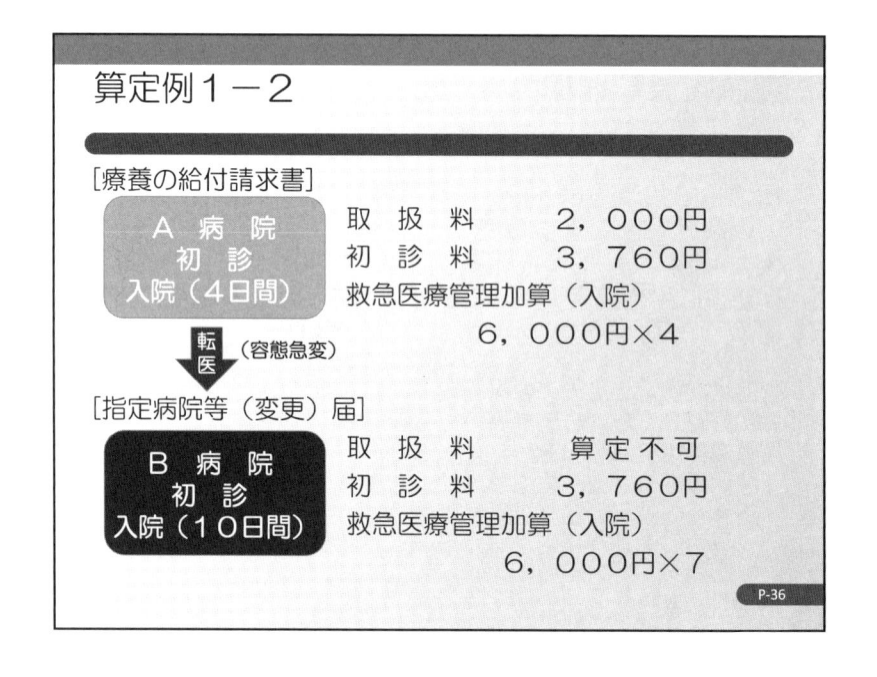

算定例１－２

［療養の給付請求書］

A 病 院
初　診
入院（４日間）

取　扱　料　　　２,０００円
初　診　料　　　３,７６０円
救急医療管理加算（入院）
　　　　　　　　６,０００円×４

↓転医（容態急変）

［指定病院等（変更）届］

B 病 院
初　診
入院（１０日間）

取　扱　料　　　算定不可
初　診　料　　　３,７６０円
救急医療管理加算（入院）
　　　　　　　　６,０００円×７

P-36

再診料

（医科）
外来診療料　　　　　　　　　　７３点
同一日複数科受診　　　　　　　３６点
　健保点数表とおり

（歯科）
再診料　　　　　　　　　１，３９０円
　一般病床数２００床以上の医療機関の歯科、歯科口腔外科において再診を行った場合に算定

P-37

入院基本料

入院の日から起算して２週間以内の期間
　　健保点数の１．３０倍　（※１点未満の端数は四捨五入）
２週間を超える日以降の期間
　　健保点数の１．０１倍　（※１点未満の端数は四捨五入）
但し、初期加算（入院期間に応じて加算する点数）は除く

大阪回生病院の場合（入院３０日間場合）
　一般病棟７対１入院基本料　　　　　１，５９１点
　入院期間加算（１４日以内）　　　　　４５０点
　入院期間加算（１５日～３０日以内）　１９２点
１４日内まで
　（1,591×1.30）＋450＝2518.3（四捨五入）→ 2,518点 ×14
１５日～３０日まで
　（1,591×1.01）＋192＝1,798.9（四捨五入）→ 1,799点 ×16

上記に、入院基本料等加算（地域加算、診療録管理体制加算等）を加える

P-38

労災治療計画加算・病衣貸与料・入院室料加算

労災治療計画加算　　　１００点
（１回の入院につき１回限り）
　医師が入院後７日以内に労災治療計画書を交付し、説明を行った場合に算定
※起算日が変わらない再入院時は**算定不可**

病衣貸与料（１日につき）　７点
　入院患者に対して病衣を貸与した場合に算定。

入院室料加算
　ア．重篤・絶対安静
　イ．手術のため常時監視を要する
　ウ．隔離の必要性
　エ．普通室が満室かつ緊急入院療養を要する(入院から７日間限度)
　上記条件時、医療機関の表示金額を算定、ただし限度額あり。
　大阪回生病院は（甲地）個室：10,000円　２人部屋：5,000円
※レセプトに個室（部屋）番号及び理由ア～エ記載が必要

P-39

入院食事療養費

食事療養の費用の額算定表の１．２倍
　　　　　　　　　　　（１０円未満四捨五入）

	１日につき
入院時食事療養費Ⅰ	７７０円
特別食加算（※）	９０円
食堂加算　　　　１日につき	６０円

※入院の主保険が労災保険の場合（コメントが必要）
　単なる流動食、軟食という記載ではなく、腎臓食、肝臓食のように具体的に記載。労災で入院中であっても、私病のための特別食（例：糖尿病）は労災にはなりません。

※　自費徴収　１食につき　８０円（税込）

P-40

医学管理等　1

再診時療養指導管理料　　９２０円
　再診の際に、療養上の食事、日常生活動作及び機能回復及びメンタルヘルスに関する指導を行った場合に算定（回数制限なし）
［重複算定できないもの］
・労災保険
　石綿疾患療養管理料
・健保点数
　特定疾患療養管理料、ウイルス疾患指導料、てんかん指導料、難病外来指導管理料、皮膚科特定疾患指導管理料、慢性疼痛疾患管理料、心臓ペースメーカー指導管理料
　在宅療養指導管理料、心身医学療法及び通院精神療法

P-41

医学管理等　2

手術後医学管理料（1日につき）　　1,188点
　入院の日から起算して１０日以内にマスク又は気管内挿管による閉鎖循環式全身麻酔を伴う手術を行った場合、当該手術の翌日から起算して3日に限り算定する。
　［手術後医学管理料の所定点数に含まれる検査］
　　・尿検査　・血液検査（指定項目あり）　・心電図検査
　　・呼吸心拍監視　・経皮的動脈血酸素飽和度測定
　　・終末呼気炭酸ガス濃度測定　・動脈血採決
　　・検査判断料【尿・糞便等、血液学的、生化学（Ⅰ）】

診療情報提供料（Ⅰ）　　250点
　健康保険点数通り。ただし、情報提供先の医療機関名のコメントが必要。（例）紹介先医療機関名：〇〇病院

P-42

処置料　1

四肢加算（四肢の傷病に係る加算）※1点未満切り上げ
　四肢（鎖骨、肩甲骨及び股関節）　1.5倍
　手（手関節以下）及び手の指　　　2.0倍

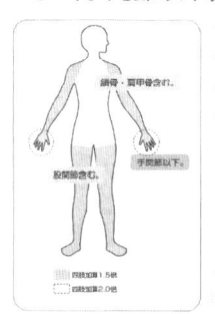

（一般処置）
① 創傷処置
② 熱傷処置
③ 絆創膏固定術
④ 鎖骨骨折固定術
⑤ 重度褥瘡処置
⑥ 爪甲除去
　　（麻酔を要しないもの）
⑦ 穿刺排膿後薬液注入
⑧ ドレーン法
（皮膚科処置）
⑨ 皮膚科軟膏処置
⑩ 皮膚光線療法

（整形外科的処置）
⑪ 関節穿刺
⑫ 粘（滑）液嚢穿刺注入
⑬ ガングリオン穿刺術
⑭ ガングリオン圧砕術
⑮ 鋼線等による直達牽引
　　（2日目以降）
⑯ 介達牽引
⑰ 矯正固定
⑱ 変形機械矯正術
⑲ 消炎鎮痛等処置
　　「マッサージ等の手技による」
　　「器具等による」
　　「湿布処置」
⑳ 低出力レーザー照射

（人体図：鎖骨・肩甲骨含む／股関節含む／手関節以下／四肢加算1.5倍／四肢加算2.0倍）

P-43

処置料　2

初診時ブラッシング料　91点　（四肢加算不可）
　汚染された創に対してブラッシングを行った時、同一傷病
　につき初診時に1回限り処置の所定点数に加算。
　ブラッシング料を含む処置点数が150点以上の場合、
　ブラッシング料を含めて時間外、深夜、休日加算算定可

J200 腰部、胸部又は頸部固定帯加算（170点）について
　170点を超えるものを使用した場合、実費相当額を請求出
　来る。（購入価格10円で除した点数で算定する）
・頸椎固定用シーネ（ポリネック）（購入価格；2,320円）※J200重複算定不可
・鎖骨固定帯（クラビクルバンド）（購入価格；2,320円）
　※手技は治療内容に応じて算定　（40）鎖骨固定術（50）骨折非観血的整復術
　　2回目以降は（40）創傷処置で算定
・膝創部固定帯（ニーブレス）（購入価格；3,800円）
　※手術後に使用した場合は固定帯のみ算定　手技料は手術料に含まれ

P-44

処置料　3

創傷処置
　　100cm²未満は手術後14日を限度として算定
　（入院患者に限る）

熱傷処置及び重度褥瘡処置（1日につき）
　　初回の処置の日より2月を限度として算定
　　100cm²未満の熱傷は「第〇度熱傷」と記載
　　100cm²未満の第1度熱傷は基本診療料に含まれ算定不可

※複数の部位に各処置を行った場合、倍率ごとに各部位の、面積を合算する。また、倍率が異なる範囲にまたがって（連続して）行う場合、処置面積を合算し、該当する処置範囲の所定点数に対して最も高い倍率で算定する。

処置料　4

算定例（同一日に次の処置を行った場合）

例1）左上腕　創傷処置　100cm²　左下腿創傷処置　400cm²
　　　左上腕＋左下腿 ⇒ 500cm²　創傷処置3　85点 × 1.5 = 128点

例2）左手部　創傷処置　20cm²　左上腕　創傷処置　90cm²
　　　左手部　創傷処置1　45点 × 2.0 = 90点
　　　左上腕　創傷処置1　45点 × 1.5 = 68点
　　　合　計　　　　　　　　　158点

例3）左手部から左上腕に連続して創傷処置500cm²を行った場合
　　　左手部～左上腕　創傷処置3　85点 × 2.0 = 170点

手術料　1

四肢加算（四肢の傷病に係る加算）※1点未満切り上げ
　四肢（鎖骨、肩甲骨及び股関節）　1.5倍
　手（手関節以下）及び手の指　　　2.0倍

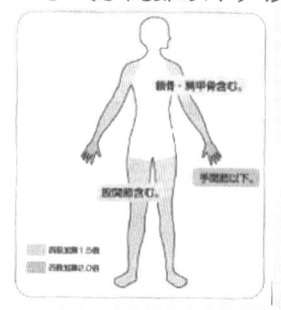

①創傷処理
　皮膚切開術
　デブリードマン
②筋骨格系・四肢・体幹の手術
③神経の手術
④血管の手術
※手の指に係る手術の特例あり
　創傷処理（筋肉・臓器に達しない）
　骨折非観血的整復術

P-47

手術料　2

初診時ブラッシング料　　91点（四肢加算不可）
　汚染された創に対してブラッシングを行った時、同一傷病につき初診時に1回限り手術の所定点数に加算。
　健保点数のデブリードマン及び創傷処理におけるデブリードマン加算とは重複算定不可

機能回復指導加算　　190点
　手（手関節以下）及び手の指の「創傷処理」、「皮膚切開術」、「デブリードマン」、「筋骨格系・四肢・体幹手術」の手術を行った場合、所定点数に1回に限り算定できる。ただし、時間外加算及び四肢加算はできない。

術中透視装置使用加算　　220点
　「大腿骨」、「下腿骨」、「踵骨」、「上腕骨」、「前腕骨」、「舟状骨」の骨折観血的手術又は骨折経皮的鋼線刺入固定術及び「脊椎」の経皮的椎体形成術において、術中透視装置を使用した場合に算定できる。

P-48

手術料　3

手の指に係る手術の特例（※四肢加算することはできません。）
1．手の指の創傷処理（筋肉・臓器に達しないもの）
　　　指1本　　　　940点
　　　指2本　　1,410点
　　　指3本　　1,880点
　　　指4本　　2,350点
　　　指5本　　2,350点
2．手の指の骨折非観血的整復術
　　　指1本　　2,880点
　　　指2本　　4,320点
　　　指3本　　5,760点
　　　指4本　　7,200点
　　　指5本　　7,200点

手術料　4

3．手の指に係る同一手術野の範囲
　創傷処理（筋肉・臓器に達しないもの）と骨折非観血的整復術の手の指に係る同一手術野の範囲は、健康保険と異なり、第1指から第5指（中手指、中手骨を含まない。）までを別の手術野として取り扱う。
　従って、医科点数表手術料の「通則14」（4）－アにおける第1指から第5指までを別の手術野とする手術、創傷処理（筋肉・臓器に達しないもの）及び骨折観血的整復術の異なる手の指に対して併せて行った場合は、同一手術野とみなさず各々の所定点数を合算した点数で算定できる。

※　別紙資料4，5，資料6－1，6－2

画像診断　1

健康保険点数とおり。ただし、健康保険では、コンピューター断層撮影（CT撮影、MRI撮影）が同一月に2回以上行われた場合、当該月の2回目以降の断層撮影の費用は、所定点数にかかわらず一連につき所定点数の100分の80に相当する点数により算定することとなっているが、労災保険ではこの規定は適用されず、2回目以降の断層撮影の費用においても、1回目の所定点数が算定できる。

【下記の場合はコメントが必要】
・CT又はMRIの実施日（同一日の場合は撮影時刻も必要）。
・同時にCT又はMRIを複数部位に行った場合は「主たるもの」のみ算定。ただし、撮影時刻が違えば部位毎に算定可能。
・同時にCTとMRIを併用した場合は「その理由」を明記

※地方公務員災害補償の場合、単純撮影のみ健保点数によらず、別途協定料金が定められている。

P-51

画像診断　2

地方公務員災害補償の場合、単純撮影のおける協定料金

フイルムサイズ	一方向	二方向
半　　　　切	3,800円	5,600円
大　　　　角	3,700円	5,500円
大四ツ切（又はB4）	3,600円	5,400円
四　ツ　切	3,000円	4,800円
六　ツ　切	2,900円	4,500円
八　ツ　切	2,800円	3,300円
カ　ビ　ネ	2,600円	3,000円
カビネ未満	2,400円	2,700円
透　視　診　断	1,800円	

（注1）
左記金額は、写真診断料、撮影料、フイルム料を合算したフイルム1枚あたりの料金であり、2枚目以降も逓減しない。
（注2）
二方向とは二分割のこと。三方向（三分割）以上は二方向の金額に準ずる。
（注3）
画像記録用フイルムを使用した場合も、左記のフイルムサイズにしたがって算定する

※　電子画像管理加算を算定した場合、健康保険点数とおり

P-52

疾患別リハビリテーション料　1

（1単位）	（Ⅰ）	（Ⅱ）	（Ⅲ）
心大血管疾患リハビリテーション料	250点	105点	—
脳血管疾患等リハビリテーション料	250点	200点	100点
運動器リハビリテーション料	185点	180点	85点
呼吸器リハビリテーション料	180点	85点	—

早期リハビリテーション加算　45点　算定可
ＡＤＬ加算　　　　　　　　30点　算定可
入院中の傷病労働者に対し、早期歩行・ＡＤＬの自立等を
目的とした疾患別リハビリテーション（Ⅰ）（運動器においては
（Ⅰ）及び（Ⅱ））を行った場合に算定
※早期リハビリテーション加算と重複算定可

疾患別リハビリテーション料　2

四肢加算　1．5倍

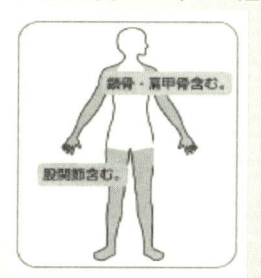

（鎖骨・肩甲骨含む。）
（股関節含む。）

疾患別リハビリテーション料
心大血管疾患リハビリテーション料
脳血管疾患等リハビリテーション料
運動器リハビリテーション料
呼吸器リハビリテーション料

早期リハ加算・ＡＤＬ加算…四肢加算　対象外

疾患別リハビリテーション料　3

標準的算定日数に係る取扱い
必要性及び効果が認められる場合は、標準的算定日数を超えて算定できる。
<u>標準的算定日数を超えた場合の単位数上限は適用しない</u>
レセプト摘要欄に医学的所見等を記載もしくは、
「労災リハビリテーション評価計画書」を添付でも可

疾患別リハビリテーションの起算日について
・リハビリの開始日は起算日とならない（転医の場合等）
・手術日を起算日とする場合
　　手術日・疾患名又は術式を記載
・骨内異物除去術（抜釘）
　　一連の手術となるので起算日の変更はできない

P-55

労災文書料

1. 療養の給付請求書取扱料　　　　　　　　2,000円
　　様式5号（業務災害）及び様式16号の3（通勤災害）を取り扱った　場合に算定する。
　　再発や転医始診（様式6号又は様式16号の4）の場合算定不可。
2. 休業（補償）給付請求書　　　　　　　　1,000円
3. 看護費用の額の証明書　　　　　　　　　4,000円
4. 障害（補償）給付請求書　　　　　　　　4,000円
5. 年金受給者の定期報告に添付する診断書　4,000円
6. 傷病の状態に関する診断書　　　　　　　4,000円
7. 傷病（補償）年金に係る診断書　　　　　4,000円
8. 療養の継続要否、入院療養の要否、治ゆ等を判断する診断書
　　　　　　　　　　　　　　　　　　　　5,000円
9. 受診命令に基づく意見書　　　　　　　　5,000円
10. 介護（補償）給付支給請求書　　　　　　4,000円

P-56

地公災文書料

1. 診断書（※所見書）（初回１通限り）　　　　4,000円
   ※所見書…所定様式あり。
   ・大阪府支部　　所定の書式でなくても良い
   ・大阪市支部　　所定の書式に記載する方が望ましいが
   　　　　　　　　本人が当日発行を希望された場合は、
   　　　　　　　　所定の書式でなくても良い
   ・堺市支部　　　所定の書式でなくても良い
2. 障害診断書　　　　　　　　　　　　　　　　4,000円
3. 長期傷病補償に係わる診断書　　　　　　　　4,000円
4. 傷病補償年金に移行する際の診断書　　　　　4,000円
5. 休業補償証明書　　　　　　　　　　　　　　2,000円

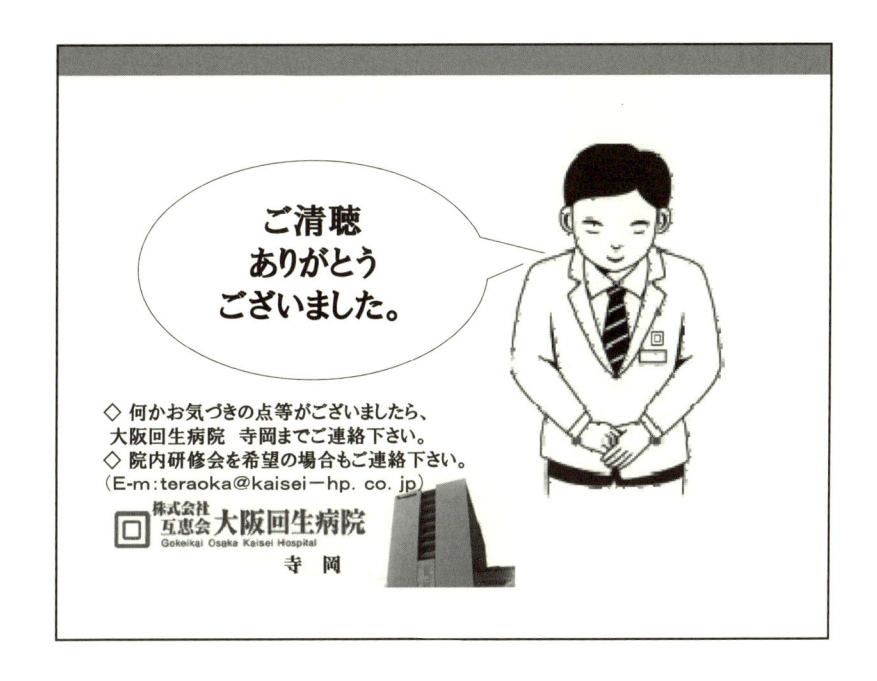

P-57

ご清聴ありがとうございました。

◇ 何かお気づきの点等がございましたら、大阪回生病院　寺岡までご連絡下さい。
◇ 院内研修会を希望の場合もご連絡下さい。
（E-m:teraoka@kaisei－hp.co.jp）

株式会社　互恵会　大阪回生病院
Gokeikai Osaka Kaisei Hospital
寺岡

Q & A

1 自賠責保険関連Q&A

(問1) ＜相手の許可がないと自賠責保険は使えない？＞
例）信号のない交差点において車同士の出会い頭の接触事故での負傷に対し、相手の自賠責保険の使用は相手の許可が必要か？

(答1) 自賠責保険は被害者救済を目的として制定されている。そして保険契約は強制であり、基本的には許可がなくても使用できる。
＊信号のない交差点での事故に無過失はあり得ません。

(問2) ＜飲酒運転による好意同乗者の損害賠償は？＞
例）飲酒運転によって追突事故を起こした車の同乗者が負傷した場合、治療費はどのように請求するのか？

(答2) 自賠責保険への被害者請求が可能。ただし、飲酒を承知で同乗した場合なので、好意同乗者という点で減額される可能性もある。

(問3) ＜患者自身による被害者請求は？＞
例）治療費が未収になっている患者さんが、自分で被害者請求をするので自賠責の診断書および明細書を作成してほしいと持参された場合の注意点は？

(答3) 自賠責保険より治療費を病院が受け取るには、請求書に支払い指図書および治療費を病院に支払っていただくように患者より病院への委任状が必要。この記載がないと病院が支払いを受けることができない。そのためには、すべての書類を預かり、病院より請求するのがよい。

(問4) ＜外国人の被害者請求は？＞
相手側に任意保険がなく、外国人が被害者請求する場合の注意点は？

(答4) 被害者請求と同じく、印鑑証明がない場合、サインをもらうこと。またそのサインが被害者本人であることの証明のために、パスポート、身分証名証、免許証など複数をコピーして添付するようにする。

2 任意保険関連Q&A

(問5) ＜長期間支払いのない場合の解決法は？＞
例）保険会社から一括支払の連絡を受けたにもかかわらず、6月以上も支払いがない場合は？

(答5) 第一に気を付けることは、電話での一括依頼があった場合も、必ず文書で再度一括依頼をもらうこと。

① 担当者の上司に、請求書と一括依頼書をコピーして送付する。
② 今後、このようなケースがあった場合、当院は、貴社に限って一括に応じないと強い態度にでる。
③ 都道府県の医師会の交通事故連絡協議会に連絡し対処してもらう。

3　健康保険関連

(問6)　＜前医が健保なら自動車保険は使用できない？＞
例）損保より、前医より健保を使用しているので、貴院にも健保でお願いしたいとの申し出があった。必ず健保を使用しなければならないか？

(答6)　前医の使用の有無とは関係なく患者の申し出が優先する。再度、患者への意思確認が必要である。

(問7)　＜健康保険証の提示日からの保険適用でよいのか？＞
例）初診日より自由診療で支払っていた患者が、3月後に健康保険を提示し、初診までさかのぼって健康保険の扱いでお願いしたいと相談される。この場合も提示日からの健保適用でよいのか？

(答7)　健康保険の使用はあくまでも保険証の提示が原則。患者に説明し理解していただくようにする。ただし、支払い等で揉めないように、また患者の事情等（自賠責保険しかなく休業補償が受けられないなど）も考慮して使用の有無を決定する方法もある。

4　休業損害

(問8)　＜子供への付き添いで休業損害は請求できるのか？＞
例）入院した5歳の子供に、仕事を休んで付き添いをした場合の休業損害は請求できるか？

(答8)　11歳未満の子供に対し近親者が付き添いをした場合は、「付添看護時認証」および「休業損害証明証（源泉徴収添付）」を添えて請求できる。ただし、付き添い看護料と休業損害のどちらか高いほうの金額のみ。

(問9)　＜過失による休業損害の減額分を労災または健保で請求可能か？＞．
例）任意一括請求おいて、過失相殺で休業損害が減額された場合、本人の過失分に相当する休業損害を、労災（休業補償）または健保（傷病手当）で請求できるか？

(答9)　請求できる。ただし、一般的には、先に労災の休業補償60％、特別加算20％または傷病手当60％を請求する。

(問10)　＜有給休暇を使用しての治療に休業補償は請求できるのか？＞
例）有給休暇を使用して治療した場合、休業補償は請求できるか？

(答10)　休業補償と同額請求できる。計算式は、受傷前の3月の平均日額となる。
日額×有給休暇日数＝補償金額

＊日額の限度額（19,000円）が決まっています。
(問11) ＜休業に伴う賞与の減額は補償できるか？＞
例）交通事故に遭い会社を1月間休業し、保険会社より休業損害が支払われたが、賞与を減額された。減額分は請求できるか？
(答11) 請求できる。会社で減額証明書をもらい請求する。
＊有給を使用しなければ、賞与に加算がある場合なども会社に証明してもらい請求してください。

5　共同不法行為

(問12) ＜共同不法行為が成立する場合の請求方法は？＞
例）信号機のない交差点内でＡ車とＢ車が出合い頭に衝突して、Ｂ車の同乗者Ｃが負傷し300万円の損害を被った場合の請求方法はどうしますか？
(答12) 複数の加害者が共同して被害者に損害を与え、それぞれの加害者に損害賠償責任が成立する場合、Ａ車、Ｂ車に責任があるので、それぞれの自賠責保険から支払限度額の120万円まで支払われ、合計240万円を受取ることができる。ただし、支払限度額が増えるだけで、賠償額が倍増するわけではない。
(問13) ＜共同不法行為が成立し損害額が80万の場合の請求方法は？＞
例）信号機のない交差点内でＡ車とＢ車が出合い頭に衝突して、Ｂ車の同乗者Ｃが負傷し80万円の損害を被った場合の請求方法はどうしますか。
(答13) Ａ車・Ｂ車の保険に請求できる。または、どちらか一方の保険に請求することもできる。一般的には、交通事故証明書の甲車の保険に請求したほうが支払いが早いと思います。
＊過失が多いほうへの請求するといいでしょう。
(問14) ＜タクシー乗車中の事故の損害賠償は？＞
例）タクシー乗車中に赤信号で停車しているところを追突される。しかし加害者が逃げたため、人身事故の届出を行ったが相手側は不明のままで、タクシー会社は、自分も被害者だとして応じてくれない。損害請求はどうしたらいいか？
(答14) タクシーの無過失が明らかであるため、社会保険から給付を受けて政府保障事業へ被害者請求をする。ただし、タクシーに過失がある場合は、共同不法行為が成立するためタクシー会社への賠償請求ができる。

6　労災保険関連

(問15) ＜任意保険より労災保険への切り替える場合の時期は？＞
例）任意一括で請求していたが、1月後に保険会社より、労災または通勤災害保険に該当するので労災へ変更したいとの申し出があった場合、いつから労災保険を適用したらよいのか？

(答15) 初診日からでも、労災の給付の提出日からでも適用は可能。患者と相談のうえ、決定する。

(問16) ＜業務上の同僚災害における自動車保険適用について＞

例）病院の職員が同僚を乗せて運行中に、自らの不注意により同乗者が負傷した場合、どのような保険の選択があるか？

(答16) 同僚の職員に対しては任意保険は使用できない。ただし、同乗者が役員の場合は対象になる。これは、病院が所有する車で保険契約が病院名であった場合に限る。また、自賠責保険については支払い対象となる。

＊このような同僚災害は、労災保険を適用するほうが一般的です。

7　明細書および診断書関連

(問17) ＜自賠責の診断書、明細書は同月内の入院・外来を別々に請求できる？＞

例）自賠責用診断書および明細書は、同月内に入院・外来ごとに記載し別々に請求することは可能か？

(答17) 入院・外来ごとに請求可能。

(問18) ＜後遺症請求で、自賠責と労災保険の二重請求は可能？＞

例）交通事故の患者が労災保険で治療を受け、後遺症が残ったケースで、後遺症診断を労災および自賠責に請求することは可能か？

(答18) 後遺症診断書は2通作成することは可能。ただし、二重にもらえるわけではない（労災と自賠責の後遺症の判断基準が一部違うため、双方に提出し、有利なほうを選択する）。

8　無接触事故・物損事故関連

(問19) ＜無接触事故の代理請求は可能か？＞

例）進路妨害など、接触せずに人身事故になった場合でも、自賠責保険への請求は可能か？

(答19) 接触しなくても、事故の因果関係が立証（加害者がはっきり過失を認めた場合など）できた場合は請求可能。その場合、被害者・加害者の双方が速やかに警察に事故届をすること（第三者の証言等があれば、なお良い）。

(問20) ＜私有地内での事故処理は？＞

例）病院やスーパーマーケットなどの私有地内の駐車場での人身事故の処理はどうするのか？

(答20) 所轄の警察によって、事故証明書を発行する所としない所がある（オカシイ）。発行される場合は通常の請求方法で、発行されない場合は、相手側に「人身事故証明書入手不能理由書」に記載してもらうことで、治療費を請求できる。

(問21) ＜物損事故での治療費の請求は？＞
　　　例）自動車で赤信号停車中に後方より車に追突され、病院で治療を受けた。軽症であったため、双方で話し合い、物損事故として警察に届けた。このケースで、治療費を自賠責保険に請求することは可能か？
(答21) 都道府県によって異なるが（オカシイ）、小額（30万円以下）の場合、請求できるケースもあるので確認する。その際には物損事故証明書のほかに「人身事故証明書入手不能理由書」を添付して請求する。
　　　＊保険金詐欺などで悪用されるケースがあり調査されます。

9　その他

(問22) ＜住所不定者が死亡した場合の請求は？＞
　　　例）住所不定の被害者が死亡した場合で、印鑑証明など取れないケースの被害者請求はどうするのか？
(答22) 特殊な請求例として、「事務管理」と言われ、請求権は病院にある。
　　　＊請求の方法は損保会社と相談してください。

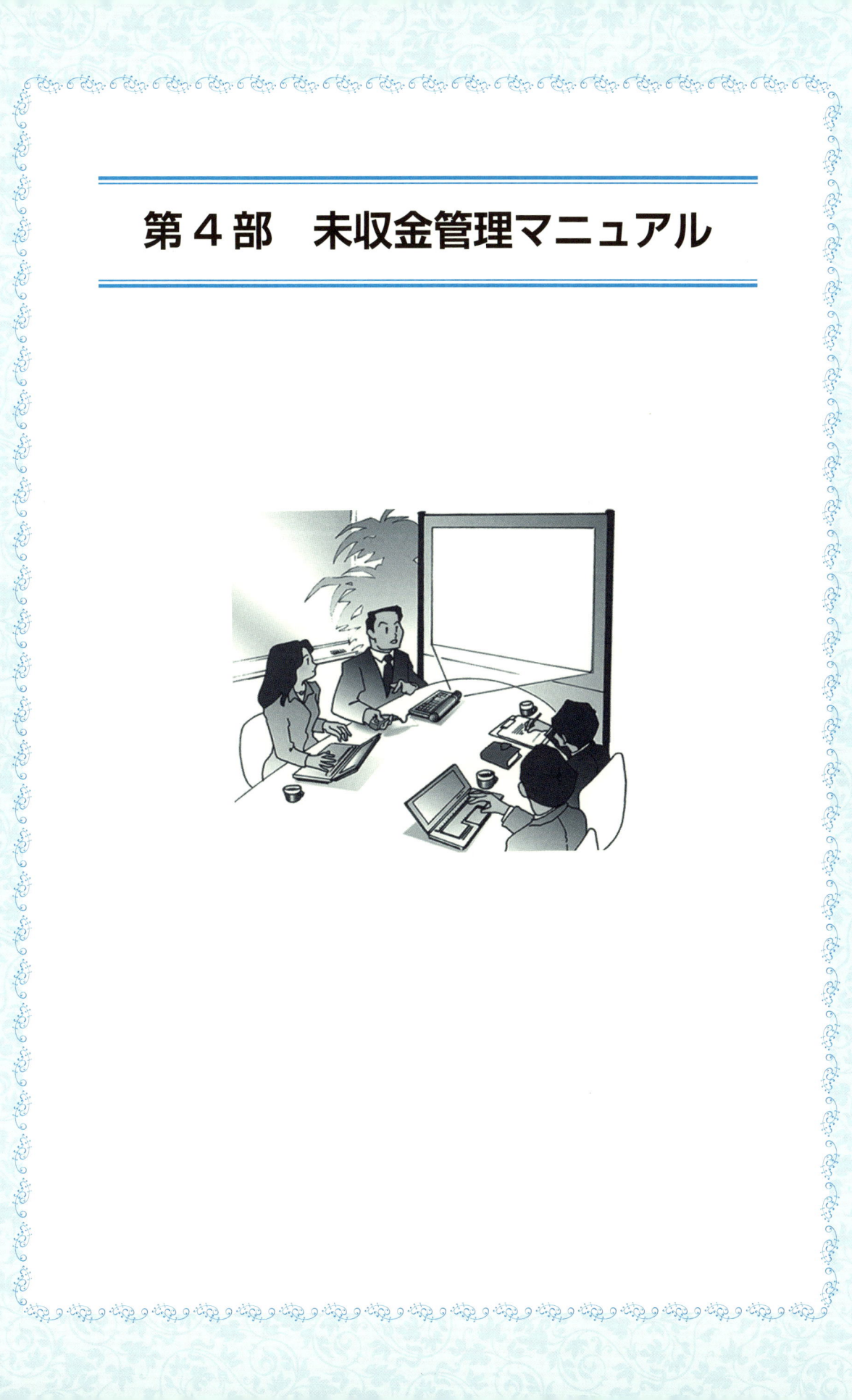

第４部　未収金管理マニュアル

目　　　次

未収金管理回収マニュアル防止・管理・回収編

1　ステップ1（防ぐ） ……………………………………………………………… 311
(1) 保険証（公的制度の手帳等含む）の確認 ……………………………………… 311
(2) 時間外の預かり金および連絡方法 ……………………………………………… 311
(3) 入院誓約書 ………………………………………………………………………… 312
(4) 医療費の概算請求 ………………………………………………………………… 312
(5) 医療費の公的制度の活用 ………………………………………………………… 312
(6) 自費入院の入院保証金 …………………………………………………………… 312
(7) 退院時の支払誓約書 ……………………………………………………………… 312
(8) 支払方法の選択肢 ………………………………………………………………… 312

2　ステップ2（見つける・連携） ……………………………………………… 312
(1) 未収金の管理責任者 ……………………………………………………………… 312
(2) 外来時の未収確認（イエローカード） ………………………………………… 312
(3) 入院時の未収確認 ………………………………………………………………… 312
(4) 支払誓約書または分割支払誓約書 ……………………………………………… 313
(5) 医療相談室との連携 ……………………………………………………………… 313
(6) 未収金回収活動の判断 …………………………………………………………… 313

3　ステップ3（回収・管理する） ……………………………………………… 313
(1) 未収金回収の工程 ………………………………………………………………… 313
(2) 「診療費ご請求について」の作成および発行 ………………………………… 314
(3) 「診療費の督促状」の作成および発行
(4) 「法的手続きについてのお知らせ」の作成および発行 ……………………… 314
(5) 督促活動 …………………………………………………………………………… 314
(6) 未収金管理マニュアル …………………………………………………………… 315

4　システム運用編 ………………………………………………………………… 317
(1) 一般担当者によるシステム運用（外来未収金担当） ………………………… 317
(2) 管理者によるシステム運用（入院未収金担当） ……………………………… 320

5 法律編（制度の特徴） ……………………………………………………… 323
(1) 少額訴訟制度（民事訴訟法第368条）の利用 ………………………………… 323
(2) 民事訴訟（簡易裁判所）………………………………………………………… 323
(3) 民事調停（簡易裁判所）………………………………………………………… 323
(4) 支払督促の申立て ……………………………………………………………… 324
(5) 健康保険法と国民健康保険法における一部負担金の保険者徴収（善管注意制度）………… 324
(6) 訴訟（顧問弁護士と相談）……………………………………………………… 325
(7) 債権回収会社への依頼 ………………………………………………………… 325
(8) 未収金に関する民法等 ………………………………………………………… 326
 ① 取得時効の要旨 ……………………………………………………………… 326
 ② 消滅時効の要旨 ……………………………………………………………… 326
 ③ 診療報酬請求権の時効 ……………………………………………………… 326
 ④ 診療報酬請求権の起算日 …………………………………………………… 326
 ⑤ 時効の中断事由 ……………………………………………………………… 327
 ⑥ 減点等の返金義務 …………………………………………………………… 327
 ⑦ 減額査定通知制度 …………………………………………………………… 328
 ⑧ 民法における債権の要旨 …………………………………………………… 328
 ⑨ 法定利率 ……………………………………………………………………… 328
 ⑩ 債権の回収とその手段 ……………………………………………………… 329

参考資料 ……………………………………………………………………………… 332

未収金管理回収マニュアル
防止・管理・回収　編

具体的な未収金対策と回収プログラム

　未収金対策と回収プログラムは、「ステップ1：防ぐ」（未収金発生の防止策）、「ステップ2：見つける・連携」（未払い者の発見）、「ステップ3：回収・管理する」（さまざまな督促・回収）の3つのステップで構成されます。ステップを確認し、未収金防止対策へ取り組みます。

1　ステップ1（防ぐ）

(1)　保険証（公的制度の手帳等含む）の確認

　① 新患および保険変更の場合は、保険証のコピーを取り、日付印を押す。
　　・資格喪失後受診等の返戻依頼に対し、保険証の提出日が確認できる。
　　※保険証のコピーを取る際は、必ず患者の同意を得る。[a]
　② 入院患者の保険証確認
　　・入院時には必ず保険証を持参いただき、確認する。
　③ 保険証不提示患者の場合
　　・時間内は自費にて全額もしくは預かり金を支払ってもらい、保険証提示後に精算する。ただし、精算は同月内を原則とするが、翌月の5日までは可とする。
　　・時間外は計算入力を行わないため、規定の預かり金を徴収する。ただし、かかりつけの通院患者は保留扱いとし、次回来院時に精算をお願いする。
　　・住所不定者は緊急患者搬送連絡等を大阪市へ提出後、当該福祉へ連絡する。

(2)　時間外の預かり金および連絡方法　　(注) 預かり金規定（図表）
　　・時間外に来院する患者は、保険証の所持率も低く、交通事故や労災の場合も多く、特に交通事故の患者は、被害者意識が強いことから支払う意思が低い。また、自費扱いのため医療費が高額となり、一括での支払が困難と思われる。
　　・翌日、計算入力を行い患者へ電話連絡にて精算内容を案内する（**資料1**）。
　　　1）差引精算金額
　　　2）精算業務取り扱い時間
　　・申込用紙に電話（自宅・携帯・会社）を記入し、交通事故の場合、免許証のコピーを取る。

---

[a] 健康保険法施行規則第51条第3項…変更があった場合、被保険者証を5日以内に、事業主に提出（返納）しなければならない。

(3) 入院誓約書
- 必要事項を必ず記載してもらう。
- 入院誓約書の「本人または保護者」を「債務者」と表記することで、法的な支払い義務をより明確にする。また「保証人」を「連帯保証人」と表記することで、法的に「債務者」と同等の弁済（支払い責任）を明確にする。[b]

(4) 医療費の概算請求
- 医療費が高額になると予想される場合、概算を提示し患者および家族等とMSW含めて面談を行う。
- ＊ DPC（クリニカルパス）の場合、概算を記載すると便利である。

(5) 医療費の公的制度の活用
- 限度額適用認定証・委任払い・高額貸付制度の利用。
- 医療費が高額になると予想される患者には、公的制度を活用し、一部負担額を軽減する。

(6) 自費入院の入院保証金
- 交通事故、労災等の自費入院は入院保証金は預かり金規定により入院時に預かる。

(7) 退院時の支払誓約書
- 未納患者に対する未収金については、診療当日および退院時に支払誓約書または分割支払誓約書を記載してもらう。

(8) 支払方法の選択肢
- 銀行振込　・クレジットカード　・デビットカード　・分割払い

＊無理のない返済を心がける[c]

2　ステップ2（見つける・連携）

入院・外来を問わず、期日に支払いがなされない場合は、積極的に面談を行い、支払誓約書または分割支払誓約書等を作成して、患者・家族の連絡先等の情報を確実に把握する（**資料2、3**）。

(1) 未収金の管理責任者
- 未収金の管理は、未収金対策担当者（未収金管理対策委員会）とする（図表2）。

(2) 外来時の未収確認（イエローカード）
- 診療費の未収があり、通院がある患者に対しては、来院時に支払交渉を行う。

(3) 入院時の未収確認
- 入院確定後に未収金が判明した場合、面談し支払いを促すとともに、主治医へ報告する。

---

[b] 注）民法446条等…「保証人」には抗弁権（債務者に請求するよう主張する等の権利）があるが、「連帯保証人」には抗弁権がなく、債務者と同一の義務を負う。

[c] 医師法第19条（応招義務の解釈）と未収金：厚生労働省は、未払いについて、診療を拒む「正当な事由」に該当するかについては、社会通念に基づき、個々のケースに即して、診療の必要性を基本に判断すべきであり、これを理由に診療を拒むことはできないとの見解。

★医療機関としては、医師法第19条の改正等に関し、医師会等関係機関に働きかける必要がある

(4) 支払誓約書または分割支払誓約書
　・支払いが困難であると申し出があった場合は、患者または家族と面談のうえ、「支払誓約書」（以下、誓約書）または「分割支払誓約書」（以下、誓約書）を記入してもらう。
　・誓約書の記入にあたっては、患者名、ID、支払金額、支払日、支払方法を病院で記入し、お支払いをされる方（債務者）、連帯保証人の欄を債務者に記入してもらう。記入後1部コピーし、原本は「未収金交渉記録台帳」（以下、台帳）と一緒に編綴し、コピーは債務者に渡す。債務者が連帯保証人欄の記入を行った場合は、可能な限り連帯保証人に連絡し確認をとる。

(5) 医療相談室との連携
　・低収入、預かり金なし等で経済的に支払が困難であると患者から相談があった場合は、医療相談室と連携し、生活保護等の申請措置を講じる。

(6) 各担当者は未収金管理責任者と協議し、未収金回収活動「ステップ3：回収・管理する」を行っていく。

3　ステップ3（回収・管理する）

(1) 未収金回収の工程
◇　退院（外来）時の確認事項　⇒　退院時面談は必ず行う
　・保険証等の再確認　・支払誓約書の提出　・連絡先の確認（複数）　・支払期日の確認
　・連帯保証人の確認　・分割支払の確認
◇　退院（外来）後

【システムを活用した未収回収活動の周期（回収手順）】

①	未収患者データ取込の翌日	管理責任者による督促活動の判断を行う。
②	未収金管理開始から翌日（管理フェーズ1）	対象者へ電話による確認・督促。
③	②から1週間後	対象者へ「診療費ご請求について」（**資料4**）の発行。
④	③から2週間後	入金の確認。
⑤	④において入金がなかった未収患者	管理責任者による督促活動の判断を行う。
⑥	判断から翌日（管理フェーズ2）	対象者へ「診療費ご請求について」の再発行
⑦	⑥から2週間後	入金の確認。
⑧	⑦において入金がなかった未収患者	管理責任者による督促活動の判断を行う。
⑨	判断から翌日（管理フェーズ3）	督促状「診療費の督促状」（**資料5、6**）の発行。
⑩	⑨から2週間後	入金の確認。
⑪	⑩において入金がなかった未収患者	管理責任者による督促活動の判断を行う。
⑫	判断から翌日（最終フェーズ）	督促状「法的手続きについてのお知らせ」（**資料7**）の発行。 ※内容証明形式

⑬	⑫において入金がなかった未収患者	管理責任者による督促活動の判断を行う。 少額訴訟・民事訴訟・民事調停の利用。 支払い督促の申立て。 善管注意制度による保険者との交渉。 顧問弁護士と相談し民事訴訟。 債権回収業者への依頼。

(注1)　期間等は任意で設定する

(注2)　連帯保証人に対する督促活動は、患者本人（債務者）への活動に応じて、管理者が判断を行い、督促活動を行う。

(注3)　原則6カ月以内での最終判断が望ましい

(2) 「診療費ご請求について」の作成および発行

・未収金管理回収システム「勝・回収」にて自動発行

・対象者へ電話連絡し1週間経過しても入金がない場合に発行（管理フェーズ1）

・管理フェーズ1において、入金がされなかった対象者へ発行（管理フェーズ2）

※対象者への宛名は既定のシールへ自動発行

(3) 「診療費の督促状」の作成および発行

・未収金管理回収システム「勝・回収」にて自動発行

・管理フェーズ2において、入金がされなかった対象者へ発行（管理フェーズ3）

※対象者への宛名は既定のシールへ自動発行

(4) 「法的手続きについてのお知らせ」の作成および発行

・未収金管理回収システム「勝・回収」にて自動発行

・管理フェーズ3において、入金がされなかった対象者へ発行（最終フェーズ）

※対象者への宛名は既定のシールへ自動発行

※内容証明形式で

(注4)　死亡退院した場合も同様　※送付先に注意（故人宛に送付しない）

(5) 督促活動

・督促活動は、すべて履歴を未収金管理回収システム〔入力業務F1〕内「督促活動入力」画面で記載・登録を行う。「相手・入金方法（窓口・銀行振込み）・未収事由等のコメント」等。

・合意できた返済計画等は、必ず〔マスタF6〕内「患者マスタ」本人情報へ記載・登録を行い管理すること。また、書面を交わすこと。

・管理者が最終判断し工程終了後は、債権回収業者へ依頼する。〔管理業務F4〕内（債権回収一覧表）。ただし、現在入院・通院中の者は除く。

①⑤⑧⑪管理責任者による督促活動の判断
・管理責任者は、対象者に対する督促活動の判断を行い、担当者へ活動を依頼する。

②対象者への電話による督促
・診療後、持ち合わせがなく未納になる場合で医療請求書のみ渡した場合、翌日（支払い約束日）に入金がなければ督促の電話をする。

③⑥⑨診療費の請求書・督促状の発行
・電話による督促を行っても入金が確認されない場合は請求書を発行する。
・請求書を発行したにもかかわらず、入金が確認されない場合は、管理者の判断決定後、請求書よりもやや厳しい文書を発行し、法的措置を行使する意思を伝える。

④⑦⑩入金の確認
・請求書・督促状発行後は、対象者から入金がないか必ず確認を行う。入金が確認できなかった場合は、管理責任者の判断決定後、次の督促活動を実行する。

⑫督促状「法的手続きについてのお知らせ」の発行※内容証明形式
・対象者が支払いに応じない場合、法的手段も辞さない構えを文書にて伝える。
　この場合、患者が「請求を受けていない」「そういう連絡を受けていない」などと言い逃れができないように内容証明式郵便（※別添資料：自動作成）による督促文を送付する。

⑬工程終了後の判断
・担当者による督促活動がすべて終了しても支払わない対象者へは、管理責任者および経営者が以後の措置について確定する。法的措置や保険者への請求、または債権業者へお願いする等。

(6) 未収金管理マニュアル

入院未収金

① 支払誓約書または分割支払誓約書の記入

退院日に入院診療費の支払いが困難であると申し出があった場合は、患者または家族と面談の上、「支払誓約書」（以下、誓約書）または「分割支払誓約書」（以下、誓約書）を記入してもらう。

誓約書の記入にあたっては、患者名、ID、支払金額、支払日、支払方法を病院で記入し、支払をされる方（債務者）、連帯保証人の欄に債務者に記入してもらう。

記入後1部コピーし、原本は「未収金交渉記録台帳」（以下、台帳）と一緒に編綴し、コピーは債務者に渡す。

債務者が連帯保証人欄の記入を行った場合、可能な限り連帯保証人に連絡し確認をとる。

② 未収金交渉台帳の記入

支払い交渉や書類の送付を行った場合、交渉日、担当者名を記入し、交渉内容を詳細に記入する（後日、法的手続きを用いる場合の証拠になる）。

休日等に「入院診療費のお支払について」を記入して退院した患者の場合は、台帳にその旨と支払い予定日を記入する。

③　入金の確認

　台帳をもとに、少なくとも週1回は入金確認を行う。

　また、分割支払いの患者は、支払期日を各月末としている場合が多いので、月初に入金状況の確認を行う。

④　**督促の手順**

　ア　支払期日が到来しても入金がない場合、電話にて入金がない旨の連絡をし、入金予定の確認を行う。

　イ　上記予定日を過ぎても入金がない場合は、「診療費ご請求について」を送付する。
　　　（支払期日は書類送付の2週間後の日付とする）

　ウ　上記予定日を過ぎても入金がない場合は、「診療費ご督促状」を送付する。
　　　（支払期日は書類送付の2週間後の日付とする）

　エ　上記予定日を過ぎても入金がない場合は、「診療費ご督促状」を連帯保証人へ送付する。
　　　（支払期日は書類送付の2週間後の日付とする）

　オ　上記予定日を過ぎても入金がない場合は、「診療費ご催告状」を送付し法的手続きについてもお知らせする。
　　　（支払期日は書類送付の2週間後の日付とする）

4　システム運用編

(1) 一般担当者によるシステム運用（外来未収金担当）

① 未払い患者に対する確認の電話

受診当日に支払いがされなかった外来患者に対し、当日または翌日（前日預かり分）電話にて連絡し、未収金の通知および支払い依頼をする。

② 入金の確認

①未払いの患者の入金確認を医事システムにて確認する。確認期間は、未払い日翌日から7日間。入金があった場合は、医事システムへ登録すると同時に、○○または○○へ報告する。

③ 督促活動の開始　システム使用時間　13：30～16：30

②にて入金が確認されなかった患者に対し、督促活動を開始する。システムを起動し、データ保存を行う。

保存名「名前　日付―時刻」　例）「○○0513-1530」※○○が5/13の15：30開始

④ 本日の活動確認

本日行う「外来患者に対する督促活動」をシステムにて確認し、活動を開始する。活動の確認は、〔督促業務F3〕画面内、「督促活動予定表」または、「主担当者別督促活動指示書」にて行う。

督促活動予定の範囲を設定する。

当日のみであれば同日を入力、期間のみでなく、患者範囲、債権範囲、活動概要でも範囲を確認することができる。

範囲を決定し、画面を確認する。〔F6〕

督促活動予定表内に、本日行う督促活動が表示されるので、各表示内容に従い、督促活動を行う。

【督促活動の種類】

電話督促…電話で支払い依頼を行う

督促状…督促状を発行し、発送する

入金予定…入金を確認し、管理者へ報告する

⑤ 督促活動を登録する

④で行った督促活動をシステムへ記録し登録を行う。

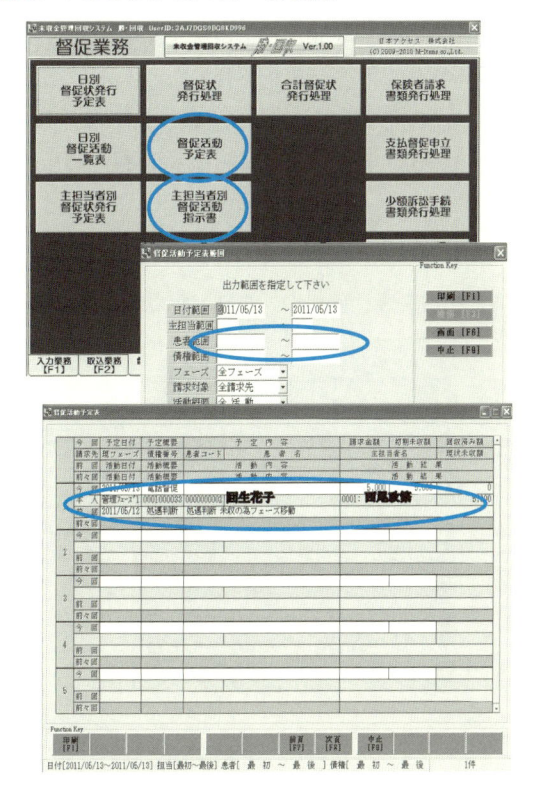

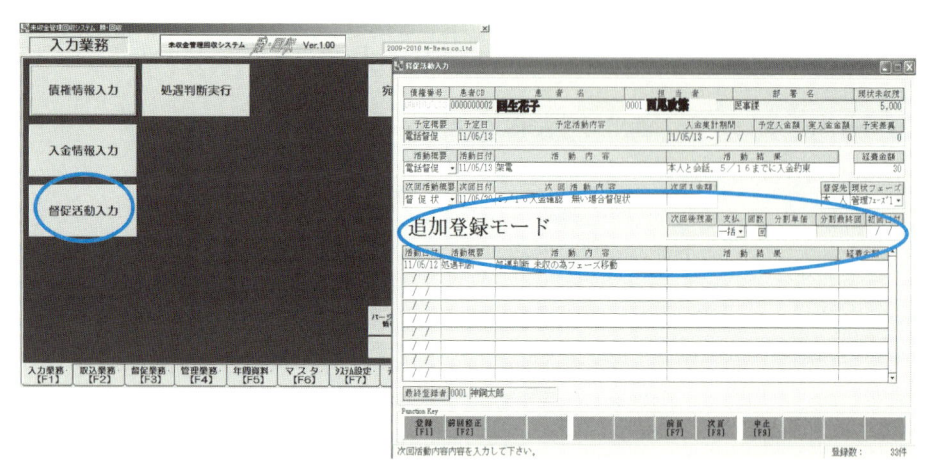

〔入力業務Ｆ１〕画面内

「督促活動入力」をクリックし、督促活動を行った患者債権を呼び出す。※検索Ｆ３キーを入力し、患者IDで呼び出しを行う。

呼び出した債権内の活動概要を確認し、督促した内容を記載する。

例）5/13に電話督促を行った。本人と会話し、近日中に支払いの約束をした。

電話督促　11/5/13　活動内容⇒架電　活動結果⇒本人会話。近日中支払約束。

記載後、登録Ｆ１キーを必ず押すこと。※登録キーを押さないと登録がされない。

⑥　督促状発行

督促活動が督促状発行の場合、次の手順にて発行処理を行う。督促状の発行については、〔督促業務Ｆ３〕画面内「日別督促状発行予定表」でも確認することができる。

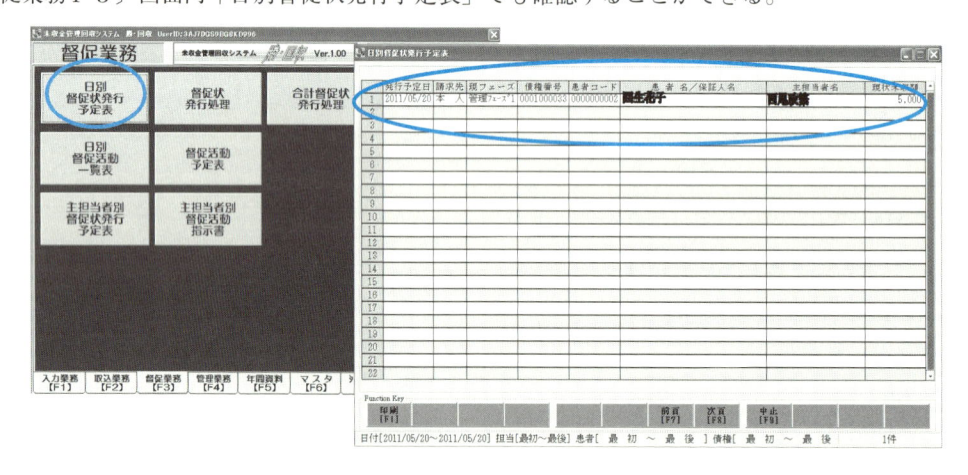

本日発行する患者債権が記載される。

督促状の発行を行う。まず、複数の債権を持っている患者から督促状の発行をする。

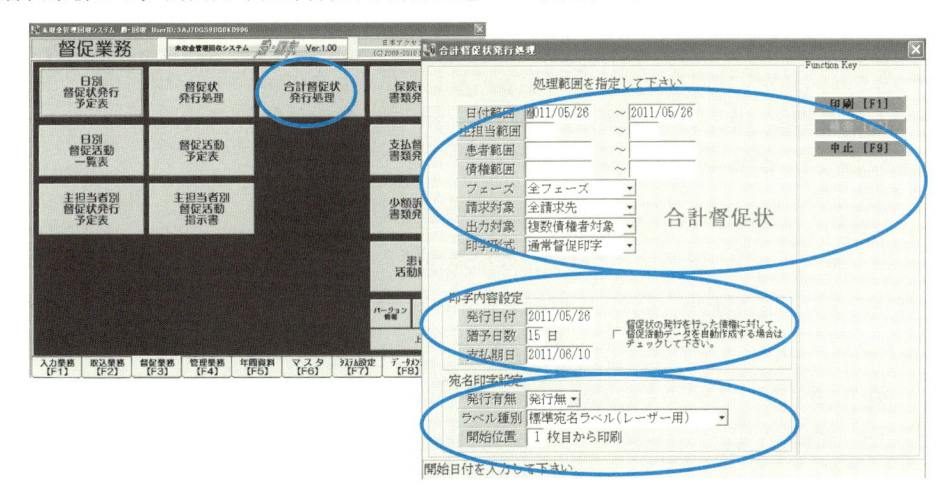

〔督促業務Ｆ３〕画面内「合計督促状発行処理」にて設定する。

督促状発行を行う期間を設定する。

当日のみであれば、同日を入力する。

※期間のみでなく、患者範囲、債権範囲等でも、選択が可能。

出力対象で、複数債権者対象を選択する。この時、全件対象にすると、選択した期間すべて督促状が発行される。

印字内容設定は、督促状の発行日付、猶予期間は、日付範囲最終日を基準に自動的に変更される。チェックボックスにチェックを行うことで、督促活動入力画面の記載を自動的に行う。チェックを行わなかった場合は、必ず「督促活動入力」画面にて入力する。

対象患者の宛名シールも同時に発行することができる。

※〔入力業務Ｆ３〕画面内「宛名シール作成」でも印刷することが可能。

複数以外の債権は、「合計督促状発行処理」にて、複数債権を発行後に全権発行を行うか、「督促状発行処理」にて、同様の手順で発行を行う。

⑦　データ保存

本日督促活動のシステム作業終了後に、必ずデータの保存を行う。

保存名「名前　日付―時刻」

例）「○○0528―1330」

※○○さんが5/28の13：30終了

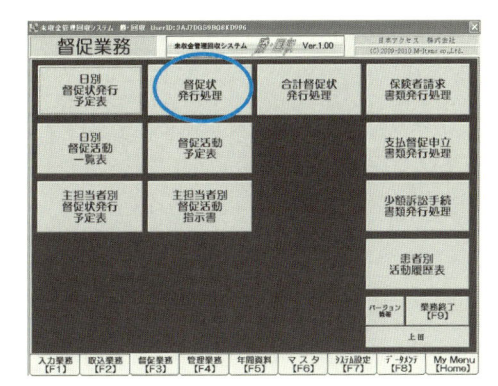

(2) 管理者によるシステム運用（入院未収金担当）
① 未払い患者に対する対応

　退院当日に支払いがされなかった入院患者に対し、患者または家族と面談のうえ、「支払誓約書」（以下、誓約書）または「分割支払誓約書」（以下、誓約書）を記入してもらう。誓約書の記入にあたっては、患者名、ID、支払金額、支払日、支払方法を病院で記入し、お支払いをされる方（債務者）、連帯保証人の欄を債務者に記入してもらう。

　記入後１部コピーし、原本は「未収金交渉記録台帳」（以下、台帳）と一緒に編綴し、コピーは債務者に渡す。債務者が連帯保証人欄の記入を行った場合は、可能な限り連帯保証人にも連絡し確認をとる。

② 入金の確認

　①未払いの患者の入金確認を医事システムにて確認する。確認期間は、未払い日翌日から７日間。入金があった場合は、医事システムへ登録すると同時に、督促活動開始の判断を"判断保留"としておくこと。※⑤参照

③ 督促活動の開始　システム使用時間　10：00～12：00または13：30～16：30

　②にて入金が確認されなかった患者に対し、督促活動を開始する。

　システムを起動し、データ保存を行う。

　保存名「名前　日付―時刻」　例）「○○0718―1030」※○○7/18の10：30開始

④ データの取り込み

　〔取込業務Ｆ２〕画面より、データ取り込みを行う。

【取込の順番】
　1．患者マスタ情報
　2．債権情報
　3．入金情報
　4．書損情報

　取り込みを間違えると、正しく反映されません。

　手順を間違えないように必ず注意すること。

　※〔My Menu〕へ順番どおり登録しておくと便利です。

　フォルダ：
　ドライブ：z
　ファイル名：患者.csv　債権.csv　入金.csv　書損.csv
　ドライブ：*csv

　データ取込み時に、債権エラーリストが出力されるので、必ず印刷を行う。

　入力および書損エラーリストは、画面にて確認する。

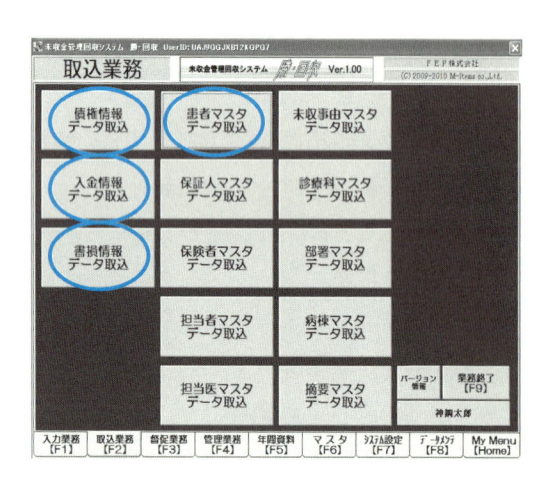

⑤ 督促活動実行の判断

取り込まれた債権に対して、督促活動実行の判断を行う。患者によって督促活動内容が異なるので、各担当者へ確認を行ってから判断する。また、取り込み日から7日間後までの間に入金があるかどうかの確認を必ず行う。入金がある場合は、活動は行わないので、"判断保留"とすること。

【処遇判断実行の手順】

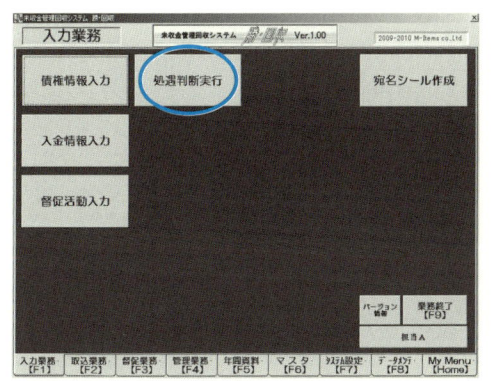

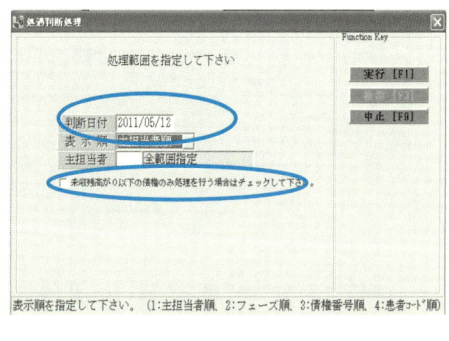

1．すでに入金予定どおり"入金が確認"されている患者債権の判断実施を行う。

処遇判断処理にて、判断日付「取込み日（作業日より7日前の日付）」を入力し、"チェックボックス未収残高が0以下の債権のみ処理を行う場合はチェックしてください。"にチェックする。

すでに入金された債権情報がリストアップされるので、確認しながら"判断実施"し、登録〔F1〕する。

2．入金されていない債権に対し、督促活動開始の判断を行う。処遇判断処理にて、判断日付「取込み日（作業日より7日前の日付）」を入力する。

判断を行う時は、必ず入金の確認を行う。※⑤参照

処遇判断は、"判断保留"または"判断実施"をプルダウンにて選択する。

次回活動は、判断後に行う活動内容。電話督促、督促状、訪問督促、その他をプルダウンにて選択する。

※次回日付は、判断から次の日と設定されているが、任意で変更が可能。
※移動判断は、督促活動のレベル管理で、活動レベルを維持することも可能。

⑥ 本日の活動確認

本日に行う督促活動を確認し、督促活動を開始する。

手順は、一般担当者によるシステム運用（外来未収金担当）④からの手順と同様。

⑦ 一覧表（帳票）の活用

管理者は、外来未収金も含めて〔管理業務F4〕画面内一覧表を活用し、問題の早期発見や、進展しにくい事案への対応等、回収に向けての具体的な方法を検討する。

※「日別督促活動一覧表」は、"いつ・誰が・何を督促活動したか"一目で確認できる。

常に新しくなる督促活動情報や、未収金残高情報、入金実績情報を踏まえて、未収の傾向を独自に把握しながら未収金を管理することで、未収を回収に導きやすい流れをつくる。

⑧ データ保存

本日督促活動のシステム作業終了後に、必ずデータの保存を行う。

保存名「名前　日付―時刻」　例）「○○0718―1630」※○○が7/18の16：30終了

5 法律編（制度の特徴）

(1) 少額訴訟制度（民事訴訟法第368条）の利用・・・＊［少額訴訟手続き書式見本］（資料8～12）

　　★　未収金対策委員会の判断に基づき決定する。
　　◎　少額訴訟の手続き：民事訴訟の内、少額の金銭の支払いをめぐるトラブルを速やかに解決するための手続きである。　＊裁判所に定型訴状・定型答弁書用紙等あり

（特徴）
・60万円以下の金銭の支払いをめぐるトラブルに限り利用できる。
・原則として、1回の期日で双方の言い分を聞いたり証拠を調べたりして、直ちに判決を言い渡す。
　※ただし、相手が希望する場合は、通常の訴訟手続きに移ることもある。
・証拠書類や証人は、審理の日にその場ですぐに調べることができるものに限られる。
・裁判所は、訴えを起こした人の請求を認める場合でも、分割払い、支払い猶予、遅延金免除の判決を言い渡すことがある。
・少額訴訟判決に対して不服がある場合には、判決をした簡易裁判所に不服（異議）を申立てることができる。ただし、地裁での再度の審理を求めること（控訴）はできない。

(2) 民事訴訟（簡易裁判所）　＊裁判所に定型訴状・定型答弁書用紙等あり

　　★　未収金対策委員会の判断に基づき、役員会で決定する。
　　◎民事訴訟の手続き：当事者間に紛争がある場合に、裁判官が双方の言い分を聞いたり、証拠を調べたりして、判決によって紛争の解決を図る手続きである。
　＊途中、話し合いで解決することもできる。

（特徴）
・金額が140万円以下の金銭の支払いをめぐるトラブルに限り利用できる。
・訴えは、原則として相手方の住所地の裁判を受け持つ簡易裁判所に起す。ただし例外もある。
・訴えを起した場合、呼出状に記載された期日に裁判所に来ない場合は、訴えを起した病院の申立てのとおりの判決がでることがある。
＊判決や和解に従わない場合は、強制執行の手続きを取り内容を実現することができる。

(3) 民事調停（簡易裁判所）　＊裁判所に定型訴状・定型答弁書用紙等あり

　　★　未収金対策委員会の判断に基づき、役員会で決定する。
　　◎民事調停の手続き：申し立てをするのに特別の法律知識は必要なく、申し立て用紙で簡単にで

きる。終了まで記載も簡単で1人でもできる。

(特徴)
- 手数料は、訴訟に比べ安い。例えば、10万円の未収金の返済を求める調停を申し立てるための手数料は、500円。
- 円満な解決ができる：双方が納得するまで話し合うことが基本なので、実情にあった円満な解決ができる。
- 秘密が守られる：調停は非公開の席で行う。
- スピード解決：調停では、ポイントをしぼった話し合いをするので、解決までの時間は比較的短くてすむ。通常、調停が成立するまでに平均2～3回の調停期日が開かれ、全体の90％以上が3カ月以内に解決される。

⑷ 支払督促の申立て・・・・＊［支払い督促申し立て手続き書式見本］(資料13～16)
★ 未収金対策委員会の判断に基づき役員会で決定する。 ＊裁判所に定型訴状・定型答弁書用紙等あり

支払督促とは、金銭面の支払請求において、病院（以下、債権者）の申立てに対し、その請求が認められる場合に、裁判所が支払督促を発する手続きである。書類審査のみで、訴訟のように裁判所に出向く必要もなく、手数料は訴訟の場合の半額である。患者（以下、債務者）が2週間以内に異議の申立てをしなければ、裁判所は、仮執行宣言を付した支払督促状を債務者に送付します。

⑸ 健康保険法と国民健康保険法における一部負担金の保険者徴収（善管注意制度）
【支払い義務】
- 健康保険法第74条第2項 [d]
- 国民健康保険法第42条 [e]

---

[d] 保険医療機関または保険薬局は、前項の一部負担金（第七十五条の二第一項第一号の措置が取られたときは、当該減額された一部負担金）の支払を受けるべきものとし、保険医療機関または保険薬局が善良な管理者と同一の注意をもってその支払を受けることに努めたにもかかわらず、なお療養の給付を受けた者が当該一部負担金の全部または一部を支払わないときは、保険者は、当該保険医療機関または保険薬局の請求に基づき、この法律の規定による徴収金の例によりこれを処分することができる。

[e] 第36条第3項の規定により保険医療機関等について療養の給付を受ける者は、その給付を受ける際、次の各号の区分に従い、当該給付につき第45条第2項または第3項の規定により算定した額に当該各号に掲げる割合を乗じて得た額を、一部負担金として、当該保険医療機関等に支払わなければならない。

[f] 保険医療機関は、被保険者または被保険者であった者については法第43条ノ8の規定による一部負担金、法第43条ノ17に規定する標準負担額（以下単に「標準負担額」という）および法第44条の規定による療養についての費用の額の「100分の10に相当する金額の支払を、被扶養者については法第59条ノ2の規定による療養（食事の提供たる療養（法第43条第1項第5号に掲げる療養と併せて行うものに限る。以下「食事療養」という）を除く）についての費用の額の100分の30（同条第2項第2号、第4号および第6号に掲げる場合にあっては、100分の20）に相当する金額（食事療養を行った場合にあっては、当該額および標準負担額の合算額）の支払を受けるものとする。以下、省略

・療養担当規則第5条
★ 保険者請求は、患者および連帯保証人に支払い能力がない場合の請求方法である。
★ 善管注意制度による徴収（未払い一部負担金の保険者による徴収）国民健康保険法第42条
　保険医療機関が善良な管理者と同一の注意をもって一部負担金の支払いを求めたことの確認。この処分を請求する医療機関は次の事項を記載した請求書を提出し、それには、上記の事実を示す書類を添付すること。
　1．保険医療機関の名称、所在地、開設者の氏名
　2．被保険者の氏名、住所、被保険者の記号・番号
　3．一部負担金に係る療養の給付が行われた年月日、入院がある場合はその期間ならびに一部負担金の額およびその内訳
　※　ただし、適用されるのは被保険者本人の一部負担金である。※自費分は含まず
◎国保における保険者徴収の実態（平成19年の調査）
　平成18年度実績で保険者徴収に関し条例等（医師会との覚書）を設けている市町村は120
　★ 福岡県がいちばん保険者徴収を実施している。　※背景に医師会との協定等
◎ただし、保険診療契約にかかる解釈として下記の解釈もある
　病院は一部負担金の支払いを受けること当然であり、被保険者の責務は病院の債権に対応するものであることなどから債権債務関係は法制上明確であり、保険者が未払い一部負担金を立替払いする必要はない。※保険者への請求は非常に困難ではあるが積極的に行う

(6) 訴訟（顧問弁護士と相談）
　☆　少額訴訟、民事訴訟、民事調停、督促申立てができない等も含め、特に「悪質滞納者」については積極的に行う。
　★未収金対策委員会での判断に基づき、経営者へ報告し決裁を得る。

(7) 債権回収会社への依頼
　★未収金対策委員会での判断に基づき、経営者へ報告し決裁を得る。

（注1）少額訴訟、民事訴訟、民事調停、支払い督促申立てを実施するにあたっては面談・訪問等により十分なヒアリングを行い、支払い能力があることを見極めて行うことが重要である。
●支払う能力があるが、支払う意志がない患者等「悪質滞納者」へは積極的に法的手段を実行する。
●支払い能力がない場合、少額訴訟、民事訴訟、民事調停、支払い督促申立てを実施する意味がない（時間と経費の無駄等＝ないところからは取れない）。この場合は、善管注意による保険者請求を行う。また現在、治療中の患者の場合は、必ず面談を行い、それ以外の患者の場合、未収金対策委員会に報告し損金処理を行うとともに悪質滞納者リストに登録し未収金の再発防止に努める。
（注2）必ずしも順番どおりでなくケースバイケースで回収方法を選択する。

(8) 未収金に関する民法等

☆ 遵法精神に基づくとともに、法律の改正にも注意すること

(注) 民法等については著者の解釈であり、各自精査のうえ、解釈の誤り等があればご指摘願います。

取得時効と消滅時効　民法第162条～174条の2

◇ 民法の時効には、一定の期間の経過で権利を得ることができる取得時効と権利を失う消滅時効とがある。

① 取得時効の要旨：一定期間取得の意思をもって権利の行使をした者は、その権利を取得する。

	取得時効の期間　（民法第162条～163条）
10年	① 他人の物の所有権：所有開始のとき善意無過失で・・・略 ② 所有権以外の財産権：所有開始のとき善意無過失で自己のためにする意思を持って平穏かつ公然と行使
20年	他人の物の所有権：所有の意思を持って平然かつ公然と占有 所有権以外の財産権：自己のためにする意思を持って平静かつ公然と行使

② 消滅時効の要旨：権利者が法律で定める一定の期間権利を行使しないと、その権利は消滅する。

	消滅時効の期間　（民法第166条～174条の2）
1年	給与　飲食　宿泊料・・・略
2年	弁護士・・関する債権・商品の代価・・・略
3年	医師・助産師・薬剤師・調剤に関する債権・・・・略
5年以降	・・・略

③ 診療報酬請求権の時効

　ア　医療機関は3年・・・民法第170条1号〔3年の短期時効債権〕

　　※　医師、助産師、または薬剤師の診療、助産または調剤に関する債権は3年

　　※　一般の債権の消滅時効は10年・・・・民法167条

　イ　国公立病院は、地方自治法第225条　第236条　地方税法第1項の規定により5年とする解釈されていたが、2005年11月21日、市町村病院の診療報酬請求権の時効を争う訴訟で、最高裁において「3年とすべき」との判決がでる。

④ 診療報酬請求権の起算日

消滅時効の起算点は民法で「権利を行使しうるときから」（民法第166条）とされている。診療報酬は、診療月の翌月の1日、患者への一部負担金の請求は診療日の翌日、あるいは請求書を発行する場合は発行日の翌日。

ただし、保険者等の再審査請求によって減点されたレセプトに対する医療機関の再審査請求に関する時効は10年（民法第703条）であり、その起算日は、減額された診療月分にかかる診療報酬の支払いが行われた日の翌日とされる。

⑤　時効の中断事由　民法第147条：時効は、次に掲げる事由により中断する。
　ア　請求　民法第153条：催告は、相手方が応じない場合は6カ月以内に裁判上の請求が必要。
　イ　差押え、仮差押えまたは仮処分の請求　民法第154条：差押え、仮差押えまたは仮処分の請求（154条）取消しや申立ての取下げがあると、中断の効力は生じなかったことになる。
　ウ　承認　民法第156条：時効により利益を受ける者が、権利が相手にあることを認めること。
　　⇒　時効中断がなされると始から新たな時効が進行する。

Q：内容証明で何回でも時効中断できるのか
A：民法は、催告に対し、6カ月以内に裁判手続きを取ることを条件に時効を中断する効果を認めており（民法第147条）、内容証明郵便の発送はこの催告にあたる。もっとも、この猶予は1回に限られるとされており、何回も内容証明郵便を発送して時効完成を先延ばしにすることはできない。
　※ただし、法的手続きを取って、判決、和解、調停、支払督促などが確定した場合には、時効は3年でなく10年になる。

⑥　減点等の返金義務
　医療行為の独自性〔裁量権〕と療養の給付になる診療行為との法的関係
　昭和61年10月17日　最高裁判例　1219号58項
　国民健康保険　40条　36条　43条1項
　健康保険法　43条の9第52項の基金法1条

　上記により保険者は支払いを拒否できる。
　茨城県の医療法人が投薬に関する診療報酬が請求どおりに支払われなかったことを不当として社会保険診療報酬支払基金に減点相当額の支払いを求めた裁判で平成16年6月30日に水戸地裁が原告の請求を棄却する判決を下した。
　判決では、保険医療機関が行った薬剤の使用についての診療報酬権の発生要件として、薬価基準に収載された医薬品が、その能書の「効能・効果」に従って施用ないし処方されたことが、診療報酬請求書および診療報酬明細書に記載されている必要がある。　→　との判断を下した。
　また、傷病名は、能書の効能・効果として記載されている傷病名と合致していることが原則として求められると結論づけた。
（例）高血圧症　胃潰瘍（病名はカルテに記載あり）治療、診療報酬明細書上で高血圧の病名が漏れていた場合、高血圧分の査定に対しては返金する必要がある。

⑦ 減額査定通知制度

負担金が10,000円以上の査定（減額）および再審査があった場合、昭和60年4月30日健康保険組合理事長宛厚生省保険局保険課長通知により、保険者より被保険者へ通知される。

よって、患者が過払いとなっている一部負担金の返還を医療機関に請求できる。「減額査定により患者に（医療機関の不当利得の）返還請求権が生ずることになる」ゆえに、患者から請求があった場合、医療機関より患者へ負担金の返還が必要。ただし、医療機関が減額等に異論があり再審査や訴訟を提起したときは、その結果が出るまでの診療報酬の額は確定しないため、直ちに返還することはない。「査定または（裁判の結果に基づく民法の債権債務関係で裁判に委ねる。民法第703条＝不当利得）」※ただし、医師が必要と判断して行った診断行為に対し、保険請求上妥当かどうかの観点から審査の結果減額されるので、一般的な不当利得とは性格が異なる（薬剤減額も薬剤は返還されない等）。また、支払いの済んだ負担金の是非まで拘束するものではないとの意見もある。(医療機関の請求権は診療のつど発生するもので、その請求権は審査機関の査定減点に左右されるものでないという解釈もあり、患者が窓口で支払う負担金についても、医療機関側が明らかに非を認めるもの以外、返金する義務はない：○○起訴1975年)

不当利得の要旨：正当な理由がないのに一方が得をし、片方が損をする場合のことで、これは不公平であることから、返す義務（不当利得返還義務）があると定めている。つまり、返還請求権＝債権が発生する。

病院の例）審査機関による減点等（通・保険者よりの通知）での支払い発生

不法行為の要旨：故意または過失により、他人の権利または利益を侵害して損害を与える違法な行為で、加害者は損害賠償の責任を負うことになる。債権関係で言えば、被害者の加害者に対する損害賠償請求権という債権が発生する。

● 未収金との関係例では、治療に納得せず支払い拒否に対する請求と患者側の認識による不当行為への裁判等

⑧ 民法における債権の要旨

民法は個人と個人との関係を権利・義務の関係として考えます。その際、現れてくる権利の中で「物権」と並んで重要なものが「債権」です。債権とは、「他人の（債務者）に一定の行為を請求する権利」です。　請求する人＝債権者　請求される人＝債務者

⑨ 法定利率：民法第404条

利息を生ずべき債権について別段の意志表示がないときは、その利率は、年五分とする。

・・・・・民事法定利率年5％

⑩ 債権の回収とその手段：民法第414条　関連
【債権回収とは】
　債権は、債務者の給付を目的とする権利なので、債務者が任意の給付をしない場合、債務者は、その債権の回収を図るという問題に直面します。債権回収には、以下のような手段があります。

ア．交渉による回収
　平成10年「サービサー法」が成立し、それまでは弁護士にしか許されていなかった債権回収業を弁護士法の特別法として、一定の債権（特定金銭債権＝貸金債権・クレジット債権などの債権）についてのみ民間業者に依頼することが可能になった。
　ただし、弁護士法第73条「何人も、他人の権利を譲り受けて、訴訟、調停、和解その他の手段によって、その権利の実行をすることを業とすることができない」とあり、債権回収会社が管理回収できる債権には、現在のところ診療報酬債権は特定金銭債権に含まれないので、債権会社に医療費の未収金回収業務を委託することはできない。
＊債権回収会社が受託する業務は、「入金案内」や「催促状発送業務」のみである。
※　「入金案内」や「催促状発送業務」の事務の受託は回収とは言えないから、弁護士法に違反しない。
● 電話・通常文書・訪問等による場合も含む。

イ．内容証明郵便による
　債務者に「内容証明郵便」を発送し、郵送した文書の内容と発信した日付を郵便局（本局）が証明してくれる郵便です。※3部必要（債権者・債務者・郵便局控え）　通常は、配達証明を付け発送され、この配達証明により、文書が確実に相手方に送達されたことも証明できる。また、内容証明郵便は訴訟等の提起の準備として利用されることが多いため、債務者に訴訟提起を意識させることで、債務の履行に努力させる実際上の効果を期待できる。弁護士名義であれば効果はさらに期待できる。
● 内容証明の受取拒絶と対策：よく、「受取拒絶」で戻す人もいるが、これは意味がない。意思表示は、到達したからである。民法は、意思表示の通知は相手方に到達したときに効力があるとしている。到達というのは、意思表示が相手方の勢力範囲にいることである。
　郵便受函されたり、一度交付されて拒絶されるか、またあらかじめ交付を拒絶されても到達となる。

ウ．法的手続きによる回収
　簡易裁判所の手続き
　　A　調停・・・省略
　　B　支払督促：申立人の申立てにより、書類審査だけで発布される命令です。相手方の異議がなければ仮執行宣言を得て強制執行することも可能です。

（民事訴訟法第382〜397条関連）
- 支払督促は、相手方の住所地を管轄する簡易裁判所の書記官に対して申立てを行う必要があり（民事訴訟法第383〜384条関連）、裁判所書記官により支払督促が発付されると支払督促は相手方に送達される。（民事訴訟法第386〜388条関連）
  ※費用の例）50万円の請求で印紙代2,500円＋切手代若干
- 相手方が支払督促に不服がある場合には、２週間以内に異議申立てをすることが可能である。（民事訴訟法第390・391条）
- 相手方が２週間以内に異議申立てをしないと、債権者の申立てによって、支払督促に仮執行宣言が付される。（民事訴訟法第391条１項）仮執行宣言付支払督促にも異議申立ては、送達を受けて２週間以内に可能、異議申立てをしなければ、支払督促は確定判決と同一の効力があるものとされる。（民事訴訟法第396条）
- 相手方より異議申立てがなされると訴訟になる。（民事訴訟法第395条）

　その後、裁判所から裁判の口頭弁論期日の呼出状が送達される。もし、この期日に出頭せず、あるいは相手方の主張を争う書面（答弁書）を提出しておかないと相手方の言い分どおりの判決（欠席裁判）が下される。

　C　少額訴訟法：60万円以下の金銭の支払いを求める訴えを原則として１回の期日で審理を終え直ちに判決を言い渡す手続きです。
　※　同一の簡易裁判所にて同一年に10回までとされる。
　※　手続きが簡単であり費用（60万円の場合＝印紙代6,000円＋切手代約4,000円）も安い。
　D　訴訟による回収手続き

　判決による公権的な判断が下される最も厳格な手続きです。この判決は、債務名義となり強制執行も可能となります。なお、訴訟による場合は、勝訴判決まで相当程度の期間を要するため、一般的な場合は債務者が資産を処分してしまう事態が生じ得る。こうした事態への対策として、一定の保証金を納めて簡易・迅速な命令を得る仮差押等の「保全処分」も用意されている。

※　弁護士に頼まず訴訟する場合の注意点等
　①　訴訟の目的を明確にする
　・　医療費の未収金の請求であれば期日、利息分も明確にする。
　・　債権の発生原因を明確にする。
　・　証拠書類の整理
　②　医療費が140万円以下の簡易裁判所での管轄分に限定する。
※　理想論から言えば、弁護士に頼むことがベストである。ただし、弁護費用も発生する。まずは顧問弁護士に相談することが望ましい。

◇　悪質なケース、高額な未収金のケース等は初めから弁護士案件でもよいと考える。

参考資料：委任契約書（**資料17**）

図表　預かり金規定

★ 預かり金は、規定にとらわれずにケースバイケースで対処する。

＊外来預かり金　＊計算ができる場合は、その金額

	時　間　内	時　間　外	休 日・深 夜
保険確認なし	～10,000円	～20,000円	～30,000円
保険確認あり	～ 1,000円	～ 2,000円	～ 5,000円
交通事故（損保確認なし）	20,000円	～30,000円	～50,000円
労災（会社確認なし）	20,000円	～30,000円	～30,000円

＊入院保証金（預かり金）　交通事故・労災は確認の有無にて

	特別室	個　室	無料室
保険確認なし	300,000円	200,000円	100,000円
保険確認あり	200,000円	100,000円	50,000円

＊時間外の退院の預かり金をする場合は、入院期間にて

	～10日以内	～20日以内	～31日以内
限度額認定・高委等あり	＊左記金額	同　左	同　左
1割負担	50,000円	70,000円	100,000円
2～3割負担	70,000円	150,000円	200,000円

図表2　未収金防止管理組織図

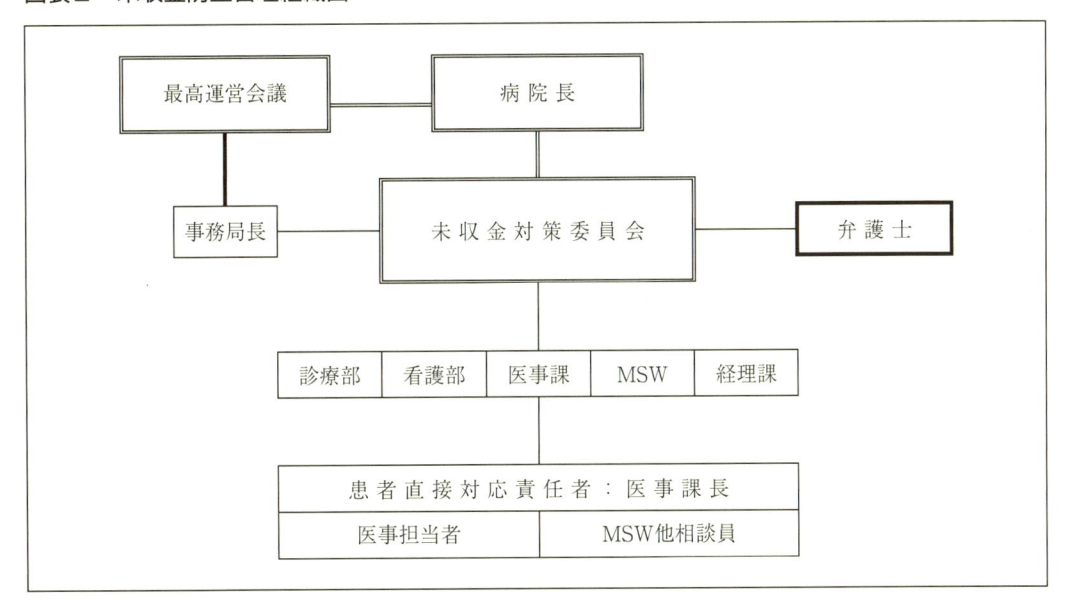

```
┌──────────┐      ┌──────────┐
│ 最高運営会議 │──────│ 病 院 長  │
└──────────┘      └──────────┘
      │                    │
┌──────┐         ┌──────────────┐         ┌──────┐
│事務局長│─────────│ 未収金対策委員会 │─────────│弁護士│
└──────┘         └──────────────┘         └──────┘
                          │
         ┌──────┬──────┬──────┬──────┬──────┐
         │診療部│看護部│医事課│ MSW │経理課│
         └──────┴──────┴──────┴──────┴──────┘

         ┌──────────────────────────────┐
         │ 患者直接対応責任者：医事課長 │
         ├──────────────┬──────────────┤
         │  医事担当者  │ MSW他相談員  │
         └──────────────┴──────────────┘
```

資料1　診療費精算の案内

診療費のご精算について

　　　　　　　　　　　　　様

請求金額；　　　　　　　円　お預かり金；　　　　　　円　未収金額；　　　　　　円

　　　　　（診療科；　　　　　科　　受診日；平成　　年　　月　　日）

・支　払　期　日；平成　　年　　月　　日

　上記ご請求金額は健康保険証未提出のため、自費扱い（自由診療扱い）金額となっております。健康保険扱いに切替えた場合は、患者様ご自身の負担率は上記金額の10～30％程度になります（保険種別によって異なります）。
　つきましては、お手持ちの健康保険証（診療期間に資格のあるもの）をご持参いただくか、FAXまたはコピーを郵送いただきますと再計算のうえ、再度診療費をお知らせさせていただきます。
　ご不明な点等がございましたら、下記担当者までご連絡ください。

・会計窓口取扱い時間　；　平　日　9時00分　～　17時00分
　　　　　　　　　　　　　土曜日　9時00分　～　12時00分
　　　　　　　　　　　　（土曜日午後・日曜日・祝祭日はお取り扱いできません）

・取扱先銀行口座　；　銀　行　名　　〇〇銀行　〇〇支店
　　　　　　　　　　　口座番号　　普通預金　　〇〇〇〇〇
　　　　　　　　　　　口座名義　　株式会社　互恵会　大阪回生病院
　　　　　　　　　　　　　　　　　カブシキカイシャ　ゴケイカイ　オオサカカイセイビョウイン
　　　　　　　　　＊恐れ入りますがお振込人名は、患者様のお名前でお願いいたします。
　　　　　　　　　＊振込み手数料は患者様の負担となりますので、あらかじめご了承ください。

・お　問　合　せ　先　；　医事課；TEL(00)0000-0000　　FAX(00)0000-0000
　　　　　　　　　　　　　担　当；〇〇　または　〇〇

　　　　　　　　　　　　　　　　　　　　　　　　※この書類は自動発行されません。

資料2　未払い診療費確認書

未 払 い 治 療 費 確 認 書

平成　　年　　月　　日

株式会社　互恵会　大阪回生病院　殿

　　本日、私は治療費が未払い状態となりました。
　下記事項を確認し、別紙の「治療費支払い誓約書」を提出いたします。

記

☐　1．未払いの理由：

☐　2．別紙、「治療費支払い誓約書」の支払期限は、必ず厳守します。
☐　3．別紙、「治療費支払い誓約書」には一切虚偽内容を記入いたしません。
☐　4．月1回来院し、担当者へ支払い状況を報告いたします。
☐　5．別紙、「治療費支払い誓約書」に変更が生じた場合は、必ず事前に連絡いたします。
☐　6．連絡先不通の場合は、会社、親族、連帯保証人等に連絡されても構いません。
☐　7．未払い治療費がある期間は、新たな未払い治療費を発生させません。
☐　8．上記内容が守れない場合は、その後の診察を受診できないことがあっても
　　　　一切異議申し立てを行いません。

　　ＩＤ　_____

　患者氏名　_____㊞

　確認者　　_____㊞　（患者との続柄：　　　　　）

　病院職員 氏 名 _____㊞　（所属課：医事課）

資料3　治療費支払い誓約書

治　療　費　支　払　い　誓　約　書

カルテNo.＿＿＿＿＿＿＿＿＿＿

平成　　年　　月　　日

株式会社　互恵会　大阪回生病院　殿

　今般、貴病院において治療を受けた，私＿＿＿＿＿＿＿＿＿＿の未払い治療費の金額は下記（1）の通りであることを認め，その支払いは保証人とともに下記（2）の通りに行うことを誓約します。

　なお，入院治療費については約束の支払い期日までに支払いを行わない場合，入院証書（誓約書）に記載した連帯保証人に直接請求されても異存ありません。

　また，支払い方法（期限）については，貴院から変更の申し出があった場合にはその指示に従います。

債務者氏名：　　　　　　　　　　　　印	連帯保証人氏名：　　　　　　　　　　印
住　　所：	住　　所：
電　　話：	電　　話：
勤務先名称：	勤務先名称：
電　　話：	電　　話：
	患者との続柄：

記

（1）治療費の内訳

平成　年　月　日分	円	（入院・外来）
平成　年　月　日分	円	（入院・外来）
平成　年　月　日分	円	（入院・外来）
平成　年　月　日分	円	（入院・外来）
平成　年　月　日分	円	（入院・外来）
合　　計	円	

（2）支払い方法

　1）全額を　平成　年　月　日　までに支払います。
　2）その他

平成　年　月　日	円
平成　年　月　日	円
平成　年　月　日	円
平成　年　月　日	円
平成　年　月　日	円

【備　考】なお，お支払いは，銀行振込も受け付けています。その際，名義は患者様のご氏名でお願いします。

　　　　　○○銀行　○○支店　普通預金　No. 00000　株式会社　互恵会　大阪回生病院
　　　　　　　　　　　　　　　　　　　　　　　　（カブシキカイシャ　ゴケイカイ　オオサカカイセイビョウイン）

資料4　診療費ご請求について

平成　年　月　日

〇〇　〇〇　様

〒532-0003
大阪市淀川区宮原1丁目6-10
株式会社 互恵会　大阪回生病院

診療費ご請求について

冠省　その後お身体の具合はいかがでしょうか。
　さて、当院では、貴殿に対する下記のご請求金額が延滞されております。種々ご事情もあることかと存じますが、下記の未納合計金額をご確認のうえお支払賜りたくお願いいたします。
　なお、入れ違いでお支払いの際は、ご容赦願います。

【自費扱い（自由診療扱い）金額の方の健康保険扱いへの切替えについて】
　患者様のご負担率は下記金額の10～30％程度になります（保険種別によって異なります）。健康保険証（診療期間に資格のあるもの）持参いただくかFAXまたはコピーを郵送して頂きますと再計算のうえ再度診療費をお知らせさせていただきます。

草々

記

【お支払期限】□健康保険扱い　□自費扱い（自由診療扱い）
2014年〇月〇日までに会計窓口でお支払いただくか、銀行振込にて下記指定口座へお振込ください。※必ず患者さまご名義でお振込ください

診療期間	
請求書番号	
診療費	
預かり金額	
未納合計金額	

【お支払について】
　会計窓口取扱時間：平日／9：00～17：00　土／9：00～12：00　休み／日祝日
　銀行振込の場合：
　　お振込人名は、必ず患者さまのお名前でお願いいたします。
　　振込手数料は患者さまのご負担となりますので、
　　あらかじめご了承ください。

銀行名	〇〇銀行
支店名	〇〇支店
口座番号	普通　〇〇〇〇〇
口座名義	株式会社互恵会大阪回生病院（カブシキガイシャ ゴケイカイ オオサカカイセイビョウイン）

　なお、記載内容にご不明又はご不審な点がある場合、お支払が上記期限より遅れる場合は、ご面倒ですが医事課　〇〇または〇〇までご連絡下さい。
　（TEL：00-0000-0000）

資料5　診療費の督促状

平成　年　月　日

○○　○○　様

〒532-0003
大阪市淀川区宮原1丁目6-10
株式会社　互恵会　大阪回生病院

診療費の督促状

冠省　先般よりご請求しております下記診療費について、いまだお支払をいただいておりません。当院としましても、これ以上未整理に放置するわけには参りません。下記お支払期限までにご入金なき場合は、不本意ではありますが法的手段に及ぶこともございますのでご了承ください。

　尚、入れ違いでお支払いの際にはご容赦願います。

【自費扱い（自由診療扱い）金額の方の健康保険扱いへの切替えについて】

　患者様のご負担率は下記金額の10～30％程度になります。（保険種別によって異なります）健康保険証（診療期間に資格のあるもの）持参いただくかFAXまたはコピーを郵送していただきますと再計算の上、再度診療費をお知らせさせていただきます。

草々

記

【お支払期限】□健康保険扱い　□自費扱い（自由診療扱い）
2014年○月○日までに会計窓口でお支払いただくか、銀行振込にて下記指定口座へお振込ください。※必ず患者様ご名義でお振込ください

診療期間	
請求書番号	
診療費	
預かり金額	
未納合計金額	

【お支払について】

　会計窓口取扱時間：平日／9：00～17：00　土／9：00～12：00　休み／日祝日
　銀行振込の場合：
　　お振込人名は、必ず患者さまのお名前でお願いいたします。
　　振込手数料は患者様のご負担となりますので、
　あらかじめご了承ください。

銀行名	○○銀行
支店名	○○支店
口座番号	普通　○○○○○
口座名義	株式会社互恵会大阪回生病院（カブシキカイシャゴケイカイ　オオサカカイセイビョウイン）

　なお、記載内容にご不明またはご不審な点がある場合、お支払が上記期限より遅れる場合は、ご面倒ですが医事課　○○または○○
　（TEL：00-0000-0000）までご連絡ください。

資料6　診療費請求の督促状

平成　年　月　日

〇〇　〇〇　様

〒532-0003
大阪市淀川区宮原1丁目6-10
株式会社 互恵会　大阪回生病院

診療費請求の督促状

冠省　電話・手紙・内容証明等で患者様に再三ご請求いたしましたが、下記診療費について、いまだお支払をいただいておりません。下記お支払期限までにご入金なき場合は、入院誓約書記載の連帯保証人への請求手続きを取らせていただきます。
　尚、入れ違いでお支払いの際にはご容赦願います。

【自費扱い（自由診療扱い）金額の方の健康保険扱いへの切替えについて】
　患者さまのご負担率は下記金額の10～30％程度になります（保険種別によって異なります）。健康保険証（診療期間に資格のあるもの）持参いただくか FAX またはコピーを郵送していただきますと再計算のうえ、再度診療費をお知らせさせていただきます。

草々

記

【お支払期限】□健康保険扱い　□自費扱い（自由診療扱い）
2014年〇月〇日までに会計窓口でお支払いただくか、銀行振込にて
下記指定口座へお振込下さい。※必ず患者さまご名義でお振込ください

診 療 期 間	
請 求 書 番 号	
診 療 費	
預 か り 金 額	
未納合計金額	

【お支払について】
　　会計窓口取扱時間：平日／9：00～17：00　土／9：00～12：00　休み／日祝日
　　銀行振込の場合：
　　　　お振込人名は、必ず患者さまのお名前でお願いいたします。
　　　　振込手数料は患者さまのご負担となりますので、
　　　あらかじめご了承ください。

銀 行 名	〇〇銀行
支 店 名	〇〇支店
口 座 番 号	普通　〇〇〇〇〇
口 座 名 義	株式会社互恵会大阪回生病院（カブシキカイシャゴケイカイ　オオサカカイセイビョウイン）

　　なお、記載内容にご不明またはご不審な点がある場合、お支払が上記期限より遅れる場合は、ご面倒ですが医事課　〇〇または〇〇
　　（TEL：00-0000-0000）までご連絡ください。
■電話⇒■督促分⇒■内容証明⇒□連帯保証人または少額訴訟（支払い督促または弁護士）

資料7　診療費催告状

【診療費催告状】　　　　　　　　　　　　　　　　　平成〇〇年〇月〇〇日
　　　　　　　　　　　　　　　　　　　　　　　　大阪市淀川区宮原1-6-10
　　　　　　　　　　　　　　　　　　　　　　　　株式会社　互恵会　大阪回生病院
　　　　　　　　　　　　　　　　　　　　　　　　　　医事担当者　　　　㊞
　　　　　　　　　　　　　　　　様　　　　　　　　　院長　〇〇　〇〇㊞

　前　略
　　貴殿にかかる下記診療費お支払い頂きたくご請求いたします。

今日まで再三にわたりご請求申し上げましたが、お支払いがなく困却いたしております。
つきましては本状到達後7日以内に本状ご持参のうえ、当院窓口にて現金でお支払いい
ただくか下記銀行口座にお振込みお願いいたします。万一、期日までにお支払いがない
場合には一括請求の法的手続きを取る予定ですので、くれぐれも期日までにお支払いい
ただきますようお願いいたします。
　　　　　　　　　　　　　　　　　　　　　　　　　　　　　　　　　　　草々

　請求金額　　金（　　　　　　　　円）

【お支払い方法】
1. お支払いに来られる際には、医療費預り証をお持ちください。紛失されている場合は
　 印鑑（認印で可）を必ずお持ちください。
2. ご不明な点は担当者までお電話ください。
3. 窓口でのお支払い時間
　　①平　日はam9：00～pm5：00
　　②土曜日はam9：00～pm1：00

【銀行振込み】

銀　行　名	〇〇銀行
支　店　名	〇〇支店
口　座　番　号	普通　〇〇〇〇〇
口　座　名　義	株式会社互恵会大阪回生病院（カブシキカイシャゴケイカイ オオサカカイセイビョウイン）

■電話　⇒　■督促分　⇒　□内容証明　⇒　■少額訴訟（支払い督促または弁護士）

資料8　少額訴訟関係

少額訴訟関係

少額訴状手順
　　○○簡易裁判所　〒000-0000
　　　　　　　　　○○府○○市○○区○○○○-0-00
　　　　　　　　　TEL　00-0000-0000（代）

少額訴訟　年10回まで（1月から12月）
　　　　　　分割請求は認められない
例）請求額600万円　60万円×10回にわけて請求
　　　　　（費用請求等に係る諸費用は請求できない　＊遅延金含む）
受　　付　月曜日　〜　金曜日
受付時間　午前　9：00　〜　12：00　※受付後、係りへ案内され、今後の日程などを決めるため
　　　　　午後　13：00　〜　17：00　各受付時間終了の1時間前までに受付を行うほうがよい
提出物　訴状　3通（裁判所・被告・原告用）
　　　　※代表者名欄の印鑑は代表者印であれば角印不要。それ以外は角印＋丸印が必要。
　　　　証拠類（コピーで可）　2通（裁判所・被告）
　　　　代表者事項証明書（必要時）
　　　　申立手数料（収入印紙）金額は下記一覧表参照　　　　　　　　　　（円）

訴　額	〜10万	〜20万	〜30万	〜40万	〜50万	〜60万
手数料	1,000	2,000	3,000	4,000	5,000	6,000
訴　額	〜70万	〜80万	〜90万	〜100万	〜120万	〜140万
手数料	7,000	8,000	9,000	10,000	11,000	12,000

※　訴※訴額とは、被告（相手方）に請求する金額。利息と遅延損害金は含まれません。
　郵便切手　被告1名につき4,800円
　　　　　（内訳）500円　200円　100円　80円　50円　20円　10円　×　各5枚

資料9　訴状

年月日	平成　　年　　月　　日
事件名	入院診療費　請求事件

訴　　　状

　　　　大　阪　簡　易　裁　判　所　御中

訴訟物の価格	円	取扱者		添付書類	☐ 治療費請求書　☐ 退院証明書
貼用印紙額	円				☐ 入院申込書　☐ 代表者事項証明書
予納郵便切手	円			申　述	少額訴訟による審理及び裁判を求めます。
貼　用　印　紙	裏面添付のとおり				利用回数は1回です。

当事者の表示	原告	〒 532 - 0003 住　所　大阪府大阪市淀川区宮原1丁目6番10号 送達場所　上記住所同じ 　TEL　00 － 0000 － 0000（担当者　　　）FAX　00 － 0000 － 0000 会社名　株式会社　　互恵会　　大阪回生病院 代表者名　社長（院長）　○　○　○　○　　印
	被告	〒　－ 住　所 氏　名 TEL　　　－　　　－ 勤務先 　住　所 　名　称　　　　　　　　　　　　　　　　TEL　　　－　　　－

請求の趣旨	1　被告は、原告に対し、下記金員を支払え。 　（1）　金　　　　　　　　　円 2　訴訟費用は、被告の負担とする。 との判決及び仮執行宣言を求める。
紛争の争点／請求の原因	1　原告は、医療機関を営むものである 2　被告は、原告の医療機関で入院治療をした。 　（1）　診療機関　平成　　年　　月　　日　～　平成　　年　　月　　日 　（2）　診療費等　金　　　　　　円　（内訳）入院診療費　　　　　円 　　　　　　　　　　　　　　　　　　　　　　食事療養費　　　　　円 　　　　　　　　　　　　　　　　　　　　　　室料差額　　　　　　円 　（3）　最終入金日　平成　　年　　月　　日 　（4）　支　払　日　平成　　年　　月　　日 　（5）　請　求　日　平成　　年　　月　　日 3　現在までの経緯 　　被告は平成　　年　　月　　日まで治療の目的で入院加療した。 　　退院時に　　　　円を請求するが、後日支払うとのことで退院。 　　その間、数回自宅に連絡するが不在が続く平成　　年　　月　　日、 　　自宅に電話、本人は不在であるが、知人と名乗る女性が出る。 　　支払の件で病院に連絡するよう伝える。 　　しかし、同年　　月　　日現在も連絡がない。 　　よって、原告には被告に対して、上　　　　　円の支払を求める。

資料10　委任状兼訴訟代理人許可申請書

貼用印紙　５００円

```
印紙　　５００円
割印しない
```

委任状兼訴訟代理人許可申請書

原　告

被　告

　私は、上記当事者間の御庁平成　　　　年（少コ）第　　　　号請求事件について、下記の者に民事訴訟法第５５条２項を含めた一切の権限を委任します。そこで、下記の者を私の訴訟代理人とすることを許可されますよう申請します。

記

代理人の表示　　　住所

　　　　　　　　　氏名

　　　　　　　　　電話

私（申請人）と代理人との関係

　　　平成　　年　　月　　日

　　　申請人（委任者）　　　　　　　　　　　　　　印

大阪簡易裁判所民事　　係　御中

資料11　訴訟費用額確定処分の申立書

平成　　年（ワ）第　　　　号　××××請求事件

訴訟費用額確定処分の申立書

平成　　年　　月　　日

大阪地方裁判所民事　　部裁判所書記官　　　　　　殿

　　　　　　　　　申立人（原告）　　　　　　　　　　　　　　　印

　　　　　　　（郵便番号）
　　　　　　　（住所）
　　　　　　　　　申立人（原告）

　　　　　　　（郵便番号）
　　　　　　　（住所）
　　　　　　　　　相手方（被告）

　上記事件について、平成　　年　　月　　日被告敗訴の判決があり、すでに事件は確定していますので、原告及び被告の負担すべき訴訟費用額を確定していただくよう、別紙費用計算書を添えて申し立てます。

以上

資料12　計算書

```
別紙)　　　　　　　計　　算　　書

　合計　　　　　　　円
　　　　(内訳)
1　　訴え提起手数料　　　　　　　　　　　　　　　　　　　　　　　　円
2　　訴状・同副本書記料（　　枚）　　　　　　　　　　　　　　　　円
3　　同提出費用　　　　　　　　　　　　　　　　　　　　　　　　　円
4　　ファクシミリ提出の準備書面（　　通）　書記料（　　日付けおよび　　日付け）
　　　　　　　　　　　　　　　　　　　　　　　　　　　　　　　　　円
5　　同提出費用　　　　　　　　　　　　　　　　　　　　　　　　　円
6　　訴状副本等および第1回口答弁論期日被告呼出状各送達費用　　　円
7　　委任状書記料　　　　　　　　　　　　　　　　　　　　　　　　円
8　　甲第1〜第4号証（各写し2通）および証拠証明書（2通）各書記料　円
9　　固定資産評価証明書交付手数料および同送付費用　　　　　　　　円
10　　原告代理人口答弁論期日出頭日当および旅費（第1回、第2回）　円
11　　原告代理人弁論準備手続期日出頭日当および旅費（第1回、第2回）円
12　　証拠申出書・同副本および尋問事項書・同副本（2通）各書記料　円
13　　同提出費用　　　　　　　　　　　　　　　　　　　　　　　　円
14　　証拠呼出状送達費用（証人甲、乙、丙3名分）　　　　　　　　　円
15　　証人旅費、日当および宿泊料（証人甲、乙、丙3名分）　　　　　円
16　　原告本人出頭日当および旅費（第2回口答弁論）　　　　　　　　円
17　　判決正本送達費用　　　　　　　　　　　　　　　　　　　　　円
（以上の小計）　　　　　　　　　　　　　　　　　　（　　　　　円）
18　　訴訟費用確定処分申立書・同副本および費用計算書・同副本各書記料　円
19　　同提出費用　　　　　　　　　　　　　　　　　　　　　　　　円
20　　催告書送付費用　　　　　　　　　　　　　　　　　　　　　　円
21　　双方に対する訴訟費用確定処分正本送達費用　　　　　　　　　円
（以上の小計）　　　　　　　　　　　　　　　　　　（　　　　　円）
　合計　　　　　　　　　　　　　　　　　　　　　　　　　　　　　円
```

資料13　支払督促申立書

支 払 督 促 申 立 書

<u>入院治療費等</u>請求事件

　当 事 者 の 表 示　　　　別紙当事者目録記載のとおり
　請求の趣旨および原因　　別紙請求の趣旨および原因記載のとおり

　⎧ ①　債務者は　　　　　⎫　債務者に対し、請求の趣旨記載の金額を支払え、
　⎨ ２　債務者らは連帯して ⎬　との支払督促を求める
　⎩ ３　　　　　　　　　　⎭　（該当番号を○で囲む）

　□　手形（小切手）訴訟による審判および裁判を求める
　　　（手形金等の請求の場合のみ）

　　申立手続費用　　　　　金＿＿＿＿＿＿＿円
　（内　訳）
　　①　申立手数料（収入印紙代）　＿＿＿＿＿円
　　②　督促正本送達費用（切手代）　＿＿＿＿＿円
　　③　発付通知費用（切手代）　＿＿＿＿＿円
　　④　申立書作成および提出費用　＿＿＿＿＿円
　　⑤　資格証明手数料（法人の場合の商業登記簿謄本等）
　　　　　　　　　　　　　＿＿＿＿＿円

　送 達 場 所 の 届 出　　　別紙当事者目録記載のとおり

　平 成　　年　　月　　日

　　　　　　　　　　　株式会社　互恵会　大阪回生病院
　　　　　　債務者　　　院長　○　○　○　○　　印

大阪簡易裁判所　裁判所書記官　殿

価格（請求額の元金）	円
貼付印紙	円
貼付郵券	円
はがき	1 枚
添付書類　資格証明	1 通

資料14 当事者目録

　　　　　　　　　　当　事　者　目　録

（住　　　　所）　　〒532-0003
　　　　　　　　　　大阪府大阪市淀川区宮原1丁目6番10号

（送 達 場 所）　　〒532-0003
　　　　　　　　　　大阪府大阪市淀川区宮原1丁目6番10号

（氏　　　　名）　　株式会社　互恵会　大阪回生病院
　　　　　　　　　　債権者
　　　　　　　　　　院　長　　〇　　〇　　〇　　〇

　　　　　　　　　　（電話番号）００－００００－００００
　　　　　　　　　　（ＦＡＸ番号）００－００００－００００

（住　　　　所）　　〒532-0004
　　　　　　　　　　大阪府大阪市淀川区東三国2丁目〇番〇号

（氏　　　　名）　　債務者　　大　　坂　　太　　郎

資料15　請求の趣旨および原因

請求の趣旨および原因

請　求　の　趣　旨

　　　　1．金　_____　円（治療費未納金）
　　　　2．金　_____　円（申立手続費用）

請　求　の　原　因

1．契約（治療開始）の日
　　　　開始日　平成　年　月　日　および　平成　年　月　日
　　　　期間は別紙のとおり

2．治療完了
　　　　平成　年　月　日　および　平成　年　月　日

3．契約の内容
　　① 医療機関である債権者と患者であった債務者との間に下記のとおりの医療契約

記

　　　　整形外科および内科にての治療（期間は別紙のとおり）
　　　　　　治療費　金　　　　　　　円

　　② 平成　年　月　日、治療費未納金返済が滞った場合の念書を提出

4．よって上記請求の趣旨記載のとおり請求する

資料16　別紙

入院期間
　　　平成　　年　　月　　日　～　平成　　年　　月　　日

　　　平成　　年　　月　　日　～　平成　　年　　月　　日

　　　平成　　年　　月　　日　～　平成　　年　　月　　日

　　　平成　　年　　月　　日　～　平成　　年　　月　　日

　　　平成　　年　　月　　日　～　平成　　年　　月　　日

　　　平成　　年　　月　　日　～　平成　　年　　月　　日

　　　平成　　年　　月　　日　～　平成　　年　　月　　日

資料17　委任契約書

委 任 契 約 書

依頼者を甲とし、受任弁護士を乙として、次のとおり委任契約を締結する。

第一条　（事件等の表示と受任の範囲）
　甲は乙に対し、甲の医療費未収債権の回収等（以下「本件事件等」という）の処理を委任し乙はこれを受任する。
　　一．事件等の表示
　　　事件名：医療費等未収金の回収処理
　　　相手方：医療費未収の患者等
　　　裁判所等の手続機関名：適法な管轄を有する裁判所
　　二．受任範囲
　　　・示談交渉　・書類作成　・契約交渉
　　　・訴訟（一審、控訴審、上告審、支払督促、少額訴訟、手形、小切手）
　　　・調停　・保全処分（仮処分、仮差押、証拠保全）　・即決和解
　　　・強制執行　・その他（　　　　　）

第二条　（弁護士報酬と実費）
　甲および乙は、本件事件等に関する弁護士報酬につき、乙の所属する弁護士会の「弁護士の報酬に関する標準を示す規定」に則り、後記の報酬金額、または算定方法を合意した。
　　一．着手金はない
　　二．報酬金を甲の得た経済的利益の35％とする（消費税および地方消費税を含む）。

第三条　（精算金）
　本件事件等で甲が取得する回収金、乙の取得する弁護士報酬、実費の精算は、原則として毎月末日締めの翌月末日払いとする。

第四条　（事件処理の中止等）
　　一．甲が弁護士報酬または実費等の支払いを遅滞したときは、乙は本件事件等の処理に着手せず、またはその処理を中止することができる。
　　二．前項の場合には、乙は速やかに甲にその旨を通知しなければならない。

第五条　（弁護士報酬の相殺等）
　　一．甲が弁護士報酬または実費等を支払わないときは、乙は甲に対する金銭債務と相殺し、または本事件に等に関して保管中の書類その他のものを甲に引き渡さないことができる。
　　二．前項の場合には、乙は速やかに甲にその旨を通知しなければならない。

第六条　（甲乙の相互理解・正当な利益の追求等）
　　一．甲乙はお互いにその立場を尊重し、相互理解を深めることに努めるとともに、一致協力して本件事件等の成功をめざさなければならない。
　　二．乙は、甲の正当な権利・利益の擁護を目標にとして活動するものとして甲は、この趣旨を理解し、

職務遂行に協力しなければならない。

第七条　（守秘義務）

　乙は甲より得た本件事件等の個人情報を、甲の承諾なしに第三者に漏洩してはならない。

第八条　（信義誠実条項）

　本契約につき互いに疑義が発生した場合、甲乙双方が誠実に話し合い、解決に向けて努力しなければならない。

第九条　（契約期間）

　本契約の有効股間は本契約締結日から１年間とする。ただし、期間満了の１ケ月前までに甲または乙から契約解除の意思表示がないときは、期間満了日から更に１年間延長されるものとし、以後も同様とする。

第十条　（解任）

　　一．甲は、いつでも乙に正当な理由を示して、本契約を解除することができる。
　　二．甲が乙を解任した場合、乙はその時までに受領した弁護士費用等を返還することを要せずあるいは、それまでの執務量に応じて相当な額の弁護士費用等の支払いを求めることができる。ただし、同執務量に応じ、すでに受領した弁護士費用等の全部または一部を変換することを妨げない。

第十一条　（辞任）

　　一．乙は、いつでも甲に正当な理由を示して、本契約を解除することができる。
　　二．乙が本契約を辞任した場合、乙は本事件等の処理の程度に応じて精算を行うこととし甲乙は互いに協議のうえ、弁護士費用等の全部または一部の返還または支払いを行う。

第十二条　（本契約終了後の処理）

　本契約期間中に対応、分納処理をした患者等の管理は本契約終了後も継続して乙が管理するものとし、管理期間中の弁護士報酬については、前第２条第２項の経済的利益35％を弁護士報酬として継続的に乙へ支払うものとする。

　甲および乙は、本委任契約の合意内容を確認し、その成立を証するため本契約書を２通作成し相互に保管するものとする。

平成　　　年　　　月　　　日

甲（依頼者）

　〒大阪府大阪市淀川区宮原１－６－１０

　　株式会社　互恵会　大阪回生病院

　　代表取締役　院長　　　　　　　　　　　㊞

TEL　06－6393－6234　FAX　06－6393－8517

乙（受任弁護士）

編著略歴

氏　　　　名	寺岡秀男（てらおかひでお）
	趣味：読書　主に歴史、時代小説
現 在 の 仕 事	株式会社互恵会　大阪回生病院　医事部部長
仕 事 の 内 容	保険診療の指導（医師および医事課）
	交通事故および労災の指導
	未収金管理・回収指導
	医療関連法規指導　など
院外における研修および指導	
	大阪府保険医協会、自治体病院、急性期病院
	大阪医事研究会（会員病院36病院に指導）
	各種経営セミナーにて講師
執 筆 活 動	「医事業務」（産労総合研究所）
	「月刊新医療」（エム・イー振興協会）
	「大阪府保険医雑誌」（大阪府保険医協会）

医療従事者のための病院運営マニュアル

2014年11月19日　第1版第1刷発行

編　著　寺岡秀男
発行者　平　盛之

発　行　所　㈱産労総合研究所
　　　　　　出版部 経営書院

〒102-0093　東京都千代田区平河町2-4-7　清瀬会館
電話03（3237）1601

落丁・乱丁はお取り替えします。　　　印刷・製本　中和印刷株式会社
無断転載は禁止します。

ISBN978-4-86326-185-3　　C3047